U0198964

 华西医学大系

解读"华西现象"

讲述华西故事

展示华西成果

临床护理操作标准化手册

LINCHUANG HULI CAOZUO BIAOZHUNHUA SHOUCE

主 编 黄浩 朱红

四川科学技术出版社

·成都·

图书在版编目（CIP）数据

临床护理操作标准化手册 / 黄浩, 朱红主编. — 成
都：四川科学技术出版社, 2021.8
ISBN 978-7-5727-0139-9

Ⅰ.①临… Ⅱ.①黄… ②朱… Ⅲ.①护理学—技术
操作规程—手册 Ⅳ.①R47-65

中国版本图书馆CIP数据核字(2020)第097741号

LINCHUANG HULI CAOZUO BIAOZHUNHUA SHOUCE

临床护理操作标准化手册

黄 浩 朱 红 主 编

出 品 人	程佳月
责任编辑	李 栎
封面设计	经典记忆
版式设计	大 路
责任校对	吴晓琳
责任出版	欧晓春
出版发行	四川科学技术出版社
地 址	四川省成都市青羊区槐树街2号 邮政编码：610031
成品尺寸	156mm × 236mm
印 张	27 字 数 540千 插 页 4
印 刷	成都市金雅迪彩色印刷有限公司
版 次	2021 年 11 月第 1 版
印 次	2021 年 11 月第 1 次印刷
定 价	128.00元

ISBN 978-7-5727-0139-9

▓ 版权所有　翻印必究 ▓

《华西医学大系》顾问

（按姓氏笔画为序）

马俊之　　吕重九　　张泛舟　　张肇达　　陈钟光

李　虹　　步　宏　　郑尚维　　胡富合　　唐孝达

殷大奎　　曹泽毅　　敬　静　　魏于全

《华西医学大系》编委会

（排名不分先后）

主任委员

张　伟　　李为民　　何志勇

副主任委员

李正赤　　万学红　　黄　勇　　王华光　　钱丹凝

委　员

程南生　　曾　勇　　龚启勇　　程永忠　　沈　彬

刘伦旭　　黄　进　　秦伏男　　程佳月　　程述森

秘书组

廖志林　　姜　洁　　徐才刚　　郑　源　　曾　锐

赵　欣　　唐绍军　　罗小燕　　李　栎

本书编委会

主　　编：黄浩　朱红

副 主 编：李鹏程　邓学学　王垭　黄文姣

编　　委：（以姓氏笔画为序）

王 立	王 垭	牛鑫宇	文 曰	邓学学
石玉兰	白阳静	包 芸	冯黎维	朱 红
刘 争	刘 坤	刘 岩	刘 霞	刘春娟
安晶晶	李 欢	李银萍	李鹏程	李璘倩
张 译	张 蒙	张雨晨	张铭光	张濛濛
陈 林	陈 慧	陈波桥	陈晓华	周 倩
周 晶	郑明霞	郑淑文	赵俐红	高 敏
唐 荔	陶 琳	黄 浩	黄 霞	黄文姣
曾爱英	薛 秒			

《华西医学大系》总序

　　由四川大学华西临床医学院/华西医院（简称"华西"）与新华文轩出版传媒股份有限公司（简称"新华文轩"）共同策划、精心打造的《华西医学大系》陆续与读者见面了，这是双方强强联合，共同助力健康中国战略、推动文化大繁荣的重要举措。

　　百年华西，历经120多年的历史与沉淀，华西人在每一个历史时期均辛勤耕耘，全力奉献。改革开放以来，华西励精图治、奋进创新，坚守"关怀、服务"的理念，遵循"厚德精业、求实创新"的院训，为践行中国特色卫生与健康发展道路，全心全意为人民健康服务做出了积极努力和应有贡献，华西也由此成为了全国一流、世界知名的医（学）院。如何继续传承百年华西文化，如何最大化发挥华西优质医疗资源辐射作用？这是处在新时代站位的华西需要积极思考和探索的问题。

　　新华文轩，作为我国首家"A+H"出版传媒企业、中国出版发行业排头兵，一直都以传承弘扬中华文明、引领产业发展为使命，以坚持导向、服务人民为己任。进入新时代后，新华文轩提出了坚持精准出版、精细出版、精品出版的"三精"出版发展思路，全心全意为推动我国文化发展与繁荣做出了积极努力和应有贡献。如何充分发挥新华文轩的出版和渠道优势，不断满足人民日益增长的美好生活需要？这是新华文轩一直以来积极思考和探索的问题。

基于上述思考，四川大学华西临床医学院/华西医院与新华文轩出版传媒股份有限公司于2018年4月18日共同签署了战略合作协议，启动了《华西医学大系》出版项目并将其作为双方战略合作的重要方面和旗舰项目，共同向承担《华西医学大系》出版工作的四川科学技术出版社授予了"华西医学出版中心"铭牌。

人民健康是民族昌盛和国家富强的重要标志，没有全民健康，就没有全面小康，医疗卫生服务直接关系人民身体健康。医学出版是医药卫生事业发展的重要组成部分，不断总结医学经验，向学界、社会推广医学成果，普及医学知识，对我国医疗水平的整体提高、对国民健康素养的整体提升均具有重要的推动作用。华西与新华文轩作为国内有影响力的大型医学健康机构与大型文化传媒企业，深入贯彻落实健康中国战略、文化强国战略，积极开展跨界合作，联合打造《华西医学大系》，展示了双方共同助力健康中国战略的开阔视野、务实精神和坚定信心。

华西之所以能够成就中国医学界的"华西现象"，既在于党政同心、齐抓共管，又在于华西始终注重临床、教学、科研、管理这四个方面协调发展、齐头并进。教学是基础，科研是动力，医疗是中心，管理是保障，四者有机结合，使华西人才辈出，临床医疗水平不断提高，科研水平不断提升，管理方法不断创新，核心竞争力不断增强。

《华西医学大系》将全面系统深入展示华西医院在学术研究、临床诊疗、人才建设、管理创新、科学普及、社会贡献等方面的发展成就；是华西医院长期积累的医学知识产权与保护的重大项目，是华西医院品牌建设、文化建设的重大项目，也是讲好"华西故事"、展示"华西人"风采、弘扬"华西精神"的重大项目。

《华西医学大系》主要包括以下子系列：

①《学术精品系列》：总结华西医（学）院取得的学术成果，学术影响力强；②《临床实用技术系列》：主要介绍临床各方面的适宜技术、新技术等，针对性、指导性强；③《医学科普系列》：聚焦百姓最关心的、最迫切需要的医学科普知识，以百姓喜闻乐见的方式呈现；④《医院管理创新系列》：展示华西医（学）院管理改革创新的系列成果，体现华西"厚德精业、求实创新"的院训，探索华西医院管理创新成果的产权保护，推广华西优秀的管理理念；⑤《精准医疗扶贫系列》：包括华西特色智力扶贫的相关内容，旨在提高贫困地区基层医院的临床诊疗水平；⑥《名医名家系列》：展示华西人的医学成就、贡献和风采，弘扬华西精神；⑦《百年华西系列》：聚焦百年华西历史，书写百年华西故事。

我们将以精益求精的精神和持之以恒的毅力精心打造《华西医学大系》，将华西的医学成果转化为出版成果，向西部、全国乃至海外传播，提升我国医疗资源均衡化水平，造福更多的患者，推动我国全民健康事业向更高的层次迈进。

《华西医学大系》编委会

2018年7月

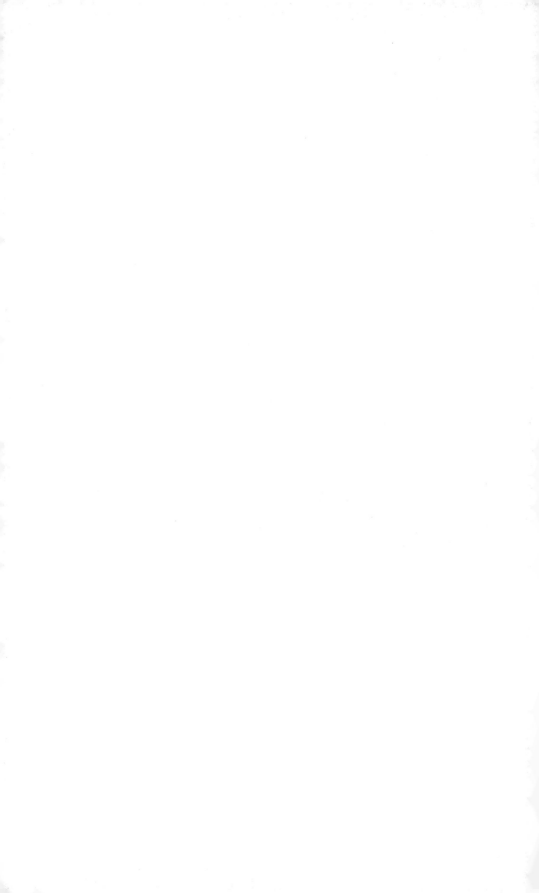

前　言

　　自2015年9月8日国务院办公厅发布《关于推进分级诊疗制度建设的指导意见》，我国的分级诊疗政策体系逐步完善，医疗机构分工协作机制基本形成，优质医疗资源有序有效下沉，基层医疗卫生人才队伍建设加强，医疗资源利用效率和整体效益进一步提高。基于这样的时代背景，如何让优秀的三甲医院护理资源下沉也是我们非常关心的。为了将自身丰富的护理管理和临床护理经验能够与广大护理同仁共享，促进标准化、同质化护理工作的开展，四川大学华西医院特精心编写了医院护理标准化图书。

　　护理标准化是将护理管理和临床护理工作中重复的概念、方法、流程等，通过制定、发布和实施标准达到统一，以获得最佳的工作秩序与护理效益。此次整理出版的医院护理标准化图书共分为三册，分别是《临床护理管理标准化手册》《临床护理操作标准化手册》《临床护理病种标准化手册》。《临床护理管理标准化手册》分为通用篇和专科篇，包含了日常的病房管理、出入院管理、护理安全（不良）事件管理，以及感染患者护理管理、部分专科护理管理内容。《临床护理操作标准化手册》分为基础操作篇和专科操作篇，全面梳理了护理工作所涉及的各项常见的护理操作流程。《临床护理病种标准化手册》依照ICD-10分类标准，将常见病、多发病、疑难重症等护理流程进行了梳理，指出了各病种的护理要点、难点。在编排上，《临床护理管理标准化手册》和《临床护理操作标准化手

册》先对相关概念进行简要说明，然后列举适用范围、目的，再用流程图
的形式进行清晰明了的阐述，对重点问题加以说明、解释，并提示注意事
项。《临床护理病种标准化手册》则先对病种作简要介绍，然后对在院期
间的护理重点进行分类阐述，对病种相关的辅助检查也作了简要说明。

　　本书由四川大学华西医院护理专家根据实际工作经验结合行业规范与
专业发展撰写，对护理管理、临床护理和护理教学均具有实用价值。它不
仅对分级诊疗后各级医院的护理质量与安全起到促进作用，而且有助于提
高广大护理人员的护理工作能力，提升护理服务质效。

　　书稿中如有不当之处，请读者批评指正，以便再版时修正。

编　者

2021年6月

目 录

第二篇 专科操作篇

第一篇

基 础 操 作 篇

第一章

患者入院和出院护理

门/急诊患者经医生诊断需住院治疗时，以及当患者病情好转、稳定、痊愈需出院/转科，或不接受医生的建议而自动出院时，护士对其进行一系列的出入院护理工作。护士应掌握入院护理的一般程序，按照整体护理的要求，对患者进行评估，了解患者的护理需求，并给予有针对性的标准化护理措施，帮助患者尽快适应环境，促进疾病康复。在患者入院、住院期间及出院过程中，涉及的标准化护理操作主要分为：床单位准备及患者的转运。具体的操作主要有：备用床、暂空床、麻醉床的准备，卧位患者更换床单法，出院患者床单位处理，轮椅运送患者，平车运送患者。

第一节　备用床的准备

备用床是指为迎接新患者准备的病床。

一、适用范围

新入院/转入患者。

二、目的

保持病室整洁，减少院内感染，准备接收新患者。

三、准备

1. 用物准备：扫床车、床套/大单、被套、枕套、枕芯、棉胎、毛毯、床罩、检查手套、污衣袋、屏风（按需）、速干手消毒剂等。

2. 环境准备：干净、整洁、空间开阔。

3. 护士准备：穿戴清洁的工作服、佩戴口罩。

四、操作流程

铺备用床流程见图1-1-1。

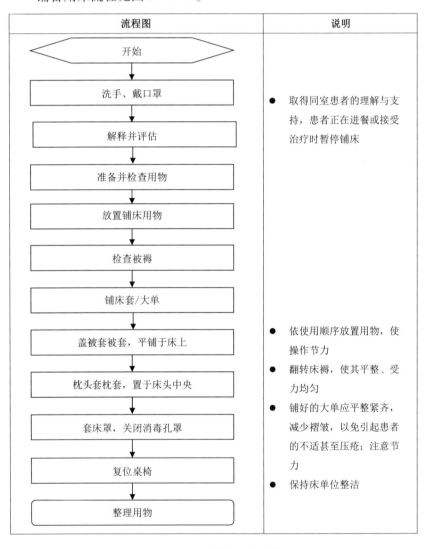

流程图	说明
开始	
洗手、戴口罩	• 取得同室患者的理解与支持，患者正在进餐或接受治疗时暂停铺床
解释并评估	
准备并检查用物	
放置铺床用物	
检查被褥	
铺床套/大单	
盖被套被套，平铺于床上	• 依使用顺序放置用物，使操作节力
枕头套枕套，置于床头中央	• 翻转床褥，使其平整、受力均匀
套床罩，关闭消毒孔罩	• 铺好的大单应平整紧齐，减少褶皱，以免引起患者的不适甚至压疮；注意节力
复位桌椅	• 保持床单位整洁
整理用物	

图1-1-1 铺备用床流程

五、注意事项

1. 符合铺床的实用、耐用、舒适、安全的原则。

2. 床单中缝与床中线对齐，四角平整、紧扎。

3. 被头充实，盖被平整、两边内折对称。

4. 枕头平整、充实，开口背门。

5. 注意节时、节力。

6. 病室及患者床单位环境整洁、美观。

第二节　暂空床的准备

暂空床是指为保持病室整洁，并为暂时离床活动或外出检查的患者准备的病床。

一、适用范围

暂时离床活动或外出检查的患者。

二、目的

1. 供外出检查患者或暂时离床患者使用。

2. 保持病室整洁。

三、准备

1. 用物准备：扫床车、床套/大单、被套、枕套、检查手套、污衣袋、屏风（按需）、速干手消毒剂等。

2. 环境准备：干净、整洁、空间开阔。

3. 护士准备：工作服整洁、佩戴口罩。

四、操作流程

铺暂空床流程见图 1-1-2。

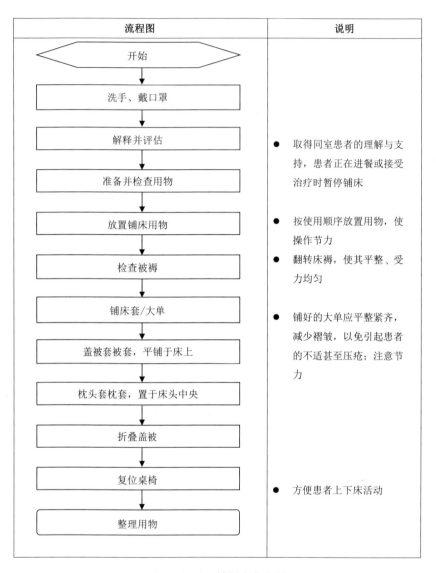

图 1 - 1 - 2　铺暂空床流程

五、注意事项

1. 同备用床准备注意事项 1 ~ 6。

2. 用物准备符合患者病情需要。

3. 患者上、下床方便。

第三节　麻醉床的准备

麻醉床是指为接收和护理麻醉手术后患者准备的病床。

一、适用范围

所有手术患者。

二、目的

1. 便于接收和护理麻醉手术后的患者。

2. 使患者安全、舒适，预防并发症。

3. 避免床上用物被污染，便于更换。

三、准备

1. 用物准备

（1）床上用物：扫床车、床套/大单、被套、枕套、检查手套、中单和橡胶单、屏风（按需）、速干手消毒剂等。

（2）麻醉护理盘

①治疗巾内：开口器、舌钳、通气导管、牙垫、治疗碗、氧气导管或鼻塞导管、吸痰导管、棉签、压舌板、平镊、纱布或纸巾。

②治疗巾外：电筒、心电监护仪（血压计、听诊器）、治疗巾、弯盘、胶布、护理记录单、笔。

（3）另备输液架，无中心供氧和中心吸引装置的需准备吸痰器、氧气筒，必要时准备胃肠减压器。天气寒冷时按需要准备热水袋、毛毯等。

2. 环境准备：干净、整洁、空间开阔。

3. 护士准备：工作服整洁、佩戴口罩，熟悉铺麻醉床的操作方法和麻醉护理盘的准备。

四、操作流程

铺麻醉床流程见图 1－1－3。

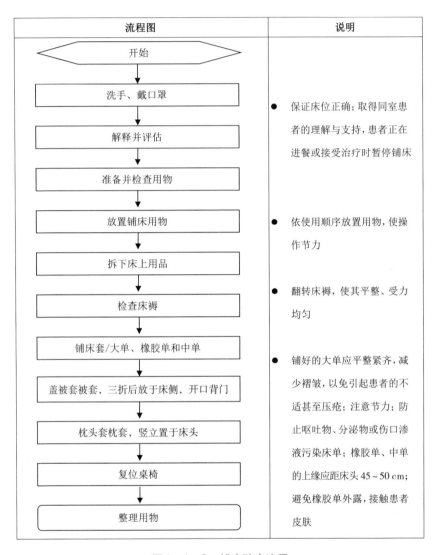

图 1 - 1 - 3 铺麻醉床流程

五、注意事项

1. 同备用床准备注意事项 1 ~ 6。

2. 保证术后患者的用物齐全，使患者能及时得到抢救和护理。

第四节　卧位患者更换床单法

更换床单是保持卧位患者的清洁、舒适，并预防压疮发生的一种方法。

一、适用范围

1. 年老、体弱、生活不能自理而无法下床活动的患者。

2. 病情需要而不能下床活动的患者。

二、目的

1. 保持病床清洁，使患者感觉舒适。

2. 预防压疮等并发症的发生。

3. 保持病室整洁、美观。

三、准备

1. 用物准备：护理车上层备大单、中单、被套、枕套、床刷及床刷套（略湿润），需要时准备清洁衣裤等。

2. 环境准备：周围无患者进餐或治疗等。酌情关闭门窗，按季节调节室内温度。必要时用屏风遮挡患者。

3. 护士准备：衣帽整洁，修剪指甲，洗手，戴口罩，熟悉卧床患者更换床单的操作方法，向患者解释更换床单的目的及配合操作时的注意事项。

4. 患者准备：了解更换床单的程序并主动配合。

四、操作流程

卧位患者更换床单流程见图1-1-4。

流程图	说明

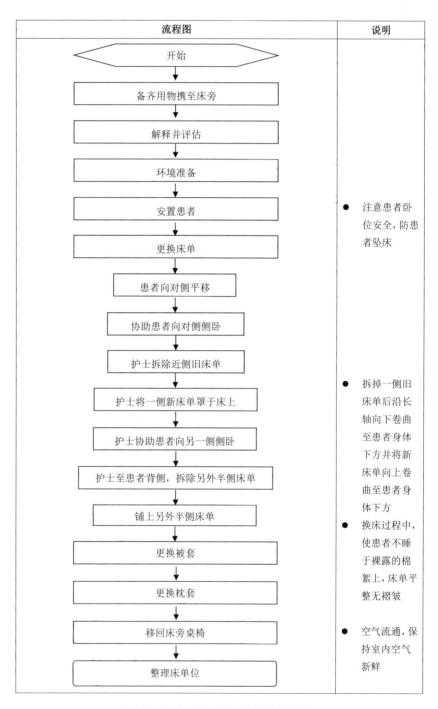

图 1 - 1 - 4   卧位患者更换床单流程

五、注意事项

1. 同备用床准备注意事项 1~6。

2. 患者感觉舒适、安全。

3. 与患者进行有效沟通，满足患者身心需要。

第五节 出院患者床单位处理

出院患者床单位处理是指在患者出院/转出离开病房后更换床单位并消毒的方法。

一、适用范围

出院及转出的患者。

二、目的

保持病室整洁，避免交叉感染。

三、准备

1. 用物准备：床套/大单、被套、枕套、棉胎和毛毯、枕芯（以上为铺备用床使用）、屏风（按需）、速干手消毒剂、紫外线灯、检查手套、污衣袋、医疗垃圾袋、防护镜（按需）、防护衣（按需）。

2. 环境准备：干净、整洁、空间开阔。

3. 护士准备：工作服整洁、佩戴口罩。

四、操作流程

出院患者床单位处理流程见图 1-1-5。

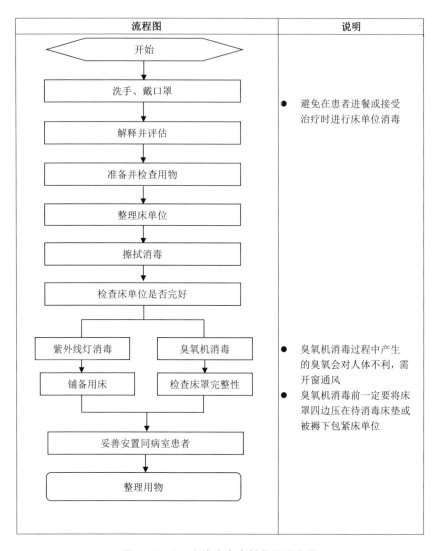

图1-1-5 出院患者床单位处理流程

五、注意事项

1. 若为传染性疾病患者，终末消毒顺序为紫外线灯消毒→整理床单位→擦拭消毒→检查床单位。

2. 若为传染性疾病患者，将撤下的被服装入黄色医疗垃圾袋，封口并在袋上标记"隔离"。

3. 紫外线对人的眼睛和皮肤有刺激作用，直接照射 30 秒就会引起眼炎或皮炎，应避免直接照射人体。

第六节　轮椅运送患者

轮椅是行动困难的残疾人、患者及年老体弱者代步的工具。轮椅运送，是用轮椅将患者安全推送到目的地，做完检查、治疗、手术、会诊等，再把患者安全推送回病房。

一、适用范围

运送行动不便但能坐起的患者。

二、目的

1. 护送不能行走但能坐起的患者入院、检查、治疗及室外活动等。

2. 帮助患者离床活动，促进血液循环和体力恢复。

三、准备

1. 用物准备：轮椅（带输液架），根据季节备毛毯、别针。

2. 环境准备：环境宽敞、无障碍物、地面防滑。

3. 工人准备：熟悉轮椅运送的操作方法。

4. 患者准备：了解轮椅运送的方法和目的并能主动配合。

四、操作流程

轮椅运送患者流程见图 1-1-6。

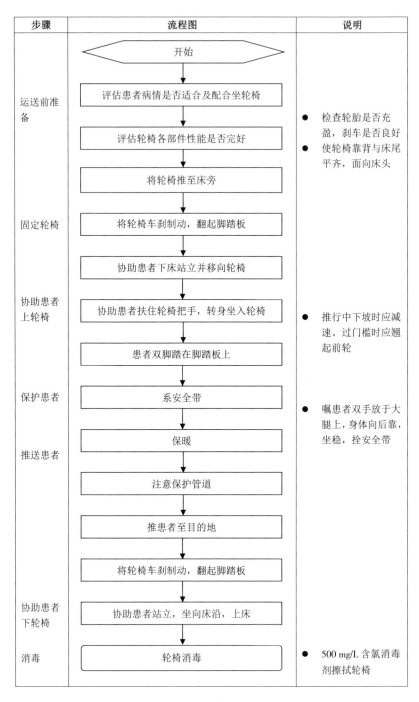

步骤	流程图	说明
运送前准备	开始 → 评估患者病情是否适合及配合坐轮椅 → 评估轮椅各部件性能是否完好 → 将轮椅推至床旁	● 检查轮胎是否充盈,刹车是否良好 ● 使轮椅靠背与床尾平齐,面向床头
固定轮椅	将轮椅车刹制动,翻起脚踏板 → 协助患者下床站立并移向轮椅	
协助患者上轮椅	协助患者扶住轮椅把手,转身坐入轮椅 → 患者双脚踏在脚踏板上	● 推行中下坡时应减速。过门槛时应翘起前轮
保护患者	系安全带 → 保暖	● 嘱患者双手放于大腿上,身体向后靠,坐稳,拴安全带
推送患者	注意保护管道 → 推患者至目的地 → 将轮椅车刹制动,翻起脚踏板	
协助患者下轮椅	协助患者站立,坐向床沿,上床	
消毒	轮椅消毒	● 500 mg/L 含氯消毒剂擦拭轮椅

图 1-1-6 轮椅运送患者流程

五、注意事项

1. 保证患者安全、舒适。

2. 根据室外温度适当地增加衣服、盖被（或毛毯），以免患者受凉。

第七节　平车运送患者

平车运送是用平车将患者安全推送到目的地，做完检查、治疗、手术、会诊等，再把患者安全推送回病房。

一、适用范围

适合推送不能行走和不能坐立的患者。

二、目的

运送不能起床的患者外出检查、治疗、手术或转科等。

三、准备

1. 用物准备：平车，平车垫和平车套，毛毯或棉被，枕芯和枕套，如为骨折患者应准备木板于车上，如系颈椎、腰椎骨折或病情较重的患者，应备铲式担架。

2. 环境准备：环境宽敞，道路通畅，无障碍物。

3. 工人准备：熟悉平车运送的操作方法。

4. 患者准备：了解搬运方法及配合事项，能主动配合。

四、操作流程

平车运送患者流程见图 1 - 1 - 7。

五、注意事项

1. 搬运时注意动作轻稳、准确，确保患者安全、舒适。

2. 搬运过程中，注意观察患者的病情变化，避免引起并发症。

3. 保证患者的持续性治疗不受影响。

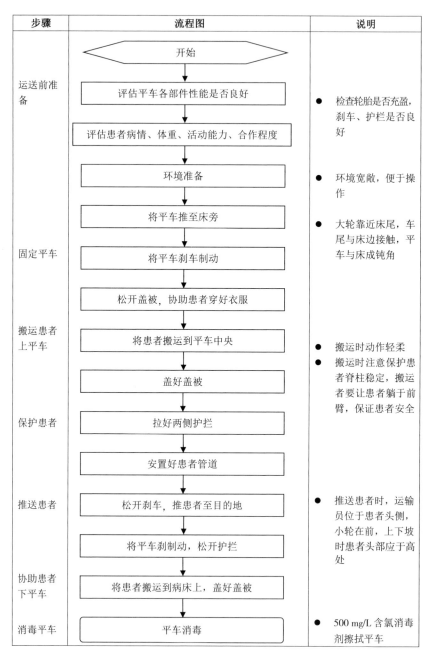

步骤	流程图	说明
运送前准备	开始 → 评估平车各部件性能是否良好	● 检查轮胎是否充盈，刹车、护栏是否良好
	评估患者病情、体重、活动能力、合作程度	
	环境准备	● 环境宽敞，便于操作
	将平车推至床旁	● 大轮靠近床尾，车尾与床边接触，平车与床成钝角
固定平车	将平车刹车制动	
	松开盖被，协助患者穿好衣服	
搬运患者上平车	将患者搬运到平车中央	● 搬运时动作轻柔 ● 搬运时注意保护患者脊柱稳定，搬运者要让患者躺于前臂，保证患者安全
	盖好盖被	
保护患者	拉好两侧护拦	
	安置好患者管道	
推送患者	松开刹车，推患者至目的地	● 推送患者时，运输员位于患者头侧，小轮在前，上下坡时患者头部应于高处
	将平车刹制动，松开护拦	
协助患者下平车	将患者搬运到病床上，盖好盖被	
消毒平车	平车消毒	● 500 mg/L 含氯消毒剂擦拭平车

图 1－1－7　平车运送患者流程

第二章

患者的清洁卫生

良好的清洁卫生是人类基本的生理需要之一，维持清洁卫生是确保个体舒适、安全及健康的重要保证。机体卫生状况不良会对个体的生理和心理产生负面影响，甚至诱发各种并发症。患者的清洁卫生标准化护理操作内容包括口腔护理、床上洗头、床上擦浴、会阴部护理及晨、晚间护理。护士在为患者提供清洁卫生护理操作时，通过与患者密切接触，有助于建立治疗性的护患关系，同时促进患者康复。

第一节　口腔护理

口腔是消化道的起始部分。前借口裂与外界相通，后经咽峡与咽相续。口腔内有牙、舌等器官。口腔的前壁为唇、侧壁为颊、顶为腭、口腔底为黏膜和肌肉等结构。口腔借上、下牙弓分为前外侧部的口腔前庭和后内侧部的固有口腔；当上、下颌牙咬合时，口腔前庭与固有口腔之间可借第三磨牙后方的间隙相通。临床上当患者牙关紧闭时，可借此通道置开口器或插管，注入药物或营养物质，同时防止舌的咬伤。

一、适用范围

高热、昏迷、危重、禁食、鼻饲、口腔疾患及生活不能自理的患者。

二、目的

1. 保持口腔清洁、湿润，预防口腔感染等并发症。

2. 减少口臭、牙垢，保持口腔正常功能，促进食欲。

3. 观察口腔黏膜和舌苔的变化。

三、准备

1. 用物准备：无菌治疗巾内备治疗碗 2 个（一个盛漱口液浸润的棉球，一个盛漱口液）、平镊 1 把、棉签、压舌板、吸水管。治疗巾外备润滑油或唇膏、手电筒、弯盘、治疗巾、吸水纸。必要时备开口器等。

2. 环境准备：环境清洁，空气清新，无不良气味和视觉刺激。

3. 护士准备：着装整洁，洗净双手，戴口罩，熟悉特殊口腔护理的操作方法，向患者解释口腔护理的重要性、特殊口腔护理的目的、注意事项和配合要点。

4. 患者准备：了解特殊口腔护理的意义，并积极地合作；卧床患者根据病情可取半卧位或仰卧位，取仰卧位的患者头偏向一侧。

四、操作流程

口腔护理流程见图 1 - 2 - 1。

五、注意事项

1. 对于长期使用抗生素的患者，应注意观察其口腔内有无真菌感染。有活动义齿者，应先取下再进行操作。

2. 昏迷患者禁忌漱口避免误吸，需用开口器时，应从磨牙处放入，牙关紧闭者不可用暴力助其张口。

3. 擦洗口腔时需夹紧棉球，每次一个，防止棉球遗留在口腔内；棉球不可过湿，以防患者将溶液误吸入呼吸道，导致肺部感染。

4. 传染病患者的用物按消毒隔离原则处理。

5. 护士操作前后应清点棉球数量。

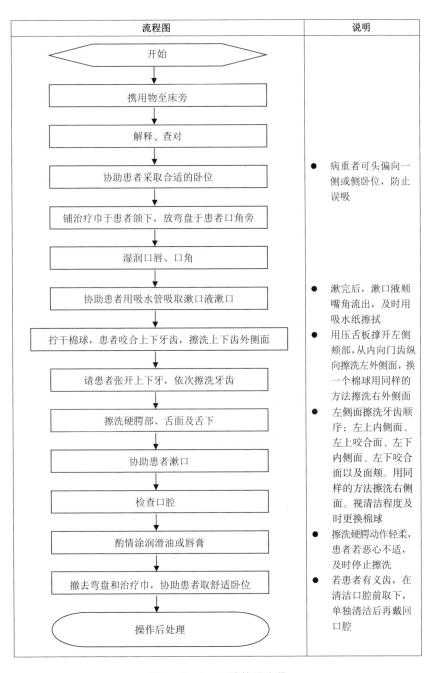

流程图	说明
开始 → 携用物至床旁 → 解释、查对 → 协助患者采取合适的卧位 → 铺治疗巾于患者颌下，放弯盘于患者口角旁 → 湿润口唇、口角 → 协助患者用吸水管吸取漱口液漱口 → 拧干棉球，患者咬合上下牙齿，擦洗上下齿外侧面 → 请患者张开上下牙，依次擦洗牙齿 → 擦洗硬腭部、舌面及舌下 → 协助患者漱口 → 检查口腔 → 酌情涂润滑油或唇膏 → 撤去弯盘和治疗巾，协助患者取舒适卧位 → 操作后处理	• 病重者可头偏向一侧或侧卧位，防止误吸 • 漱完后，漱口液顺嘴角流出，及时用吸水纸擦拭 • 用压舌板撑开左侧颊部，从内向门齿纵向擦洗左外侧面，换一个棉球用同样的方法擦洗右外侧面 • 左侧面擦洗牙齿顺序：左上内侧面、左上咬合面、左下内侧面、左下咬合面以及面颊。用同样的方法擦洗右侧面。视清洁程度及时更换棉球 • 擦洗硬腭动作轻柔，患者若恶心不适，及时停止擦洗 • 若患者有义齿，在清洁口腔前取下，单独清洁后再戴回口腔

图 1-2-1 口腔护理流程

第二节　床上洗头

洗头频率因人而异，以头发不油腻、不干燥为度。对于出汗较多、皮脂分泌旺盛或头发上沾有各种污渍的患者，应酌情增加洗头次数。护士在实际工作中可根据医院已有条件为患者行床上洗头，如采用马蹄形垫法、扣杯式法或洗头车法等方法。

一、适用范围

1. 年老、体弱、生活不能自理而无法下床活动的患者。

2. 病情需要而不能下床活动的患者。

二、目的

1. 去除头皮屑和污物，清洁头发，减少感染机会。

2. 按摩头皮，促进头部血液循环及头发生长代谢。

3. 促进患者舒适，增进身心健康，建立良好护患关系。

三、准备

1. 评估患者并解释

（1）评估：患者的年龄、病情、意识、心理状态、自理能力及配合程度、头发卫生状况。

（2）解释：向患者及家属解释床上洗头的目的、方法、注意事项及配合要点。

2. 患者准备

（1）了解床上洗头的目的、方法、注意事项及配合要点。

（2）按需使用便器，在协助下排便。

3. 环境准备：移开床头桌、椅，关好门窗，调节室温。

4. 护士准备：衣帽整洁，修剪指甲，洗手，戴口罩。

5. 用物准备

（1）治疗盘内：橡胶单、浴巾、毛巾、别针、眼罩或纱布、耳塞或棉球（以不吸水棉球为宜）、量杯、洗发液、梳子。

（2）治疗盘外：橡胶马蹄形垫或自制马蹄形垫、水壶（内盛热水，水温略高于体温，以不超过40℃为宜）、脸盆或污水桶、速干手消毒剂，需要时可备电吹风。治疗车下层备生活垃圾桶、医用垃圾桶。扣杯式床上洗头法另备搪瓷杯、橡胶管。洗头车床上洗头法备洗头车。

四、操作流程

床上护理流程见图1-2-2。

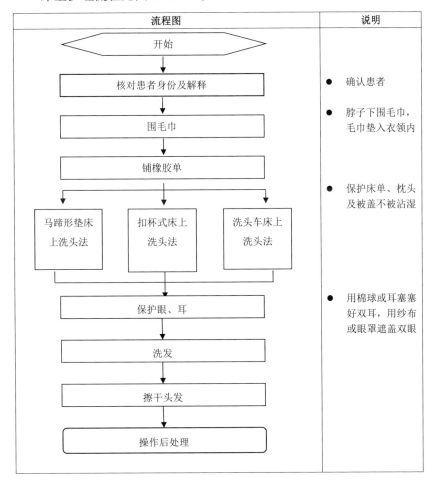

图1-2-2　床上护理流程

五、注意事项

1. 马蹄形垫床上洗头法：协助患者仰卧，上半身斜向床边，将枕头垫于患者肩下。放置马蹄形垫于患者后颈下，使患者颈部枕于马蹄形垫的突起处，头部置于水槽中。马蹄形垫下方置于脸盆或污水桶中。（见图 1-2-3）

2. 扣杯式床上洗头法：协助患者仰卧，枕头垫于患者肩下。铺橡胶单和浴巾于患者头部位置。取脸盆一个，盆底放一条毛巾。将患者头部枕于毛巾上，脸盆内置一根橡胶管，下接污水桶。（见图 1-2-4）

3. 洗头车床上洗头法：协助患者仰卧，上半身斜向床边，头部枕于洗头车的头托上，将接水盘置于患者头下。（见图 1-2-5）

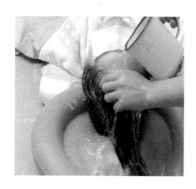

图 1-2-3　马蹄形垫床上洗头法

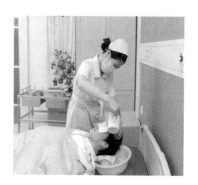

图 1-2-4　扣环式床上洗头法

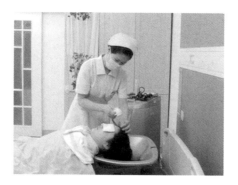

图 1-2-5　洗头车床上洗头法

第三节　床上擦浴

床上擦浴适用于活动受限的患者，床上擦浴有助于刺激皮肤的血液循环，促进舒适、预防感染，防止压疮及其他并发症的发生；同时还可维护患者自身形象，促进健康。对于病情较重的患者；长期卧床，生活不能自理的患者；制动或活动受限（如使用石膏或者牵引）的患者；身体衰弱而无法自行沐浴的患者，护士应实施床上擦浴，以保持患者身体清洁，促进疾病康复。

一、适用范围

1. 病情较重的患者。

2. 长期卧床，生活不能自理的患者。

3. 制动或活动受限（如使用石膏或者牵引）的患者。

4. 身体衰弱而无法自行沐浴的患者。

二、目的

1. 去除皮肤污垢，保持皮肤清洁，增进身心舒适，促进健康。

2. 促进皮肤血液循环，增强皮肤排泄功能，预防感染和压疮等并发症。

3. 观察患者一般情况，活动肢体，防止肌肉挛缩和关节僵硬等并发症，满足其身心需要。

4. 促进患者身体放松，增加患者活动机会。

5. 有利于建立良好护患关系。

三、准备

1. 用物准备

（1）治疗盘内：浴巾2条、毛巾2条、浴皂、小剪刀、梳子、浴毯、护肤用品（润肤剂、爽身粉）。

（2）治疗盘外：脸盆2个、水桶2个（一桶用于盛50～52℃热水，并按年龄、季节和个人习惯增减水温；另一桶用于盛接污水）、清洁衣裤和被服、速干手消毒剂。另备便盆、便盆巾和屏风。治疗车下层备生活垃圾桶、医疗垃圾桶。

2. 环境准备：调节室温在 24℃ 以上，关好门窗，拉上窗帘或使用屏风遮挡。

3. 护士准备：衣帽整洁，修剪指甲，洗手，戴口罩。

4. 患者准备：了解床上擦浴的目的、方法、注意事项及配合要点。病情稳定，全身状况较好。

四、操作流程

床上擦浴流程见图 1－2－6。

五、注意事项

1. 擦浴时应注意患者保暖，控制室温，随时调节水温，及时为患者盖好浴毯。天冷时可在盖被内操作。

2. 操作时动作敏捷、轻柔，减少翻动次数。通常于 15～30 分钟完成擦浴。

3. 擦浴过程中应注意观察患者病情变化及皮肤情况，如出现寒战、面色苍白、脉速等征象，应立即停止擦浴，并给予适当处理。

4. 脱上衣的顺序：先脱近侧后脱对侧，如有肢体外伤或活动障碍，应先脱健侧，后脱患侧。

5. 减少患者身体不必要的暴露，防止受凉，保护患者隐私。

6. 擦浴过程中，注意遵循节力原则。

7. 擦浴过程中，注意保护伤口和管路，避免伤口受压、管路打折或折曲。

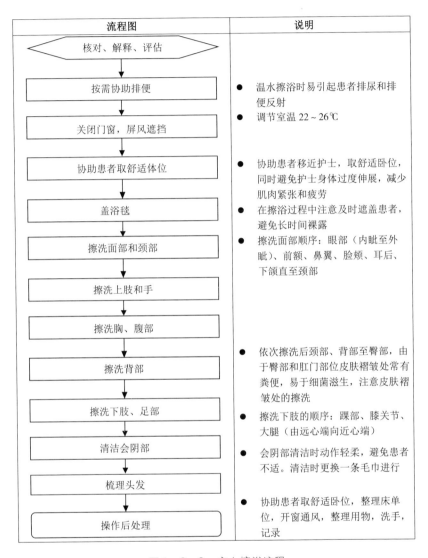

流程图	说明
核对、解释、评估	
按需协助排便	● 温水擦浴时易引起患者排尿和排便反射 ● 调节室温 22～26℃
关闭门窗，屏风遮挡	
协助患者取舒适体位	● 协助患者移近护士，取舒适卧位，同时避免护士身体过度伸展，减少肌肉紧张和疲劳
盖浴毯	● 在擦浴过程中注意及时遮盖患者，避免长时间裸露
擦洗面部和颈部	● 擦洗面部顺序：眼部（内眦至外眦）、前额、鼻翼、脸颊、耳后、下颌直至颈部
擦洗上肢和手	
擦洗胸、腹部	
擦洗背部	● 依次擦洗后颈部、背部至臀部，由于臀部和肛门部位皮肤褶皱处常有粪便，易于细菌滋生，注意皮肤褶皱处的擦洗
擦洗下肢、足部	● 擦洗下肢的顺序：踝部、膝关节、大腿（由远心端向近心端）
清洁会阴部	● 会阴部清洁时动作轻柔，避免患者不适。清洁时更换一条毛巾进行
梳理头发	
操作后处理	● 协助患者取舒适卧位，整理床单位，开窗通风，整理用物，洗手，记录

图 1-2-6　床上擦浴流程

第四节　会阴部护理

　　会阴部护理包括协助患者清洁会阴部及其周围皮肤，增加其舒适度，预防或减少感染的发生。对于长期卧床、生活不能自理的患者；

有泌尿生殖系统感染的患者；大小便失禁的患者；会阴部分泌物过多或尿液浓度过高导致皮肤刺激或破损的患者；留置导尿管的患者；产后及各种会阴部手术后的患者，护士应实施会阴部护理，以保持清洁，促进疾病康复。

一、适用范围

1. 长期卧床、生活不能自理的患者。

2. 有泌尿生殖系统感染的患者。

3. 大小便失禁的患者。

4. 会阴部分泌物过多或尿液浓度过高导致皮肤刺激或破损的患者。

5. 留置导尿管的患者。

6. 产后及各种会阴部手术后的患者。

二、目的

1. 去除会阴部异味，预防和减少感染。

2. 防止皮肤破损，促进伤口愈合。

3. 增进舒适，指导患者清洁。

三、准备

1. 用物准备

（1）治疗盘内：毛巾、浴巾、清洁棉球、无菌溶液、大量杯、镊子、橡胶单、中单、手套、浴毯、卫生纸、纱布。

（2）治疗盘外：橡胶单、中单、水壶（内盛 50～52℃温水）、便盆、速干手消毒剂、屏风、生活垃圾桶、医疗垃圾桶。

2. 环境准备：关闭门窗，屏风遮挡。

3. 护士准备：衣帽整洁，修剪指甲，洗手，戴口罩。

4. 患者准备

（1）了解会阴部护理的目的、方法、注意事项及配合要点。

（2）取仰卧位。

四、操作流程

男性会阴部护理流程见图1-2-7。

女性会阴部护理流程见图1-2-8。

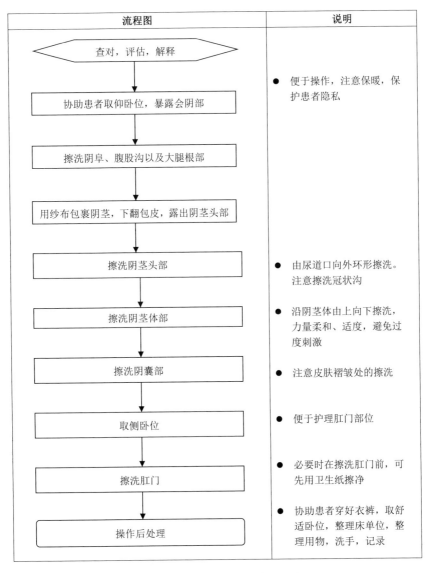

流程图	说明
查对，评估，解释	
协助患者取仰卧位，暴露会阴部	● 便于操作，注意保暖，保护患者隐私
擦洗阴阜、腹股沟以及大腿根部	
用纱布包裹阴茎，下翻包皮，露出阴茎头部	
擦洗阴茎头部	● 由尿道口向外环形擦洗。注意擦洗冠状沟
擦洗阴茎体部	● 沿阴茎体由上向下擦洗，力量柔和、适度，避免过度刺激
擦洗阴囊部	● 注意皮肤褶皱处的擦洗
取侧卧位	● 便于护理肛门部位
擦洗肛门	● 必要时在擦洗肛门前，可先用卫生纸擦净
操作后处理	● 协助患者穿好衣裤，取舒适卧位，整理床单位，整理用物，洗手，记录

图1-2-7 男性会阴部护理流程

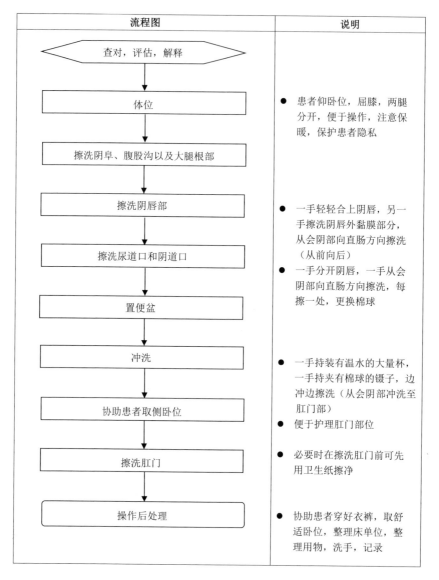

图 1-2-8 女性会阴部护理流程

五、注意事项

1. 进行擦洗时，每擦洗一处需变换毛巾部位。如用棉球擦洗，每擦洗一处应更换一个棉球。

2. 护士在操作时，应符合人体力学原则，保持良好的身体姿势，注意节时省力。

3. 如患者为会阴部或直肠手术后，应使用无菌棉球擦净手术部位及会阴部周围。

4. 操作中动作轻柔，注意保暖，减少暴露，并保护患者隐私。

5. 留置导尿管者，由尿道口处向远端依次用消毒棉球擦洗。

6. 女性患者月经期宜采用会阴部冲洗。

第五节　晨间护理

晨间护理是基础护理的重要工作内容，一般于晨间诊疗工作前完成，以促进患者身心舒适，预防并发症。对于能离床活动病情较轻的患者，应鼓励其自行完成以增强疾病康复的信心；对于病情较重不能离床活动，生活不能自理的患者，护士应予以协助完成。

一、适用范围

病情较重不能离床活动，生活不能自理的患者。

二、目的

1. 促进患者清洁、舒适，预防压疮、肺炎等并发症的发生。

2. 观察和了解病情，为诊断、治疗及调整护理计划提供依据。

3. 进行心理和卫生指导，满足患者心理需求，促进护患沟通。

4. 保持病房和床单位的整洁、美观。

三、准备

1. 用物准备

（1）治疗车上层：口腔护理包、护理篮（润滑油、棉签、指甲剪、纸巾、梳子、电筒、床刷）、毛巾4条、治疗巾1张、面盆。

（2）治疗车下层：水壶、桶。

2. 环境准备：光线充足，温度适宜，关闭门窗，屏风遮挡。

3. 护士准备：衣帽整洁，修剪指甲，洗手，戴口罩。

4. 患者准备：了解晨间护理目的及过程，积极配合。

四、操作流程

晨间护理流程见图 1 - 2 - 9。

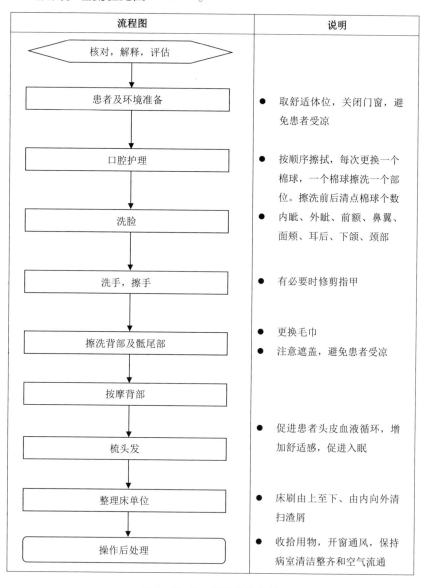

流程图	说明
核对，解释，评估	
患者及环境准备	● 取舒适体位，关闭门窗，避免患者受凉
口腔护理	● 按顺序擦拭，每次更换一个棉球，一个棉球擦洗一个部位。擦洗前后清点棉球个数
洗脸	● 内眦、外眦、前额、鼻翼、面颊、耳后、下颌、颈部
洗手，擦手	● 有必要时修剪指甲
擦洗背部及骶尾部	● 更换毛巾 ● 注意遮盖，避免患者受凉
按摩背部	
梳头发	● 促进患者头皮血液循环，增加舒适感，促进入眠
整理床单位	● 床刷由上至下、由内向外清扫渣屑
操作后处理	● 收拾用物，开窗通风，保持病室清洁整齐和空气流通

图 1 - 2 - 9　晨间护理流程

五、注意事项

1. 操作过程中，注意观察患者病情变化，如有异常立即停止操作。

2. 护士在操作时，应遵循人体力学原则，注意节时省力。

3. 注意保护患者隐私，尽可能减少暴露。

4. 行相关知识的健康教育。

第六节　晚间护理

晚间护理是指晚间入睡前为患者提供的护理，不仅使病室内保持安静、整洁，促进患者清洁而舒适地入睡，还可以了解患者的病情变化及心理反应，增强其战胜疾病的信心。对于能离床活动病情较轻的患者，应鼓励其自行完成以增强疾病康复的信心；对于病情较重不能离床活动，生活不能自理的患者，护士应予以协助完成。

一、适用范围

病情较重不能离床活动，生活不能自理的患者。

二、目的

1. 确保病室安静、清洁，为患者创造良好的夜间睡眠条件，促进患者入睡。

2. 观察和了解病情变化，满足患者身心需要，促进护患沟通。

3. 预防压疮的发生。

三、准备

1. 用物准备

（1）治疗车上层：口腔护理包、护理篮（润滑油、棉签、指甲剪、纸巾、梳子、电筒、床刷）、毛巾4条、治疗巾1张、面盆、洗脚盆、便盆。

（2）治疗车下层：水壶、桶。

2. 环境准备：光线充足，温度适宜，关闭门窗，屏风遮挡。

3. 护士准备：衣帽整洁，修剪指甲，洗手，戴口罩。

4. 患者准备：了解晚间护理目的及过程，积极配合。

四、操作流程

晚间护理流程见图 1 - 2 - 10。

五、注意事项

1. 为患者擦洗背部时，注意观察皮肤状况，动作敏捷，避免患者受凉。

2. 注意随时观察患者病情变化。

3. 注意保护患者隐私，多与患者交流，了解睡眠情况，对于睡眠不佳的患者予以相应处理。

4. 保持病室安静，护士在执行护理操作时，动作应轻柔，减少噪音，调节光亮及室温。

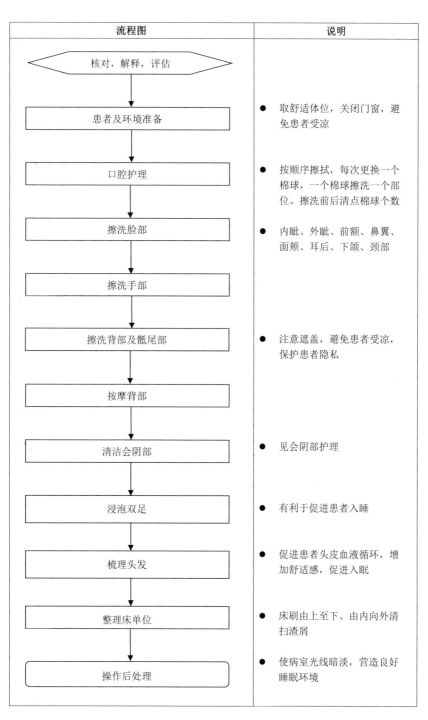

流程图	说明
核对，解释，评估	
患者及环境准备	● 取舒适体位，关闭门窗，避免患者受凉
口腔护理	● 按顺序擦拭，每次更换一个棉球，一个棉球擦洗一个部位。擦洗前后清点棉球个数
擦洗脸部	● 内眦、外眦、前额、鼻翼、面颊、耳后、下颌、颈部
擦洗手部	
擦洗背部及骶尾部	● 注意遮盖，避免患者受凉，保护患者隐私
按摩背部	
清洁会阴部	● 见会阴部护理
浸泡双足	● 有利于促进患者入睡
梳理头发	● 促进患者头皮血液循环，增加舒适感，促进入眠
整理床单位	● 床刷由上至下、由内向外清扫渣屑
操作后处理	● 使病室光线暗淡，营造良好睡眠环境

图 1-2-10　晚间护理流程

第三章

预防与控制医院感染

　　医院感染是指在医院内或在医疗活动中获得的一类特殊形式的感染性疾病，其发生与诊疗护理活动相依并存，存在不可避免的因素，制约着医疗护理质量的提升，威胁着医院人群的健康和生命安全。因此，必须健全医院感染管理机构制度，提高医院各类人员对医院感染的认识，加强对医院感染的控制和监测，确保预防和控制医院感染措施的有效顺利执行。

　　医院感染的预防与控制，是医院及其所有工作人员共同的责任，是保证医疗护理质量和安全的重要内容。"消毒灭菌、手卫生、无菌技术、隔离技术、合理使用抗生素和消毒灭菌效果的监测"是目前预防与控制医院感染的关键措施，这些措施的实施与护理工作密切相关。因此，落实预防与控制医院感染的各项措施、标准和规范，加强医院感染管理中的护理管理具有十分重要的意义。

第一节　洗　　手

　　手卫生是医务人员洗手、卫生手消毒和外科手消毒的总称。洗手是指医务人员用洗手液（肥皂或皂液）和流动水洗手，去除手部皮肤污垢、碎屑和部分致病菌的过程。

暂居菌是指寄居在皮肤表层，常规洗手容易被清除的微生物。直接接触患者或被污染的物体表面时可获得，可随时通过手传播，与医院感染密切相关。

常居菌是指能从大部分人体皮肤上分离出来的微生物，是皮肤上持久的固有寄居菌，不易被机械的摩擦清除。如凝固酶阴性葡萄球菌、棒状杆菌类细菌、丙酸菌属细菌、不动杆菌属细菌等，一般情况下不致病。

手消毒剂是用于手部皮肤消毒，以减少手部皮肤细菌的消毒剂，如乙醇、异丙醇、氯己定、碘伏等。

手卫生设施是指用于洗手与手消毒的设施、设备，包括洗手池、水龙头、流动水、清洁剂、干手用品、手消毒剂等。

一、适用范围

所有医务人员。

二、目的

去除手部皮肤污垢、碎屑和部分致病菌。

三、准备

1. 用物准备：流动水洗手设备、洗手液、清洁的擦手纸巾、垃圾筐。

2. 环境准备：干净、整洁、空间开阔。

3. 护士准备：操作者衣帽整洁，着装规范，指甲修剪整齐。

四、操作流程

洗手流程见图 1 - 3 - 1。

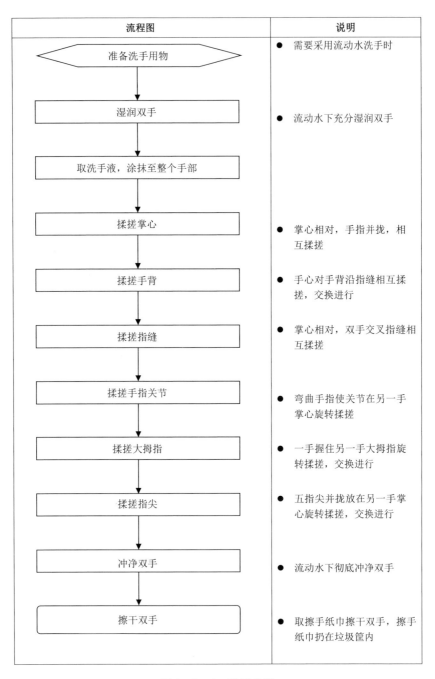

流程图	说明
准备洗手用物	● 需要采用流动水洗手时
湿润双手	● 流动水下充分湿润双手
取洗手液，涂抹至整个手部	
揉搓掌心	● 掌心相对，手指并拢，相互揉搓
揉搓手背	● 手心对手背沿指缝相互揉搓，交换进行
揉搓指缝	● 掌心相对，双手交叉指缝相互揉搓
揉搓手指关节	● 弯曲手指使关节在另一手掌心旋转揉搓
揉搓大拇指	● 一手握住另一手大拇指旋转揉搓，交换进行
揉搓指尖	● 五指尖并拢放在另一手掌心旋转揉搓，交换进行
冲净双手	● 流动水下彻底冲净双手
擦干双手	● 取擦手纸巾擦干双手，擦手纸巾扔在垃圾筐内

图 1 -3 -1 洗手流程

五、注意事项

1. 洗手与卫生手消毒应遵循以下原则

（1）当手部有血液或其他体液等肉眼可见的污染时，应用洗手液（肥皂或皂液）和流动水洗手。

（2）手部没有肉眼可见污染时，宜使用速干手消毒剂代替洗手。

2. 手卫生的 5 个时刻

（1）接触患者前。

（2）在清洁/无菌操作之前。

（3）接触患者体液之后。

（4）接触患者之后。

（5）接触患者周围环境之后。

3. 注意事项

（1）洗手持续时间为 40～60 秒。

（2）认真清洗指甲、指尖、指缝和指关节等易污染的部位。

（3）手部不佩戴戒指等饰物。

（4）应当使用一次性纸巾或者干净的小毛巾擦干双手，毛巾应当一用一消毒。

第二节　卫生手消毒

卫生手消毒是指医务人员用速干手消毒剂搓揉双手，以减少手部暂居菌的过程。在进行卫生手消毒时使用的速干手消毒剂，通常为含有醇类和护肤成分的手消毒剂，包括水剂、凝胶型和泡沫型消毒剂。

一、适用范围

所有医务人员。

二、目的

去除手部皮肤污垢、碎屑和部分致病菌。

三、准备

1. 用物准备：速干手消毒剂、擦手纸。

2. 环境准备：干净、整洁、空间开阔。

3. 护士准备：操作者衣帽整洁，着装规范，指甲修剪整齐。

四、操作流程

卫生手消毒流程见图 1 - 3 - 2。

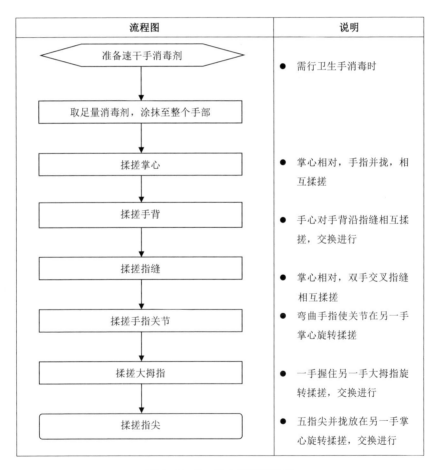

图 1 - 3 - 2　卫生手消毒流程

五、注意事项

1. 洗手与卫生手消毒应遵循以下原则

（1）当手部有血液或其他体液等肉眼可见的污染时，应用洗手液（肥皂或皂液）和流动水洗手。

（2）手部没有肉眼可见污染时，宜使用速干手消毒剂代替洗手。

2. 手卫生的 5 个时刻

（1）接触患者前。

（2）在清洁/无菌操作之前。

（3）接触患者体液之后。

（4）接触患者之后。

（5）接触患者周围环境之后。

3. 注意事项

（1）卫生手消毒持续时间为至少 15 秒。

（2）认真清洗指甲、指尖、指缝和指关节等易污染的部位。

（3）手部不佩戴戒指等饰物。

（4）应当使用一次性纸巾或者干净的小毛巾擦干双手，毛巾应当一用一消毒。

第三节　外科手消毒

外科手消毒是指外科手术前医务人员用洗手液（肥皂或皂液）和流动水洗手，再用手消毒剂清除或者杀灭手部暂居菌和减少常居菌的过程。使用的手消毒剂具有持久抗菌活性。

皂液是指不含消毒剂的清洁剂，或仅含有很低浓度的、仅起防腐作用的抗菌剂。

免冲洗手消毒剂是主要用于外科手消毒，消毒后无需用水冲洗的手消毒剂，包括水剂、凝胶型和泡沫型消毒剂。

持久抗菌活性指使用的消毒剂有持续杀菌能力或累积活性，确保手术过程中手表面微生物保持在较低水平。

有效性是指手卫生产品杀灭微生物的能力，分实验室消毒效果和临床应用消毒效果。

一、适用范围

外科手术医务人员。

二、目的

1. 清除或者杀灭手表面暂居菌，减少常居菌。

2. 抑制手术过程中手表面微生物的生长。

3. 减少手部皮肤细菌的释放。

4. 防止病原微生物在医务人员和患者之间的传播。

5. 有效预防手术部位感染发生。

三、准备

1. 用物准备：洗手池、水龙头、洗手用水、清洁剂、干手物品、消毒剂、手刷、计时装置、洗手流程及说明图示、镜子。

2. 环境准备：清洁、宽敞、明亮、定期消毒。

3. 护士准备：着装符合手术室要求，衣帽整洁、着装规范、佩戴外科口罩。

四、操作流程

外科手消毒流程见图 1－3－3。

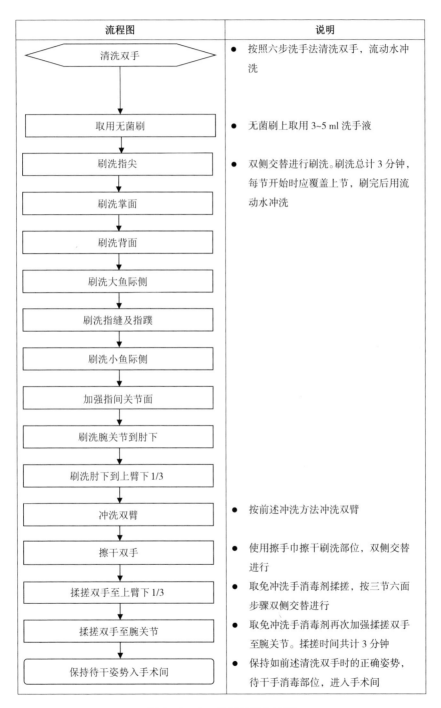

流程图	说明
清洗双手	● 按照六步洗手法清洗双手，流动水冲洗
取用无菌刷	● 无菌刷上取用 3~5 ml 洗手液
刷洗指尖	● 双侧交替进行刷洗。刷洗总计 3 分钟，每节开始时应覆盖上节，刷完后用流动水冲洗
刷洗掌面	
刷洗背面	
刷洗大鱼际侧	
刷洗指缝及指蹼	
刷洗小鱼际侧	
加强指间关节面	
刷洗腕关节到肘下	
刷洗肘下到上臂下 1/3	
冲洗双臂	● 按前述冲洗方法冲洗双臂
擦干双手	● 使用擦手巾擦干刷洗部位，双侧交替进行
揉搓双手至上臂下 1/3	● 取免冲洗手消毒剂揉搓，按三节六面步骤双侧交替进行
揉搓双手至腕关节	● 取免冲洗手消毒剂再次加强揉搓双手至腕关节。揉搓时间共计 3 分钟
保持待干姿势入手术间	● 保持如前述清洗双手时的正确姿势，待干手消毒部位，进入手术间

图 1 -3 -3 外科手消毒流程

五、注意事项

1. 外科手消毒原则

（1）先洗手，后消毒。

（2）不同手术之间或手术过程中手被污染时，应重新进行外科手消毒。

2. 外科手消毒前的准备

（1）检查外科手消毒用物是否齐全及是否在有效期。

（2）保证外科手消毒用物呈备用状态。

3. 外科手消毒注意事项

（1）外科手消毒正确姿势：在整个过程中双手应保持位于胸前，腰平面以上，肩平面以下，双臂外展不超过腋前线，双臂远离身体。保持手尖朝上，指尖高于腕关节，腕关节高于肘部，使水由指尖流向肘部，避免倒流。

（2）手部皮肤应无破损。

（3）冲洗双手时避免溅湿衣裤。

（4）摘除外科手套后，应用洗手液清洗双手。

（5）免冲洗手消毒剂开启后应标明日期、时间，保证在有效期内。

4. 外科手消毒效果监测

医疗机构应定期对手术室、产房、导管室等外科相关科室进行外科手消毒效果的监测。当怀疑医院感染暴发与医务人员手卫生相关时，应及时进行相应检查及监测。

第四节　穿脱隔离衣

隔离技术是将传染源、传播者和高度易感人群安置在指定地点和特殊环境中，暂时避免和周围人群接触。对传染患者采取传染源隔离，切断传染途径；对易感人群采取保护性隔离。隔离衣是保护医务人员避免受到血液、体液和其他感染性物质污染，也是用于保护患者避免感染的防护用品。护士在接触经接触传播的感染性疾病患者，如传染病患者、多重耐药菌感染患者时；需对患者实行保护性隔离，如大面积烧伤患者、骨髓移植等患者的诊疗、护理时；可能受到患者血液、体液、分泌物、排泄物喷溅时，护士需按要求穿隔离衣，并在操作后按程序脱下隔离衣。

一、适用范围

穿隔离衣：

1. 接触经接触传播的感染性疾病患者，如传染病患者、多重耐药菌感染患者时。

2. 对患者实行保护性隔离，如大面积烧伤患者、骨髓移植等患者的诊疗、护理时。

3. 可能受到患者血液、体液、分泌物、排泄物喷溅时。

脱隔离衣：进行各种操作后。

二、目的

保护工作人员和患者，避免交叉感染及自身感染，防止病原体的传播。

三、准备

1. 用物准备：隔离衣、衣架、洗手液、洗手池、一次性纸巾等。

2. 环境准备：隔离衣只限在规定区域内穿脱。

3. 护士准备：常规洗手或用消毒洗手液洗手，戴口罩、帽子，检查隔离衣有无破损。

四、操作流程

穿隔离衣流程见图1-3-4，脱隔离衣流程见图1-3-5。

穿隔离衣示意见图1-3-6，脱隔离衣示意见图1-3-7。

流程图	说明

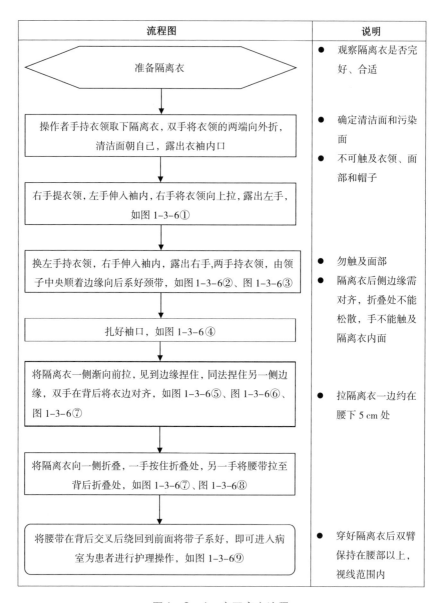

流程图	说明
准备隔离衣	● 观察隔离衣是否完好、合适
操作者手持衣领取下隔离衣，双手将衣领的两端向外折，清洁面朝自己，露出衣袖内口	● 确定清洁面和污染面 ● 不可触及衣领、面部和帽子
右手提衣领，左手伸入袖内，右手将衣领向上拉，露出左手，如图1-3-6①	
换左手持衣领，右手伸入袖内，露出右手，两手持衣领，由领子中央顺着边缘向后系好颈带，如图1-3-6②、图1-3-6③	● 勿触及面部 ● 隔离衣后侧边缘需对齐，折叠处不能松散，手不能触及隔离衣内面
扎好袖口，如图1-3-6④	
将隔离衣一侧渐向前拉，见到边缘捏住，同法捏住另一侧边缘，双手在背后将衣边对齐，如图1-3-6⑤、图1-3-6⑥、图1-3-6⑦	● 拉隔离衣一边约在腰下5cm处
将隔离衣向一侧折叠，一手按住折叠处，另一手将腰带拉至背后折叠处，如图1-3-6⑦、图1-3-6⑧	
将腰带在背后交叉后绕回到前面将带子系好，即可进入病室为患者进行护理操作，如图1-3-6⑨	● 穿好隔离衣后双臂保持在腰部以上，视线范围内

图1-3-4 穿隔离衣流程

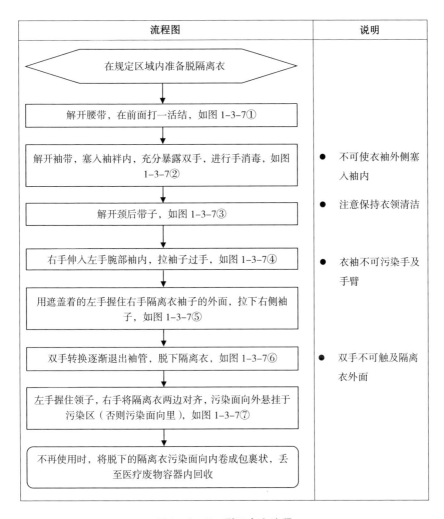

流程图	说明
在规定区域内准备脱隔离衣	
解开腰带，在前面打一活结，如图1-3-7①	
解开袖带，塞入袖袢内，充分暴露双手，进行手消毒，如图1-3-7②	● 不可使衣袖外侧塞入袖内
解开颈后带子，如图1-3-7③	● 注意保持衣领清洁
右手伸入左手腕部袖内，拉袖子过手，如图1-3-7④	● 衣袖不可污染手及手臂
用遮盖着的左手握住右手隔离衣袖子的外面，拉下右侧袖子，如图1-3-7⑤	
双手转换逐渐退出袖管，脱下隔离衣，如图1-3-7⑥	● 双手不可触及隔离衣外面
左手握住领子，右手将隔离衣两边对齐，污染面向外悬挂于污染区（否则污染面向里），如图1-3-7⑦	
不再使用时，将脱下的隔离衣污染面向内卷成包裹状，丢至医疗废物容器内回收	

图1-3-5　脱隔离衣流程

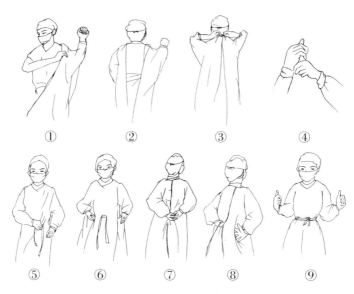

图 1 -3 -6　穿隔离衣示意图

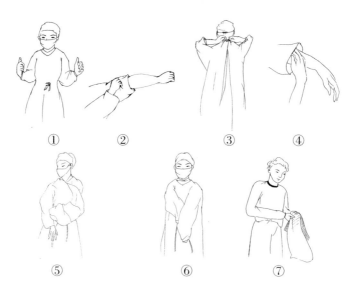

图 1 -3 -7　脱隔离衣示意图

五、注意事项

1. 隔离衣须在规定区域内穿脱，穿前检查有无潮湿、破损，长短须能全部遮盖工作服。

2. 隔离衣每日更换，如有潮湿或污染，应立即更换。接触不同病种患者时应更换隔离衣。

3. 穿脱隔离衣过程中避免污染衣领、面部、帽子和清洁面，始终保持衣领清洁。

4. 穿好隔离衣后，双臂保持在腰以上，视线范围内；不得进入清洁区，避免接触清洁物品。

5. 消毒手时不能沾湿隔离衣，隔离衣也不可触及其他物品。

6. 脱下的隔离衣需继续使用时，如挂在半污染区，清洁面向外；挂在污染区则污染面向外。

第四章
标本采集

标本采集是指根据检验项目的要求，采集患者的血液、体液、排泄物、分泌物、呕吐物和脱落细胞等标本，通过物理、化学或生物学的实验室检查技术和方法进行检验，作为疾病判断、治疗、预防以及药物监测、健康状况评估等的重要依据。标本检验结果的正确与否直接影响到对患者疾病的诊断、治疗和抢救等，而高质量的检验标本是获得准确而可靠的检验结果的首要环节，因此，正确的标本采集方法是护士应该掌握的基本知识和基本技能之一。

第一节　尿标本采集

尿液检验是临床上最常用的检测项目之一，主要用于泌尿生殖系统、肝胆疾病、代谢性疾病及其他系统疾病的诊断和鉴别诊断、治疗监测及健康普查。其中计时尿标本是指在规定的时间段收集的尿标本。随机尿标本是指随时留取的尿标本。晨尿是指清晨起床、未进餐和做运动之前第一次排出的尿液。中段尿是指弃去连续排尿过程中初始尿液和末段尿液而留取的尿流中段尿液。

一、适用范围

所有需行尿液检验的患者。

二、目的

1. 尿常规标本：用于检测尿液的颜色、透明度、尿比重、有无红细胞管型，并做尿蛋白和尿糖定性检测等。

2. 尿培养标本：用于细菌培养或细菌敏感试验，以了解病情，协助诊断或观察疗效。

3.12 小时或 24 小时尿标本（计时尿标本）：用于各种尿生化检查和尿浓缩查结核分枝杆菌等。

三、准备

1. 用物准备：除检验单、速干手消毒剂、生活垃圾桶、医疗垃圾桶、医嘱条形码外，根据检验目的不同，准备以下物品。

（1）尿常规标本：一次性尿常规标本容器，必要时备便盆或尿壶等便器。

（2）尿培养标本：无菌标本试管、无菌手套、无菌棉球、皮肤消毒剂、长柄试管夹、火柴、酒精灯、便器、屏风，必要时备导尿包。

（3）12 小时或 24 小时尿标本：集尿瓶（容量 3~5 L）、防腐剂。

2. 环境准备：宽敞、安静、安全、隐蔽。

3. 护士准备：工作服着装整洁，修剪指甲，洗手，戴口罩。

4. 患者准备：了解留取尿标本的重要性、方法、目的和注意事项。消除紧张情绪，配合操作。

四、操作流程

尿标本采集流程见图 1-4-1。

流程图	说明

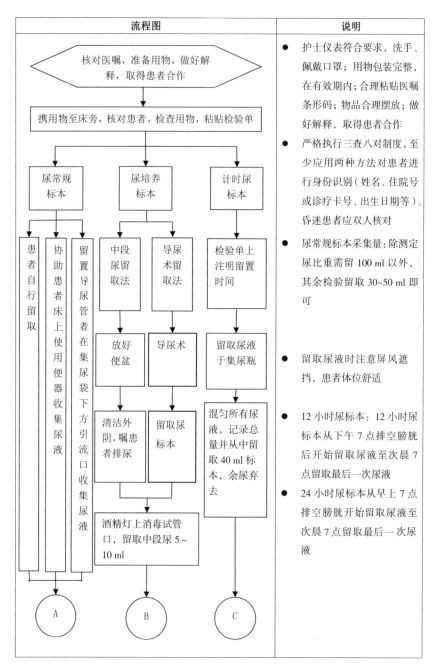

说明部分：

- 护士仪表符合要求，洗手、佩戴口罩；用物包装完整，在有效期内；合理粘贴医嘱条形码；物品合理摆放；做好解释，取得患者合作

- 严格执行三查八对制度，至少应用两种方法对患者进行身份识别（姓名、住院号或诊疗卡号、出生日期等）。昏迷患者应双人核对

- 尿常规标本采集量：除测定尿比重需留100 ml以外，其余检验留取30~50 ml即可

- 留取尿液时注意屏风遮挡，患者体位舒适

- 12小时尿标本：12小时尿标本从下午7点排空膀胱后开始留取尿液至次晨7点留取最后一次尿液

- 24小时尿标本从早上7点排空膀胱开始留取尿液至次晨7点留取最后一次尿液

图 1-4-1　尿标本采集流程

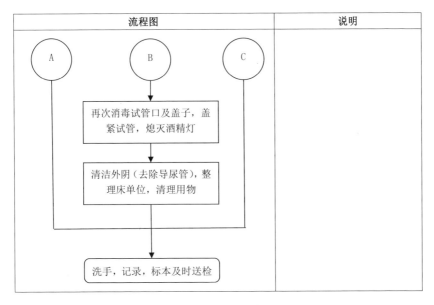

图 1 -4 -1 　（续）

五、注意事项

1. 尿标本采集容器

（1）应清洁、无渗漏、无颗粒，材料与尿液不发生反应，容器和盖子无干扰素附着，如清洁剂等。

（2）容器容积≥50 ml，24 小时尿标本的容器应为 3 L 以上。

（3）选择一次性容器，容器盖须密封性良好，开口为圆形，直径≥4 cm，底部放置稳定。

（4）收集微生物做检查的容器应干燥、无菌。

2. 尽可能避免使用防腐剂，除非在标本采集后 2 小时内无法进行尿液分析时，如尿标本需分析的成分不稳定或要进行细菌培养，标本中可加入特定的化学防腐剂。常用防腐剂有：

（1）甲醛：每 100 ml 尿液加入甲醛 0.5 ml，用于管型、细胞检查；由于甲醛具有还原性，不适用于尿糖等化学成分检查。

（2）硼酸：每升尿中加入硼酸约 10 g，用于蛋白质、类固醇等检查。

（3）甲苯：每 100 ml 尿中加入甲苯 0.5 ml，用于尿糖、尿白蛋白检查。

第二节　粪便标本采集

正常粪便标本由食物残渣、消化道分泌物、细菌和水分等组成。粪便标本的检验结果可有效评估患者的消化系统功能，为协助诊断、治疗疾病提供可靠依据。采集粪便标本的方法因检查目的不同而有差别。粪便标本分 4 种：常规标本、培养标本、隐血标本和寄生虫标本。

一、适用范围

所有需进行粪便标本检验的患者。

二、目的

用于评估患者的消化系统功能，协助疾病的诊断和治疗。

常规标本：用于检验粪便的性状、颜色、细胞等。

培养标本：用于检验粪便中的致病菌。

隐血标本：用于检验粪便内肉眼不能查见的微量血液。

寄生虫标本：用于检验粪便中的寄生虫虫体以及虫卵计数检查。

三、准备

1. 用物准备：除检验单、手套、速干手消毒剂、生活垃圾桶、医疗垃圾桶外，根据检验标本类型准备并贴好条形码。

（1）常规标本：检验盒（内附棉签和检便匙）、清洁便盆。

（2）培养标本：无菌培养瓶、无菌棉签、消毒便盆。

（3）隐血标本：检验盒（内附棉签和检便匙）、清洁便盆。

（4）寄生虫标本：检验盒（内附棉签和检便匙）、透明胶带或载玻片（查找蛲虫）、清洁便盆。

2. 环境准备：安静、安全、隐蔽。

3. 护士准备：衣帽整洁，修剪指甲，洗手，戴口罩。

4. 患者准备：了解收集标本的目的和方法，配合操作。

四、操作流程

粪便标本采集流程见图 1 - 4 - 2。

五、注意事项

1. 收集粪便标本

（1）常规标本：用检便匙留取中央部分粪便或黏液脓血部分约 5 g，置于检验盒内送检。

（2）培养标本：用无菌棉签取中央部分粪便或黏液脓血部分 2 ~ 5 g 置于培养瓶内，盖紧瓶盖送检。

（3）隐血标本：按常规标本留取。

（4）检查寄生虫及虫卵：检便匙取不同部位带血或黏液部分粪便 5 ~ 10 g 送检。

2. 蛲虫常在午夜或清晨爬到肛门处产卵，故应在睡觉前或清晨起床前贴胶带。

3. 阿米巴原虫在低温的环境下容易失去活力难以查到，所以加热便盆一同送检可保持阿米巴原虫的状态。

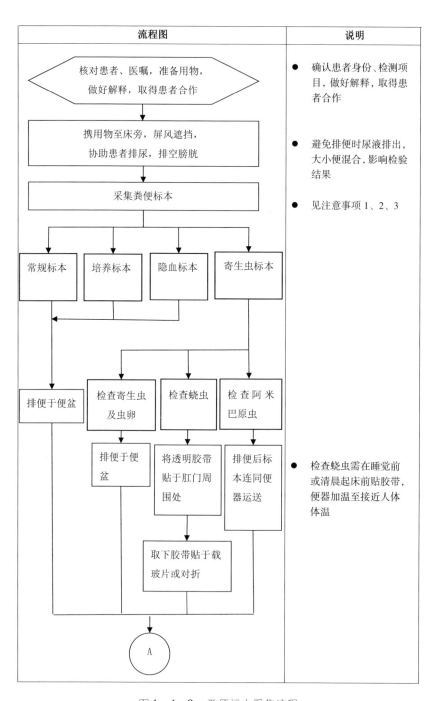

流程图	说明
核对患者、医嘱，准备用物，做好解释，取得患者合作	● 确认患者身份、检测项目，做好解释，取得患者合作
携用物至床旁，屏风遮挡，协助患者排尿，排空膀胱	● 避免排便时尿液排出，大小便混合，影响检验结果
采集粪便标本	● 见注意事项1、2、3
常规标本　培养标本　隐血标本　寄生虫标本	
排便于便盆　检查寄生虫及虫卵　检查蛲虫　检查阿米巴原虫	
排便于便盆　将透明胶带贴于肛门周围处　排便后标本连同便器运送	● 检查蛲虫需在睡觉前或清晨起床前贴胶带，便器加温至接近人体体温
取下胶带贴于载玻片或对折	
A	

图1-4-2 粪便标本采集流程

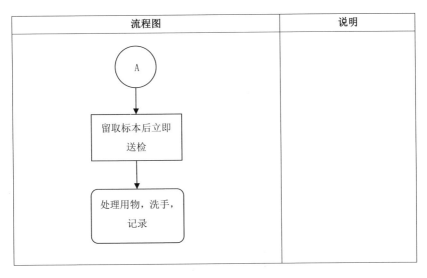

图1-4-2　（续）

第三节　痰液标本采集

　　痰液是气管、支气管和肺泡所产生的分泌物，正常情况下分泌很少。痰液的主要成分是黏液和炎性渗出物。当呼吸道黏膜受到刺激时，分泌物增多，痰量也增多，但大多清稀、呈水样。如伴随呼吸系统疾病或其他系统疾病伴有呼吸道症状时，痰量会增多，其透明度及性状也会有所改变。正确的痰液标本采集是为临床检查、诊断和治疗提供依据，所以，应熟练、正确地采集痰液标本为临床服务。

　　临床上常用的痰液标本分为常规痰液标本、痰液培养标本、24小时痰液标本3种。

一、适用范围

所有需进行痰液标本检验的患者。

二、目的

采集患者痰液标本，进行临床检验，为诊断和治疗提供依据。

1. 常规痰液标本：检查痰液中的细菌、虫卵或癌细胞。

2. 痰液培养标本：检验痰液中的致病菌，为临床选择抗生素提供依据。

3. 24 小时痰液标本：检查 24 小时的痰液量，并观察痰液的性状，协助诊断或做结核分枝杆菌检查。

三、准备

1. 用物准备：除准备检验单、速干手消毒剂、生活垃圾桶、医疗垃圾桶、清水外，根据检验目的不同，准备以下用物并粘贴条形码。

（1）常规痰液标本：痰盒。

（2）痰液培养标本：无菌痰盒、漱口液。

（3）24 小时痰液标本：广口大容量痰盒。

2. 环境准备：温度适宜，光线充足，环境安静。

3. 护士准备：着装整洁，修剪指甲，洗手，戴口罩。

4. 患者准备：护士向患者解释痰液标本采集的目的、方法、采集时间及配合要点，取得合作；评估患者咳嗽、咳痰情况，口腔黏膜及咽部有无异常。

四、操作流程

痰液标本采集流程见图 1 - 4 - 3。

五、注意事项

自行排痰患者留取痰液标本：

1. 常规痰液标本：患者晨起未进食前用清水漱口，在数次深呼吸后用力咳出气管深处的第一口痰，盛于痰盒并及时加盖。

2. 痰液培养标本：患者晨起先用漱口液漱口后再用清水漱口，数次深呼吸后用力咳出气管深处的第一口痰于无菌痰盒内并及时加盖。

3. 24 小时痰液标本：患者晨起（7 点）漱口后取第一口痰起至

次晨（7点）漱口后第一口痰止，将24小时全部痰液吐入加盖的广口痰盒内（加一定量的清水，记录痰液标本总量时应减去清水量）。

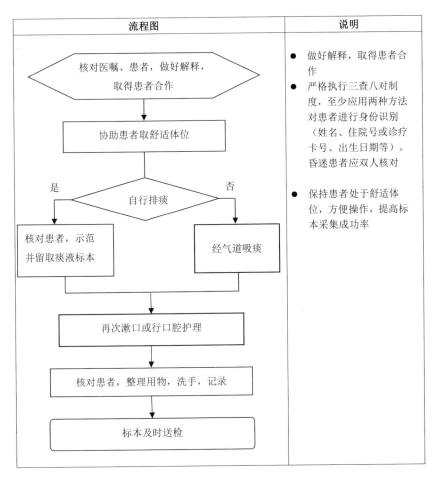

图1-4-3 痰液标本采集流程

第四节 咽拭子标本采集

正常人咽峡部的口腔正常菌群是不致病的，但在机体抵抗力下降和其他外界因素共同作用下出现感染从而导致疾病发生。因此，咽拭子细菌培养能分离出致病菌，有助于白喉、化脓性扁桃体炎、急性咽峡炎等的诊断。

一、适用范围

所有需进行咽拭子检验的患者。

二、目的

取咽部及扁桃体分泌物做细菌/真菌培养或病毒分离，以协助诊断。

三、准备

1. 用物准备

（1）治疗车上层：无菌咽拭子培养管、酒精灯、压舌板、火柴、化验单、速干手消毒剂等。

（2）治疗车下层：生活垃圾桶、医疗垃圾桶等。

2. 环境准备：环境安静，室温适宜，光线充足。

3. 护士准备：衣帽整洁，修剪指甲，洗手，戴口罩。

4. 患者准备：了解咽拭子标本采集的目的、方法、注意事项及配合要点。符合标本采集要求，配合操作。

四、操作流程

咽拭子标本采集流程见图1-4-4。

五、注意事项

1. 为防止呕吐，咽拭子标本应避免在餐后2小时内采集。

2. 采集真菌培养标本时，应在口腔溃疡面上采集分泌物。

3. 注意棉签不要触及其他部位，以防污染标本，影响检验结果。

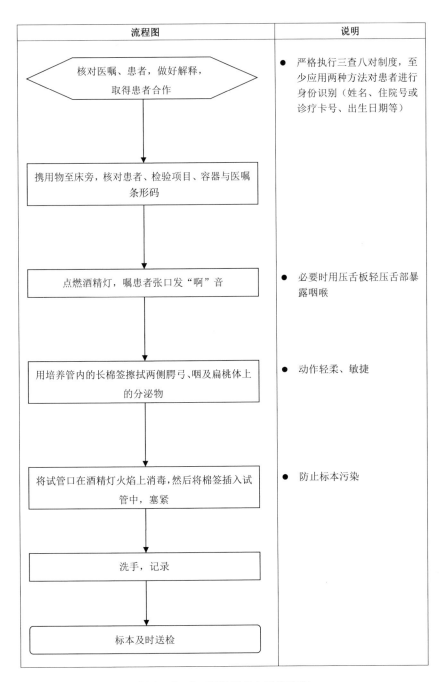

流程图	说明
核对医嘱、患者，做好解释，取得患者合作	● 严格执行三查八对制度，至少应用两种方法对患者进行身份识别（姓名、住院号或诊疗卡号、出生日期等）
携用物至床旁，核对患者、检验项目、容器与医嘱条形码	
点燃酒精灯，嘱患者张口发"啊"音	● 必要时用压舌板轻压舌部暴露咽喉
用培养管内的长棉签擦拭两侧腭弓、咽及扁桃体上的分泌物	● 动作轻柔、敏捷
将试管口在酒精灯火焰上消毒，然后将棉签插入试管中，塞紧	● 防止标本污染
洗手，记录	
标本及时送检	

图1-4-4　咽拭子标本采集流程

第五节 血培养标本采集

血培养是一种将新鲜离体的血液标本接种于营养培养基上，在一定温度、湿度等条件下，使对营养要求较高的细菌生长、繁殖并对其进行鉴别，从而确定病原菌的一种人工培养法。

一、适用范围

所有需进行血培养检验的患者。

二、目的

培养检测血液中的病原菌，培养结果为明确诊断及治疗提供依据。

三、准备

1. 用物准备：治疗车、治疗盘、血培养瓶、检验标签、医嘱执行单、皮肤消毒剂、速干手消毒剂、棉签、压脉带、采血针、无菌手套、治疗巾、弯盘等。

2. 环境准备：环境清洁宽敞，定期消毒；物品布局合理；操作前 30 分钟停止打扫，减少人员走动，避免尘埃飞扬。

3. 护士准备：着装整洁，修剪指甲，洗手，戴口罩。

4. 患者准备

（1）了解的血培养采集的目的、方法、注意事项及配合要点。

（2）暂未使用抗生素。

（3）符合采集血培养的指征。

四、操作流程

血培养标本采集流程见图 1 - 4 - 5。

流程图	说明

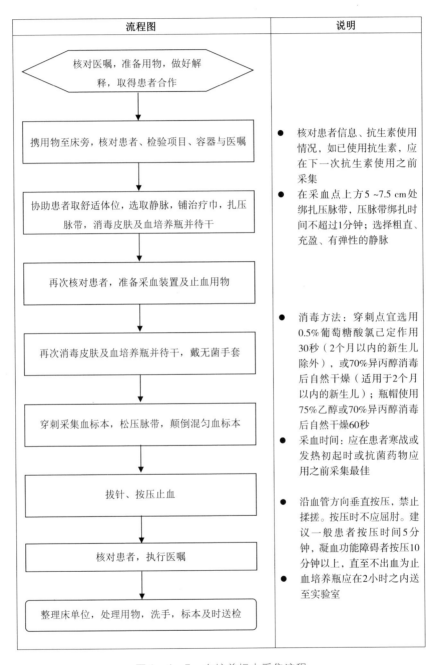

流程图部分：

核对医嘱，准备用物，做好解释，取得患者合作

↓

携用物至床旁，核对患者、检验项目、容器与医嘱

↓

协助患者取舒适体位，选取静脉，铺治疗巾，扎压脉带，消毒皮肤及血培养瓶并待干

↓

再次核对患者，准备采血装置及止血用物

↓

再次消毒皮肤及血培养瓶并待干，戴无菌手套

↓

穿刺采集血标本，松压脉带，颠倒混匀血标本

↓

拔针、按压止血

↓

核对患者，执行医嘱

↓

整理床单位，处理用物，洗手，标本及时送检

说明部分：

- 核对患者信息、抗生素使用情况，如已使用抗生素，应在下一次抗生素使用之前采集
- 在采血点上方5~7.5 cm处绑扎压脉带，压脉带绑扎时间不超过1分钟；选择粗直、充盈、有弹性的静脉

- 消毒方法：穿刺点宜选用0.5%葡萄糖酸氯己定作用30秒（2个月以内的新生儿除外），或70%异丙醇消毒后自然干燥（适用于2个月以内的新生儿）；瓶帽使用75%乙醇或70%异丙醇消毒后自然干燥60秒
- 采血时间：应在患者寒战或发热初起时或抗菌药物应用之前采集最佳

- 沿血管方向垂直按压，禁止揉搓。按压时不应屈肘。建议一般患者按压时间5分钟，凝血功能障碍者按压10分钟以上，直至不出血为止
- 血培养瓶应在2小时之内送至实验室

图1-4-5 血培养标本采集流程

五、注意事项

1. 采集套数

（1）儿童通常仅采集需氧瓶。

（2）成人每次需从不同穿刺点采集 2 套，每套包括需氧瓶和厌氧瓶各 1 个。

（3）如怀疑患者有感染性心内膜炎应重复采集多套。

2. 采血量

（1）成人每瓶采血量 8～10 ml 或按说明书采集。

（2）婴幼儿及儿童采血量不应超过总血量的 1%。

（3）若采血量充足，注射器采集的血液先注入厌氧瓶，后注入需氧瓶；蝶形针采集的血液反之。若采血量不足，优先注入需氧瓶。

第六节　静脉血标本采集

静脉血标本采集是自静脉抽取血液标本的方法。真空采血系统是指运用真空负压原理，通过特定的连接装置将人体静脉血液转移至标本盛装容器的器械组合。

一、适用范围

所有需进行静脉血液标本检验的患者。

二、目的

采集合格的血液标本。

三、准备

1. 用物准备：治疗盘、医嘱执行单、条形码、真空采血管、采血针、持针器、压脉带、皮肤消毒剂、速干手消毒剂、止血用品（无菌棉球、纱布或棉签、低致敏性的医用胶带等）、治疗巾、锐器盒、试管架、弯盘、医疗垃圾桶、生活垃圾桶、个人防护用品（医用手套、口罩、帽子）等。

2. 环境准备：环境清洁宽敞，定期消毒，光线充足；物品布局合理；操作前30分钟停止打扫，减少人员走动，避免尘埃飞扬。

3. 护士准备：着装整洁，指甲不宜过长，洗手，戴口罩；如患者存在多重耐药菌感染或呼吸道传染病，需根据可能暴露的程度穿隔离衣、佩戴防护口罩。

4. 患者准备

（1）饮食：患者在采血前不宜改变饮食习惯，24小时内应避免饮酒；若需采空腹血，则空腹时间以12~16小时为宜。

（2）运动和情绪：避免情绪激动，若需运动后采血，则遵循医嘱，并告知检验人员。

四、操作流程

静脉血标本采集流程见图1-4-6。

五、注意事项

1. 选择清晰、粗直、充盈、有弹性的静脉。应在采血点上方5~7.5 cm处绑扎压脉带，压脉带绑扎时间不宜过长。

2. 皮肤消毒宜选用2%葡萄糖酸氯己定乙醇溶液（年龄小于2个月的婴儿慎用）、有效碘浓度不低于0.5%的碘伏或2%碘酊溶液，新生儿采血可选用乙醇消毒。

3. 穿刺方法为：一手于穿刺点下方2.5~5 cm处绷紧皮肤以固定静脉，另一手持针，针尖斜面向上沿血管走向穿刺，进针角度小于45°，见回血后调整进针角度，沿静脉走向继续平行推进少许，松压脉带。采血量准确，采血后正确颠倒混匀采血管，上下来回颠倒180° 5~8次，手法轻柔，避免溶血。

流程图	说明

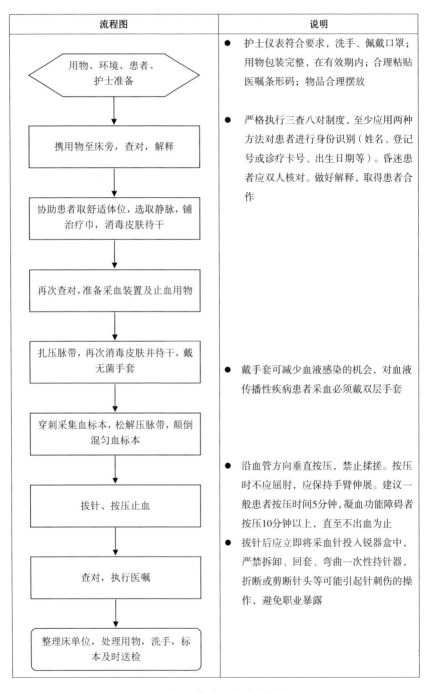

说明栏内容：

- 护士仪表符合要求，洗手、佩戴口罩；用物包装完整，在有效期内；合理粘贴医嘱条形码；物品合理摆放

- 严格执行三查八对制度，至少应用两种方法对患者进行身份识别（姓名、登记号或诊疗卡号、出生日期等）。昏迷患者应双人核对。做好解释，取得患者合作

- 戴手套可减少血液感染的机会，对血液传播性疾病患者采血必须戴双层手套

- 沿血管方向垂直按压，禁止揉搓。按压时不应屈肘，应保持手臂伸展。建议一般患者按压时间5分钟，凝血功能障碍者按压10分钟以上，直至不出血为止
- 拔针后应立即将采血针投入锐器盒中，严禁拆卸、回套、弯曲一次性持针器，折断或剪断针头等可能引起针刺伤的操作，避免职业暴露

流程图内容：

用物、环境、患者、护士准备

↓

携用物至床旁，查对，解释

↓

协助患者取舒适体位，选取静脉，铺治疗巾，消毒皮肤待干

↓

再次查对，准备采血装置及止血用物

↓

扎压脉带，再次消毒皮肤并待干，戴无菌手套

↓

穿刺采集血标本，松解压脉带，颠倒混匀血标本

↓

拔针、按压止血

↓

查对，执行医嘱

↓

整理床单位，处理用物，洗手，标本及时送检

图1-4-6 静脉血标本采集流程

第七节 血气分析标本采集

血气分析是应用血气分析仪，通过测定人体血液的 H^+ 浓度和溶解在血液中的气体（主要指 CO_2、O_2），来了解人体呼吸功能与酸碱平衡状态的一种手段，它能直接反映肺换气功能及其酸碱平衡状态。采用的标本常为动脉血。

一、适用范围

所有需进行血气分析检验的患者。

二、目的

了解机体的呼吸功能和酸碱平衡状态。

三、准备

1. 用物准备：治疗车、皮肤消毒剂、速干手消毒剂、棉签、治疗巾、条形码、动脉专用采血针等。

2. 环境准备：清洁宽敞，定期消毒；物品布局合理；操作前30分钟停止打扫，减少人员走动，避免尘埃飞扬。

3. 护士准备：着装整洁，修剪指甲，洗手，戴口罩。

4. 患者准备

（1）了解血气分析的目的、方法、注意事项及配合要点。

（2）采血前排尿或排便。

（3）取平卧位。

（4）洗澡或运动后休息30分钟再采血。

四、操作流程

血气分析标本采集流程见图1-4-7。

流程图	说明
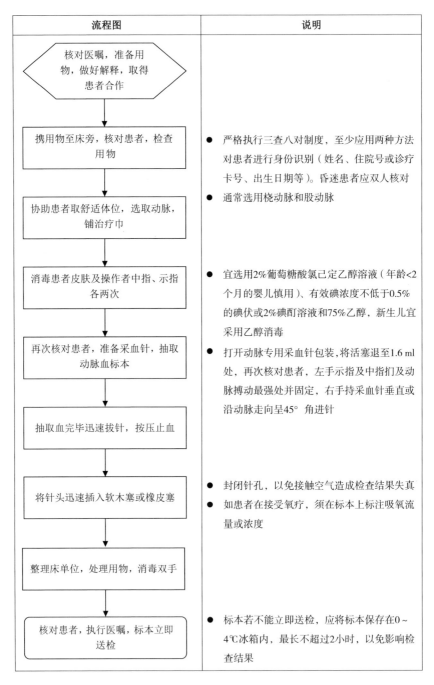	

图 1-4-7 血气分析标本采集流程

五、注意事项

1. 严格执行查对制度和无菌技术操作原则。

2. 桡动脉穿刺点为前臂掌侧腕关节上 2 cm、动脉搏动明显处。股动脉穿刺点在腹股沟股动脉搏动明显处，穿刺时，患者取仰卧位，下肢伸直略外展外旋，以充分暴露穿刺部位。新生儿宜选择桡动脉穿刺，因股动脉穿刺垂直进针时易伤及髋关节。

3. 防止气体逸散：采集血气分析样本，抽血时注射器内不能有气泡，抽出后立即密封针头，隔绝空气。做二氧化碳结合力测定时，盛血标本的容器亦应加塞盖紧，避免血液与空气接触过久，影响检验结果，所以采血后应立即送检。

4. 拔针后局部用无菌纱布或沙袋加压止血，以免出血或形成血肿，压迫止血至不出血为止。

5. 患者饮热水、洗澡、运动，需休息 30 分钟后再进行采血，避免影响检验结果。

6. 条形码合理有效使用，杜绝差错事故的发生。

7. 有出血倾向者慎用动脉穿刺法采集动脉血标本。

第五章

排泄护理

排泄是机体将新陈代谢所产生的终产物排出体外的生理过程，是人体的基本生理需要之一，也是维持生命的必要条件之一。人体排泄的途径有皮肤、呼吸道、消化道及泌尿道，其中消化道和泌尿道是主要的排泄途径。许多因素可直接或间接地影响人体的排泄活动和形态，而每个个体的排泄形态及影响因素也不尽相同。因此，护士应该掌握与排泄有关的护理知识和操作技术，帮助或指导患者维持正常的排泄功能，满足其排泄的需要，使之获得最佳的健康和舒适状态。

第一节　导尿术

导尿术是指在严格无菌操作下，用导尿管经尿道插入膀胱引流尿液的方法。尿道是尿液排出体外的通道，起自膀胱内处称为尿道内口，末端直接开口于体表称为尿道外口，尿道穿过尿生殖膈处有横纹肌环绕，形成尿道括约肌（外括约肌），可随意志控制尿道的开闭。临床上将穿过尿生殖膈的尿道部分称为前尿道，未穿过尿道生殖膈的部分称为后尿道。尿潴留是指尿液大量存留在膀胱内而不能自主排出。当尿潴留时，膀胱容积可增大为 3 000 ~ 4 000 ml，膀胱高度膨胀，可至脐部，叩诊呈实音，有压痛。尿失禁是指排尿失去意识控制或不受意识控制，尿液不自主地流出。

一、适用范围

1. 尿潴留患者。

2. 采取尿液标本做检查的患者。

3. 测定残余尿、容量、膀胱冷热感、压力的患者。

4. 需注入造影剂或药物的患者。

二、目的

1. 为尿潴留患者引流出尿液，以减轻其痛苦。

2. 协助临床诊断，如留取未受污染的尿标本做细菌培养；测量膀胱容量、压力及检查残余尿液；进行尿道或膀胱造影等。

3. 经导尿管对膀胱进行药物灌注治疗，如为膀胱肿瘤患者进行膀胱化疗。

三、准备

1. 用物准备：治疗车、一次性导尿包（初次消毒用物：小方盘、消毒剂棉球 1 袋、镊子、纱布、手套。再次消毒及导尿用物：手套、孔巾、弯盘、气囊导尿管、消毒剂棉球 1 袋、镊子 2 把、自带无菌液体的 10 ml 注射器、润滑剂棉球 1 袋；标本瓶、纱布、集尿袋、方盘、外包治疗巾）、速干手消毒剂、弯盘、一次性垫巾或小橡胶单和治疗巾 1 套、浴巾、医疗垃圾桶、生活垃圾桶等。

2. 环境准备：酌情关闭门窗，围帘或屏风遮挡患者；保持合适的室温；光线充足或有足够的照明。

3. 护士准备：着装整洁，修剪指甲，洗手，戴口罩。

4. 患者准备

（1）患者和家属了解导尿的目的、意义、过程、注意事项及配合操作的要点。

（2）清洁外阴，做好导尿准备；若患者无自理能力，护士应协助其进行外阴清洁。

四、操作流程

导尿流程见图 1-5-1。

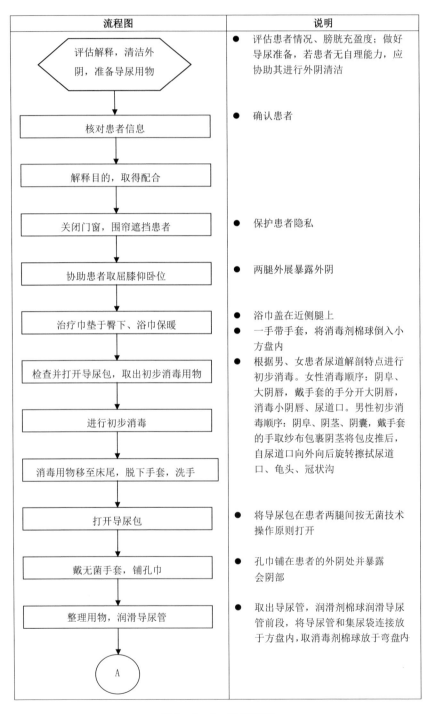

流程图	说明
评估解释，清洁外阴，准备导尿用物	● 评估患者情况、膀胱充盈度；做好导尿准备，若患者无自理能力，应协助其进行外阴清洁
核对患者信息	● 确认患者
解释目的，取得配合	
关闭门窗，围帘遮挡患者	● 保护患者隐私
协助患者取屈膝仰卧位	● 两腿外展暴露外阴
治疗巾垫于臀下、浴巾保暖	● 浴巾盖在近侧腿上 ● 一手带手套，将消毒剂棉球倒入小方盘内
检查并打开导尿包，取出初步消毒用物	● 根据男、女患者尿道解剖特点进行初步消毒。女性消毒顺序：阴阜、大阴唇，戴手套的手分开大阴唇，消毒小阴唇、尿道口。男性初步消毒顺序：阴阜、阴茎、阴囊，戴手套的手取纱布包裹阴茎将包皮推后，自尿道口向外向后旋转擦拭尿道口、龟头、冠状沟
进行初步消毒	
消毒用物移至床尾，脱下手套，洗手	
打开导尿包	● 将导尿包在患者两腿间按无菌技术操作原则打开
戴无菌手套，铺孔巾	● 孔巾铺在患者的外阴处并暴露会阴部
整理用物，润滑导尿管	● 取出导尿管，润滑剂棉球润滑导尿管前段，将导尿管和集尿袋连接放于方盘内，取消毒剂棉球放于弯盘内
A	

图 1 - 5 - 1　导尿流程

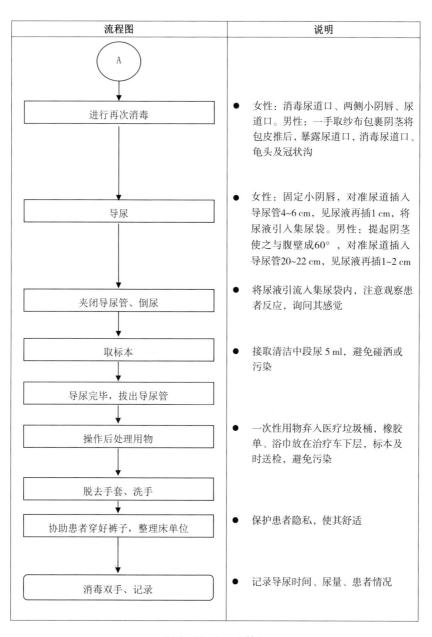

图 1-5-1 （续）

五、注意事项

1. 严格执行查对制度和无菌操作。

2. 注意保护患者自尊，耐心解释；操作环境要遮挡，保护患者隐私；采取恰当的保暖措施，防止患者着凉。

3. 消毒时要注意包皮和冠状沟的消毒。

4. 为女患者导尿时，应仔细观察辨认尿道口，避免误入阴道；如果导尿管误入阴道，应更换导尿管重新插入。

5. 尿潴留患者一次放出尿液不应超过 1 000 ml，以防出现虚脱和血尿。

6. 为避免损伤和导致泌尿系统的感染，必须掌握男性和女性尿道的解剖特点。

第二节　留置导尿术

留置导尿术是在导尿后，将导尿管保留在膀胱内引流尿液的方法。

一、适用范围

1. 因病情需要准确记录每小时尿量的休克或者危重抢救患者。

2. 拟行下腹、盆腔器官手术的患者。

3. 泌尿系统疾病手术后需要膀胱引流冲洗的患者。

4. 昏迷、尿失禁或会阴、尿道有伤口的患者。

二、目的

1. 抢救休克或者危重患者，正确记录每小时尿量、测量尿比重，为病情变化提供依据。

2. 用于术前膀胱减压以及下腹、盆腔器官手术中持续排空膀胱，避免术中误伤。

3. 某些泌尿系统疾病手术后留置导尿管，便于引流和冲洗膀胱，并减轻手术切口的张力，促进切口的愈合。

4. 昏迷、尿失禁或会阴、尿道有伤口的患者引流尿液，以保持局部干燥清洁，避免尿液刺激。

5. 为尿失禁患者行膀胱训练。

三、准备

1. 用物准备：同导尿术。

2. 环境准备：同导尿术。

3. 护士准备：着装整洁，修剪指甲，洗手，戴口罩。

4. 患者准备

（1）患者和家属了解留置导尿管的目的、意义、过程、注意事项及配合操作的要点，学会在活动时防止导尿管脱落的方法等，如患者不配合，则请他人协助维持适当的姿势。

（2）清洁外阴，做好导尿准备。若患者无自理能力，护士应协助其进行外阴清洁。

四、操作流程

留置导尿术流程见图 1-5-2。

五、注意事项

1. 同导尿术注意事项 1~6。

2. 气囊导尿管固定时要注意不能过度牵拉导尿管，以防膨胀的气囊卡在尿道内口，压迫膀胱壁和尿道，导致黏膜组织的损伤。

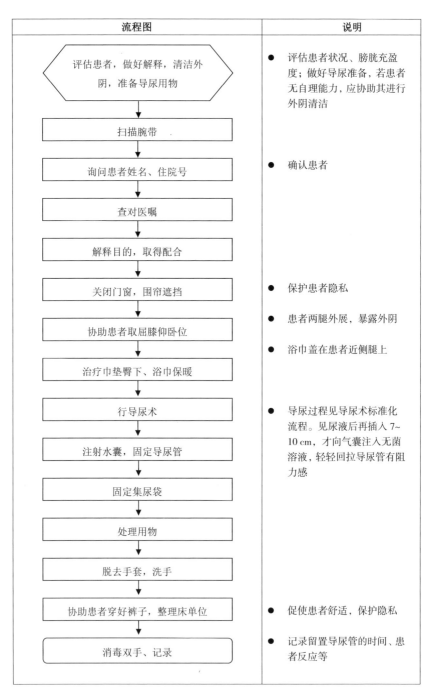

流程图	说明
评估患者，做好解释，清洁外阴，准备导尿用物	● 评估患者状况、膀胱充盈度；做好导尿准备，若患者无自理能力，应协助其进行外阴清洁
扫描腕带	
询问患者姓名、住院号	● 确认患者
查对医嘱	
解释目的，取得配合	
关闭门窗，围帘遮挡	● 保护患者隐私
协助患者取屈膝仰卧位	● 患者两腿外展，暴露外阴
治疗巾垫臀下、浴巾保暖	● 浴巾盖在患者近侧腿上
行导尿术	● 导尿过程见导尿术标准化流程。见尿液后再插入 7~10 cm，才向气囊注入无菌溶液，轻轻回拉导尿管有阻力感
注射水囊，固定导尿管	
固定集尿袋	
处理用物	
脱去手套，洗手	
协助患者穿好裤子，整理床单位	● 促使患者舒适，保护隐私
消毒双手、记录	● 记录留置导尿管的时间、患者反应等

图 1-5-2 留置导尿术流程

第三节 留置导尿管护理

留置导尿管护理是在导尿后对留置导尿管进行日常清洁、消毒的护理方法。

一、适用范围

所有留置导尿管的患者。

二、目的

1. 保持会阴的局部清洁，促进患者舒适。

2. 对尿道口和导尿管进行清洁，减少泌尿系统感染的发生。

三、准备

1. 用物准备：垫巾或小橡胶单和治疗巾、治疗盘（内有弯盘2个、消毒剂棉球8~10个、镊子1把、手套、无菌小纱布1张），医嘱单、生活垃圾桶、医疗垃圾桶、速干手消毒剂等。

2. 环境准备：同导尿术。

3. 护士准备：着装整洁，修剪指甲，洗手，戴口罩。

4. 患者准备

（1）患者和家属了解留置导尿管护理的目的、意义、过程、注意事项及配合操作的要点，学会保持会阴部清洁的方法，如患者不配合，则请他人协助维持适当的姿势。

（2）清洁外阴，做好留置导尿管护理前准备。若患者无自理能力，护士应协助其进行外阴清洁。

四、操作流程

留置导尿管护理流程见图1-5-3。

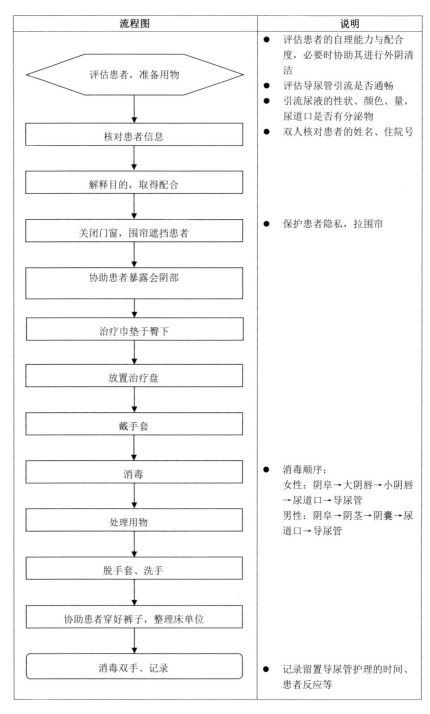

流程图	说明
评估患者，准备用物	● 评估患者的自理能力与配合度，必要时协助其进行外阴清洁 ● 评估导尿管引流是否通畅 ● 引流尿液的性状、颜色、量，尿道口是否有分泌物 ● 双人核对患者的姓名、住院号
核对患者信息	
解释目的，取得配合	
关闭门窗，围帘遮挡患者	● 保护患者隐私，拉围帘
协助患者暴露会阴部	
治疗巾垫于臀下	
放置治疗盘	
戴手套	
消毒	● 消毒顺序： 女性：阴阜→大阴唇→小阴唇→尿道口→导尿管 男性：阴阜→阴茎→阴囊→尿道口→导尿管
处理用物	
脱手套、洗手	
协助患者穿好裤子，整理床单位	
消毒双手、记录	● 记录留置导尿管护理的时间、患者反应等

图 1-5-3 留置导尿管护理流程

五、注意事项

1. 严格执行查对制度和无菌操作。

2. 注意保护患者自尊，耐心解释；操作环境要遮挡，保护患者隐私；采取恰当的保暖措施，防止患者着凉。

3. 消毒时要注意包皮和冠状沟的消毒。

4. 每个消毒剂棉球限使用一次，丢弃棉球时注意保护无菌区。

第四节　膀胱冲洗

膀胱冲洗是利用三通的导尿管，将无菌溶液灌入到膀胱内，再用虹吸原理将灌入的液体引流出来的方法。

一、适用范围

1. 对于长期留置导尿管出现膀胱内的血凝块、黏液及细菌等需要清洁的患者。

2. 膀胱疾病需要局部治疗的患者可使用该技术。

二、目的

1. 对留置导尿管的患者，保持尿液引流通畅。

2. 清洁膀胱，清除膀胱内的血凝块、黏液及细菌等，预防感染。

3. 治疗某些膀胱疾病，如膀胱炎、膀胱肿瘤。

三、准备

1. 用物准备：同导尿术准备导尿用物，遵医嘱准备冲洗液、无菌膀胱冲洗器 1 套、皮肤消毒剂、无菌棉签、医嘱执行本、速干手消毒剂；便盆及便盆巾、医疗垃圾桶、生活垃圾桶、输液架等；冲洗溶液，温度为38～40℃。

2. 环境准备：酌情屏风遮挡。

3. 护士准备：着装整洁，修剪指甲，洗手，戴口罩。

4. 患者准备

（1）患者和家属了解膀胱冲洗的目的、方法、注意事项及在操作时如何配合。

（2）清洁外阴，做好导尿准备。若患者无自理能力，应协助其进行外阴清洁。

四、操作流程

膀胱冲洗流程见图 1 -5 -4。

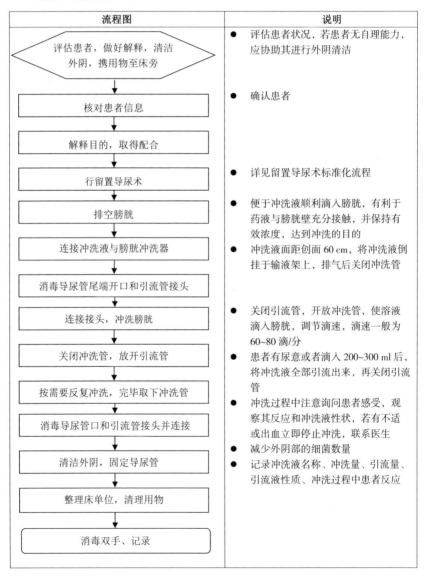

流程图	说明
评估患者，做好解释，清洁外阴，携用物至床旁	● 评估患者状况，若患者无自理能力，应协助其进行外阴清洁
核对患者信息	● 确认患者
解释目的，取得配合	
行留置导尿术	● 详见留置导尿术标准化流程
排空膀胱	● 便于冲洗液顺利滴入膀胱，有利于药液与膀胱壁充分接触，并保持有效浓度，达到冲洗的目的
连接冲洗液与膀胱冲洗器	● 冲洗液面距创面 60 cm，将冲洗液倒挂于输液架上，排气后关闭冲洗管
消毒导尿管尾端开口和引流管接头	
连接接头，冲洗膀胱	● 关闭引流管，开放冲洗管，使溶液滴入膀胱，调节滴速，滴速一般为 60~80 滴/分
关闭冲洗管，放开引流管	● 患者有尿意或者滴入 200~300 ml 后，将冲洗液全部引流出来，再关闭引流管
按需要反复冲洗，完毕取下冲洗管	● 冲洗过程中注意询问患者感受，观察其反应和冲洗液性状，若有不适或出血立即停止冲洗，联系医生
消毒导尿管口和引流管接头并连接	
清洁外阴，固定导尿管	● 减少外阴部的细菌数量
整理床单位，清理用物	● 记录冲洗液名称、冲洗量、引流量、引流液性质、冲洗过程中患者反应
消毒双手、记录	

图 1 -5 -4 膀胱冲洗流程

五、注意事项

1. 严格执行无菌操作。

2. 避免用力回抽造成黏膜损伤。若引流的液体量少于灌注的液体量，应考虑是否有血块或脓液阻塞，可增加冲洗次数或者更换导尿管。

3. 冲洗时嘱患者深呼吸、尽量放松，以减少疼痛。若患者出现腹痛、腹胀、膀胱剧烈收缩等情形，应暂停冲洗。

4. 冲洗后如患者出血较多或血压下降，应立即报告医生给予处理，并注意准确记录冲洗液量及性状。

第五节　大量不保留灌肠

灌肠法是将一定量的液体由肛门经直肠灌入结肠，以帮助患者清洁肠道、排便、排气或由肠道供给药物或营养，达到确定诊断和治疗目的的方法。大量不保留灌肠的灌肠液体量为 500 ～ 1 000 ml 且不保留。

一、适用范围

1. 便秘患者。

2. 肠道手术或检查患者。

3. 需要稀释并清除肠道内的有害物质的患者。

4. 高热或中暑患者。

二、目的

1. 解除便秘、肠胀气。

2. 清洁肠道：为肠道手术、检查或分娩做准备。

3. 减轻中毒：稀释并清除肠道内的有害物质，减轻中毒。

4. 降低温度：灌入低温液体，为高热患者降温。

三、准备

1. 用物准备：一次性灌肠包（包内有灌肠筒、引流管、肛管 1 套、孔巾、肥皂冻 1 包、卫生纸数张、手套）；医嘱执行本、弯盘、水温计、速干手消毒剂、便盆、便盆巾、生活垃圾桶、医疗垃圾桶、输液架等；根据医嘱准备灌肠液，常用 0.1% ~ 0.2% 的肥皂液、生理盐水，成人每次用量 500 ~ 1 000 ml，小儿 200 ~ 500 ml，溶液温度一般为 39 ~ 41℃，给患者降温时用 28 ~ 32℃ 溶液，对中暑者用 4℃ 溶液。

2. 环境准备：酌情关闭门窗，围帘或屏风遮挡患者；保持合适的室温；光线充足或有足够的照明。

3. 护士准备：着装整洁，修剪指甲，洗手，戴口罩。

4. 患者准备

（1）患者和家属了解灌肠的目的、方法和注意事项并配合操作。

（2）排尿。

四、操作流程

大量不保留灌肠流程见图 1 - 5 - 5。

五、注意事项

1. 准确掌握灌肠液的温度、浓度、流速、压力和溶液的量。

2. 灌肠时患者如有腹胀或便意时，应嘱患者做深呼吸，以减轻不适。

3. 灌肠过程中应随时注意观察患者的病情变化，如发现脉速、面色苍白、出冷汗、剧烈腹痛、心慌气急时，应立即停止灌肠并及时与医生联系，采取急救措施。

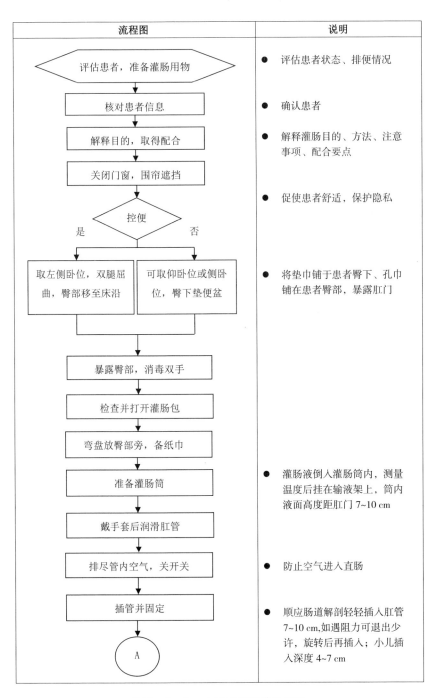

图 1-5-5 大量不保留灌肠流程

流程图	说明

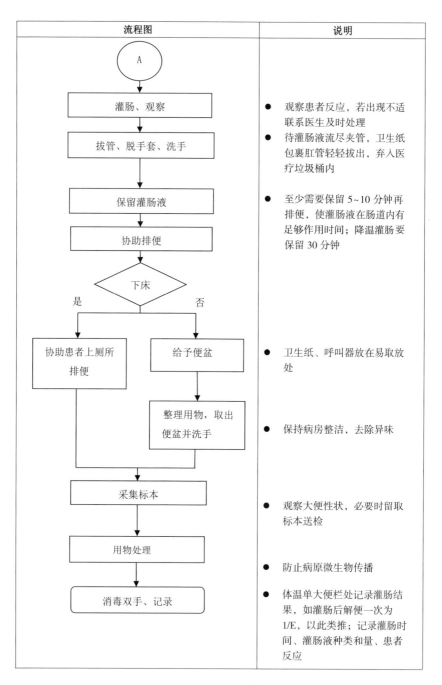

流程图部分：

A

↓

灌肠、观察

↓

拔管、脱手套、洗手

↓

保留灌肠液

↓

协助排便

↓

下床（判断）
　是　　　　否

是 → 协助患者上厕所排便

否 → 给予便盆 → 整理用物，取出便盆并洗手

↓

采集标本

↓

用物处理

↓

消毒双手、记录

说明部分：

- 观察患者反应，若出现不适联系医生及时处理
- 待灌肠液流尽夹管，卫生纸包裹肛管轻轻拔出，弃入医疗垃圾桶内

- 至少需要保留 5~10 分钟再排便，使灌肠液在肠道内有足够作用时间；降温灌肠要保留 30 分钟

- 卫生纸、呼叫器放在易取放处

- 保持病房整洁，去除异味

- 观察大便性状，必要时留取标本送检

- 防止病原微生物传播

- 体温单大便栏处记录灌肠结果，如灌肠后解便一次为 1/E，以此类推；记录灌肠时间、灌肠液种类和量、患者反应

图 1 -5 -5 　（续）

第六节　小量不保留灌肠

小量不保留灌肠为灌肠液体量小于大量不保留灌肠量且不保留。

一、适用范围

1. 适用于腹部或盆腔手术后的患者。

2. 危重患者。

3. 年老体弱的患者。

4. 小儿及孕妇。

二、目的

1. 软化粪便、解除便秘。

2. 排除肠道内的气体，减轻腹胀。

三、准备

1. 用物准备：一次性灌肠包（或注射器、量杯、肛管、温开水5～10 ml、止血钳、一次性垫巾或橡胶单和治疗巾、手套、润滑剂、卫生纸）；医嘱执行本、弯盘、水温计、棉签、速干手消毒剂；便盆、便盆巾、生活垃圾桶、医疗垃圾桶、输液架等；根据医嘱准备灌肠液，常用"1、2、3"溶液（50%硫酸镁30 ml、甘油60 ml、温开水90 ml），甘油50 ml加等量温开水，各种植物油120～180 ml，溶液温度一般为38℃。

2. 环境准备：同大量不保留灌肠。

3. 护士准备：着装整洁，修剪指甲，洗手，戴口罩。

4. 患者准备：同大量不保留灌肠。

四、操作流程

小量不保留灌肠流程见图1-5-6。

流程图	说明
评估患者，准备灌肠用物	● 评估患者排便情况、理解配合能力
核对患者信息	● 确认患者
解释目的，取得配合	● 解释小量不保留灌肠目的、方法、注意事项、配合要点
关闭门窗，围帘遮挡患者	● 保护患者隐私
协助患者取左侧卧位	● 双腿屈膝，褪裤至膝部，臀部移至床沿，臀下垫橡胶单和治疗巾
测量灌肠液温度	● 灌肠液温度为 38℃
弯盘放患者臀边，戴手套	
连接、润滑肛管	● 注射器抽吸灌肠液，连接肛管，润滑肛管前段
排气，夹管	
插管	● 左手垫卫生纸分开臀部，暴露肛门，嘱患者深呼吸，右手将肛管轻轻插入肛门 7~10 cm
注入灌肠液	● 固定肛管，松开血管钳，缓缓注入溶液，注入完毕后夹管，取出注射器再吸取溶液灌注，直至将全部溶液灌注完毕；注入速度不可过快过猛，以免刺激肠黏膜引起排便反射，如果用小容量灌肠筒，液面距肛门不得超过 30 cm，注意观察患者反应
夹闭肛管、拔管	
保留灌肠液	● 嘱患者尽量保留灌肠液 10~20 分钟
协助排便	● 同大量不保留灌肠协助排便程序
用物处理	
消毒双手、记录	● 体温单大便栏处记录灌肠结果，如灌肠后解便一次为 1/E，以此类推；记录灌肠时间、灌肠液种类和量、患者反应

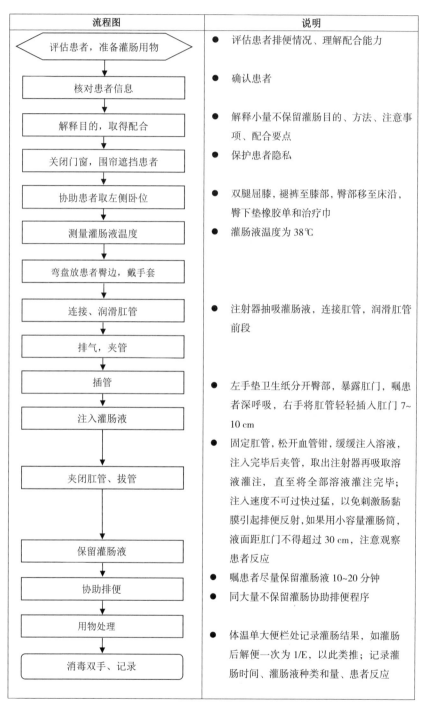

图 1-5-6 小量不保留灌肠流程

五、注意事项

1. 灌肠时肛管插入深度为 7～10 cm，压力宜低，灌肠液注入的速度不得过快。

2. 每次抽吸灌肠液时应反折肛管尾端，防止空气进入肠道，引起腹胀。

第七节　保留灌肠

保留灌肠是指将药液灌入到直肠或结肠内，通过肠黏膜吸收达到治疗疾病的目的。

一、适用范围

需要直肠给药的患者。

二、目的

1. 镇静、催眠。

2. 治疗肠道感染。

三、准备

1. 用物准备：注射器、治疗碗（内盛遵医嘱准备的灌肠液）、肛管（20 号以下）、温开水 5～10 ml、止血钳、润滑剂、棉签、手套、弯盘、卫生纸、一次性垫巾或橡胶单和治疗巾、小枕垫、速干手消毒剂；便盆、便盆巾、生活垃圾桶、医疗垃圾桶等；根据医嘱准备灌肠液，常用溶液不超过 200 ml，镇静、催眠用 10% 水合氯醛，剂量按医嘱准备，溶液温度一般为 38℃。

2. 环境准备：同大量不保留灌肠。

3. 护士准备：着装整洁，修剪指甲，洗手，戴口罩。

4. 患者准备：同大量不保留灌肠。

四、操作流程

保留灌肠流程见图 1－5－7。

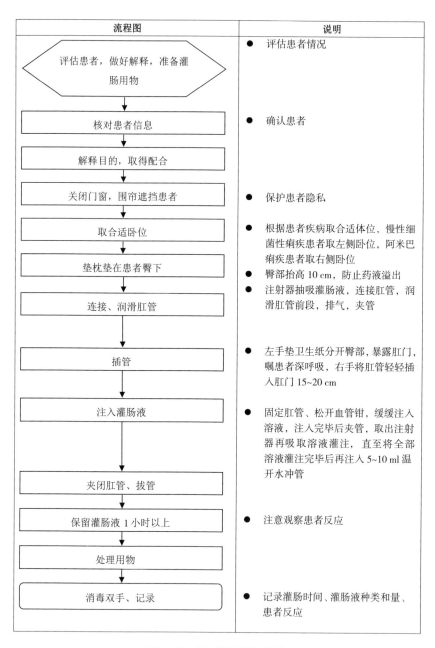

流程图	说明
评估患者，做好解释，准备灌肠用物	● 评估患者情况
核对患者信息	● 确认患者
解释目的，取得配合	
关闭门窗，围帘遮挡患者	● 保护患者隐私
取合适卧位	● 根据患者疾病取合适体位，慢性细菌性痢疾患者取左侧卧位，阿米巴痢疾患者取右侧卧位
垫枕垫在患者臀下	● 臀部抬高 10 cm，防止药液溢出
连接、润滑肛管	● 注射器抽吸灌肠液，连接肛管，润滑肛管前段，排气，夹管
插管	● 左手垫卫生纸分开臀部，暴露肛门，嘱患者深呼吸，右手将肛管轻轻插入肛门 15~20 cm
注入灌肠液	● 固定肛管、松开血管钳，缓缓注入溶液，注入完毕后夹管，取出注射器再吸取溶液灌注，直至将全部溶液灌注完毕后再注入 5~10 ml 温开水冲管
夹闭肛管、拔管	
保留灌肠液 1 小时以上	● 注意观察患者反应
处理用物	
消毒双手、记录	● 记录灌肠时间、灌肠液种类和量、患者反应

图 1-5-7　保留灌肠流程

五、注意事项

1. 保留灌肠前嘱患者排便，肠道排空有利于药液吸收。

2. 了解灌肠目的和病变部位，以确定患者的卧位和插入肛管的深度。

3. 保留灌肠时，应选择稍细的肛管并且插入要深，药液不宜过多，压力要低，灌入速度宜慢，以减少刺激，使灌入药液能保留较长时间，利于肠黏膜吸收。

第六章

给药护理

药物在预防、诊断和治疗疾病过程中起着重要的作用。给药，即药物治疗，是临床最常用的一种治疗方法。在临床护理工作中，护士是各种药物治疗的实施者，也是用药过程的监护者。为了合理、准确、安全、有效地给药，护士必须了解相关的药理学知识，熟练掌握正确的给药方法和技术，正确评估患者用药后的疗效与反应，指导患者合理正确用药，使药物治疗达到最佳效果。

第一节　口服给药

口服给药法是临床上最常用、方便、经济、安全、适用范围广的给药方法，药物经口服后被胃肠道吸收进入血液循环，从而达到局部治疗和全身治疗的目的。

一、适用范围

需口服药物治疗的患者。

二、目的

协助患者遵照医嘱安全、正确地服用药物。

三、准备

1. 用物准备：口服药（按医嘱准备）、水杯、水壶（内盛温开水）、信息采集器（PDA）、速干手消毒剂、治疗车、废物桶、手电筒等。

2. 环境准备：光线适宜、环境安全、物品整洁。

3. 护士准备：洗手、戴口罩、戴手套、备齐用物。

4. 患者准备：了解口服给药的目的，了解所用药物的相关知识、注意事项、配合要点；排空膀胱，取舒适体位。

四、操作流程

口服给药流程见图1-6-1。

五、注意事项

1. 严格执行查对制度。

2. 需吞服的药物通常用40~60℃温开水送下，禁用茶水服药。

3. 评估患者病情、治疗情况、适合口服给药的时机及体位；评估患者的服药能力及给药方式；昏迷患者不宜进行口服给药。婴幼儿、鼻饲或上消化道出血患者所用的固体药，服用或鼻饲前需将药片研碎。

4. 增加或停用某种药物时，应及时告知患者。

5. 注意药物之间的配伍禁忌。

6. 加强对患者用药的相关健康宣教，根据药物的特性进行正确的用药指导。

（1）对牙齿有腐蚀作用的药物，如酸类和铁剂，应用吸管吸服后漱口，以保护牙齿。

（2）缓释片、肠溶片、胶囊吞服时不可嚼碎；舌下含片应放舌下或两颊黏膜与牙齿之间待其溶化。

（3）健胃药宜在饭前服用；助消化药以及对胃黏膜有刺激性的药物宜在饭后服用；催眠药在睡前服用；驱虫药宜在空腹或者半空腹时服用。

（4）抗生素及磺胺类药物应准时服药，以保证有效的血药浓度。

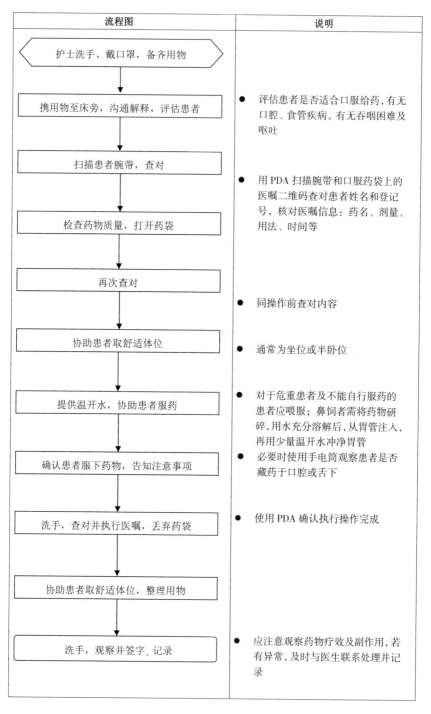

流程图	说明
护士洗手、戴口罩，备齐用物	
携用物至床旁，沟通解释，评估患者	• 评估患者是否适合口服给药，有无口腔、食管疾病，有无吞咽困难及呕吐
扫描患者腕带，查对	• 用 PDA 扫描腕带和口服药袋上的医嘱二维码查对患者姓名和登记号，核对医嘱信息：药名、剂量、用法、时间等
检查药物质量，打开药袋	
再次查对	• 同操作前查对内容
协助患者取舒适体位	• 通常为坐位或半卧位
提供温开水，协助患者服药	• 对于危重患者及不能自行服药的患者应喂服；鼻饲者需将药物研碎，用水充分溶解后，从胃管注入，再用少量温开水冲净胃管
确认患者服下药物，告知注意事项	• 必要时使用手电筒观察患者是否藏药于口腔或舌下
洗手，查对并执行医嘱，丢弃药袋	• 使用 PDA 确认执行操作完成
协助患者取舒适体位，整理用物	
洗手，观察并签字、记录	• 应注意观察药物疗效及副作用，若有异常，及时与医生联系处理并记录

图 1-6-1 口服给药流程

（5）服用对呼吸道黏膜起安抚作用的药物，如止咳糖浆后不宜立即饮水。

（6）某些磺胺类药物经肾脏排出，尿少时易析出结晶堵塞肾小管，服药后要多饮水。

（7）服强心苷类药物时需要加强对心率及节律的监测，脉率低于60次/分钟或节律不齐时应暂停服用，并告知医生。

第二节 抽吸药液

抽吸药液是指用注射器，应用无菌操作，从安瓿或密封瓶内准确、无污染地抽吸药液，为注射给药做准备。配伍禁忌是指两种或两种以上药物在体外相互混合时发生物理或化学的相互作用，从而改变药物的性质，影响药物疗效或产生毒性反应。

一、适用范围
所有护理人员。

二、目的
为注射给药做准备。

三、准备
1. 用物准备：皮肤消毒剂、无菌棉签、无菌纱布或棉球、砂轮、弯盘、无菌盘、启瓶器、注射器、注射药液（按医嘱准备）、无菌治疗巾、PDA、速干手消毒剂、治疗车、废物桶、锐器盒等。

2. 环境准备：空气清洁、光线适宜、环境安全、物品整洁。

3. 护士准备：洗手、戴口罩、备齐用物。

四、操作流程
抽吸药液流程见图1-6-2。

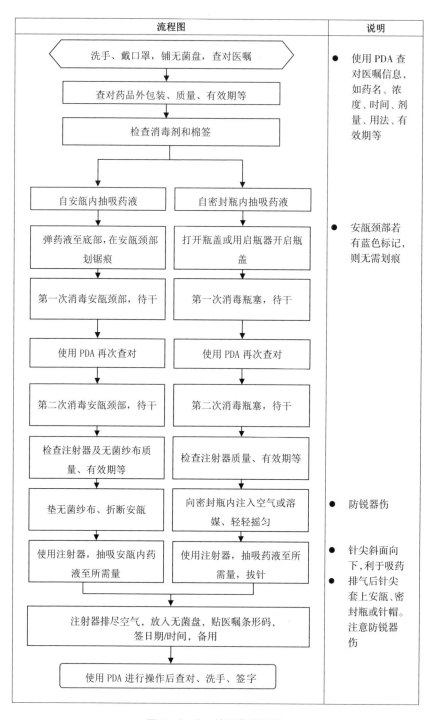

图 1-6-2 抽吸药液流程

五、注意事项

1. 严格执行无菌操作原则和查对制度。

2. 抽药时不能握住活塞体部，以免污染空筒内壁和药液；排气时不可浪费药液以免影响药量的准确性。

3. 据药液的性质抽吸药液：混悬剂摇匀后立即抽吸；抽吸结晶、粉剂药物时，用无菌生理盐水、注射用水或专用溶媒将其充分溶解后抽吸；油剂可稍加温或双手对搓药瓶（药液遇热易破坏者除外）后，用稍粗针头抽吸。

4. 药液需现配现用，避免药液污染和效价降低。

5. 用尽药液的安瓿或密封瓶不可立即丢弃，以备注射时查对。

第三节　皮内注射

皮内注射法是将少量药液或生物制品注射于表皮与真皮之间的方法。皮内注射法是最常用的药物过敏试验法，可以测定速发型过敏反应。

一、适用范围

需行药物过敏试验、预防接种等皮内注射的患者。

二、目的

进行药物过敏试验、预防接种、局部麻醉的起始步骤等。

三、准备

1. 用物准备：皮肤消毒剂、无菌棉签、无菌盘、弯盘、一次性橡胶手套、PDA、速干手消毒剂、治疗车、废物桶、锐器盒、药液（按医嘱准备）、1 ml 注射器、$4\frac{1}{2}$ 号针头，做药物过敏试验时备 0.1% 盐酸肾上腺素等。

2. 环境准备：光线适宜、环境安全、物品整洁。

3. 护士准备：洗手、戴口罩、戴手套、备齐用物。

4. 患者准备：理解注射目的，了解皮内注射一般知识，取舒适卧位，排空膀胱，暴露注射部位。

四、操作流程

皮内注射流程见图 1 - 6 - 3。

五、注意事项

1. 严格执行查对制度和无菌操作原则。

2. 做药物过敏试验前，护士应详细询问患者的用药史、过敏史及家族史，如患者对需要的药物有过敏史，则不可做皮试，应及时与医生联系，更换其他药物。

3. 做药物过敏试验消毒皮肤时忌用含碘消毒剂，以免着色影响对局部反应的观察及与碘过敏反应相混淆。

4. 在为患者做药物过敏试验前，要备好急救药品，以防发生意外。

5. 药物过敏试验结果如为阳性反应，告知患者或家属，不能再用该种药物，并记录在病历上。

6. 如药物过敏试验结果不能确认或怀疑假阳性时，应采取对照试验。方法为：更换注射器及针头，在另一前臂相应部位注入 0.1 ml 生理盐水，20 分钟后对照观察反应。

7. 拔针后，切勿按揉，并嘱咐患者勿揉擦局部，以免影响结果的观察；若为药物过敏试验，等 15 ~ 20 分钟观察局部反应并作出判断。

8. 注意进针的角度和深度，以针头斜面完全进入皮内即可，以免将药液注入皮下或漏出。

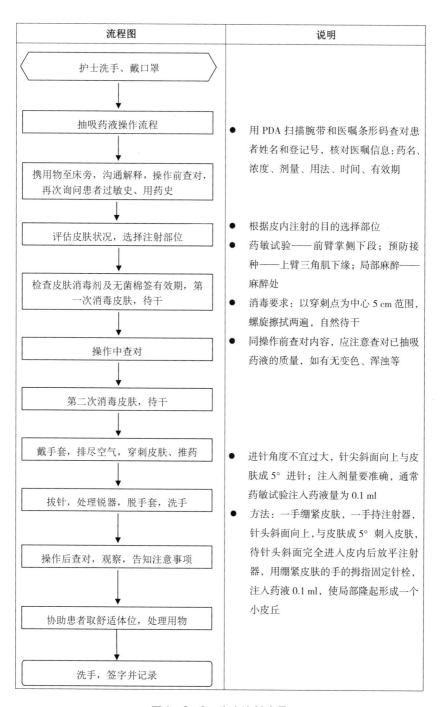

流程图	说明
护士洗手、戴口罩	
抽吸药液操作流程	● 用 PDA 扫描腕带和医嘱条形码查对患者姓名和登记号，核对医嘱信息：药名、浓度、剂量、用法、时间、有效期
携用物至床旁，沟通解释，操作前查对，再次询问患者过敏史、用药史	
评估皮肤状况，选择注射部位	● 根据皮内注射的目的选择部位
检查皮肤消毒剂及无菌棉签有效期，第一次消毒皮肤，待干	● 药敏试验——前臂掌侧下段；预防接种——上臂三角肌下缘；局部麻醉——麻醉处 ● 消毒要求：以穿刺点为中心 5 cm 范围，螺旋擦拭两遍，自然待干
操作中查对	● 同操作前查对内容，应注意查对已抽吸药液的质量，如有无变色、浑浊等
第二次消毒皮肤，待干	
戴手套，排尽空气，穿刺皮肤、推药	● 进针角度不宜过大，针尖斜面向上与皮肤成 5° 进针；注入剂量要准确，通常药敏试验注入药液量为 0.1 ml
拔针，处理锐器，脱手套，洗手	● 方法：一手绷紧皮肤，一手持注射器，针头斜面向上，与皮肤成 5° 刺入皮肤，待针头斜面完全进入皮内后放平注射器，用绷紧皮肤的手的拇指固定针栓，注入药液 0.1 ml，使局部隆起形成一个小皮丘
操作后查对，观察，告知注意事项	
协助患者取舒适体位，处理用物	
洗手，签字并记录	

图 1 -6 -3 皮内注射流程

第四节　皮下注射

皮下注射法是将少量药液或生物制剂注入皮下组织的方法。

一、适用范围

需行胰岛素注射、预防接种、局部麻醉用药等皮下注射的患者。

二、目的

注入小剂量的药物，用于不宜口服给药而需在一定时间内发生药效时，如胰岛素注射，或预防接种、局部麻醉用药等皮下组织给药。

三、准备

1. 用物准备：皮肤消毒剂、无菌棉签、无菌盘、弯盘、一次性橡胶手套、PDA、速干手消毒剂、治疗车、废物桶、锐器盒、药液（按医嘱准备）、1~2 ml注射器、5~6号针头等。

2. 环境准备：空气清洁、光线适宜、环境安全、物品整洁。

3. 护士准备：洗手、戴口罩、戴手套、备齐用物。

4. 患者准备：了解注射目的，取舒适体位，排空膀胱，暴露注射部位。

四、操作流程

皮下注射流程见图1-6-4。

五、注意事项

1. 严格执行查对制度和无菌操作制度。

2. 刺激性强的药物不宜采用皮下注射。

3. 长期皮下注射者，应有计划地经常更换注射部位，防止局部产生硬结。

4. 过于消瘦者，护士可捏起局部组织，适当减小进针角度。

流程图	说明

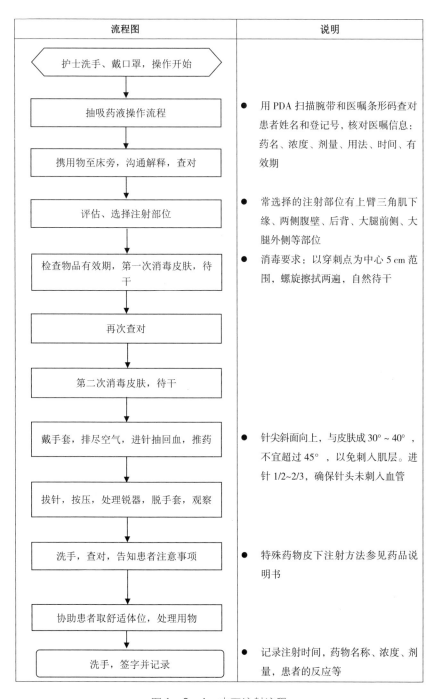

流程图栏：

护士洗手、戴口罩，操作开始

↓

抽吸药液操作流程

↓

携用物至床旁，沟通解释，查对

↓

评估、选择注射部位

↓

检查物品有效期，第一次消毒皮肤，待干

↓

再次查对

↓

第二次消毒皮肤，待干

↓

戴手套，排尽空气，进针抽回血，推药

↓

拔针，按压，处理锐器，脱手套，观察

↓

洗手，查对，告知患者注意事项

↓

协助患者取舒适体位，处理用物

↓

洗手，签字并记录

说明栏：

● 用 PDA 扫描腕带和医嘱条形码查对患者姓名和登记号，核对医嘱信息：药名、浓度、剂量、用法、时间、有效期

● 常选择的注射部位有上臂三角肌下缘、两侧腹壁、后背、大腿前侧、大腿外侧等部位

● 消毒要求：以穿刺点为中心 5 cm 范围，螺旋擦拭两遍，自然待干

● 针尖斜面向上，与皮肤成 30°～40°，不宜超过 45°，以免刺入肌层。进针 1/2~2/3，确保针头未刺入血管

● 特殊药物皮下注射方法参见药品说明书

● 记录注射时间，药物名称、浓度、剂量，患者的反应等

图 1 -6 -4　皮下注射流程

第五节 肌内注射

肌内注射法是将一定量药液注入肌肉组织的方法。注射部位一般选择肌肉丰厚且距大血管及神经较远处。其中最常用的部位为臀大肌，其次为臀中肌、臀小肌、股外侧肌及上臂三角肌。

一、适用范围

1. 用于不宜或不能口服或静脉注射，且要求比皮下注射更快发生疗效时。

2. 用于注射刺激性较强或药量较大的药物。

二、目的

1. 用于不宜或不能口服或静脉注射，且要求比皮下注射更快发生疗效时。

2. 用于注射刺激性较强或药量较大的药物。

三、准备

1. 用物准备：皮肤消毒剂、无菌棉签、无菌盘、弯盘、一次性橡胶手套、PDA、速干手消毒剂、治疗车、废物桶、锐器盒、药液（按医嘱准备）、2～5 ml 注射器、6～7 号针头等。

2. 环境准备：空气清洁、光线适宜、环境安全、物品整洁。

3. 护士准备：洗手、戴口罩、戴手套、备齐用物。

4. 患者准备：了解肌内注射的目的、方法、注意事项和配合要点；排便，取舒适卧位；暴露注射部位。

四、操作流程

肌内注射流程见图 1－6－5。

流程图	说明

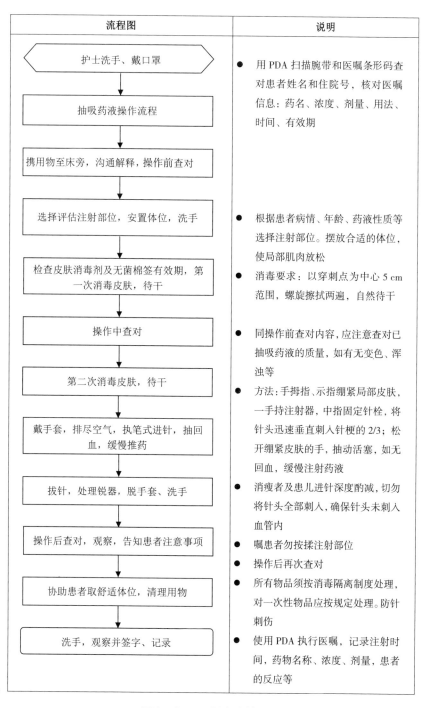

流程图栏内容（从上到下）：

- 护士洗手、戴口罩
- 抽吸药液操作流程
- 携用物至床旁，沟通解释，操作前查对
- 选择评估注射部位，安置体位，洗手
- 检查皮肤消毒剂及无菌棉签有效期，第一次消毒皮肤，待干
- 操作中查对
- 第二次消毒皮肤，待干
- 戴手套，排尽空气，执笔式进针，抽回血，缓慢推药
- 拔针，处理锐器，脱手套、洗手
- 操作后查对，观察，告知患者注意事项
- 协助患者取舒适体位，清理用物
- 洗手，观察并签字、记录

说明栏内容：

- 用 PDA 扫描腕带和医嘱条形码查对患者姓名和住院号，核对医嘱信息：药名、浓度、剂量、用法、时间、有效期
- 根据患者病情、年龄、药液性质等选择注射部位。摆放合适的体位，使局部肌肉放松
- 消毒要求：以穿刺点为中心 5 cm 范围，螺旋擦拭两遍，自然待干
- 同操作前查对内容，应注意查对已抽吸药液的质量，如有无变色、浑浊等
- 方法：手拇指、示指绷紧局部皮肤，一手持注射器，中指固定针栓，将针头迅速垂直刺入针梗的 2/3；松开绷紧皮肤的手，抽动活塞，如无回血，缓慢注射药液
- 消瘦者及患儿进针深度酌减，切勿将针头全部刺入，确保针头未刺入血管内
- 嘱患者勿按揉注射部位
- 操作后再次查对
- 所有物品须按消毒隔离制度处理，对一次性物品应按规定处理。防针刺伤
- 使用 PDA 执行医嘱，记录注射时间，药物名称、浓度、剂量，患者的反应等

图 1-6-5 肌内注射流程

五、注意事项

1. 严格执行查对制度和无菌操作原则。

2. 两种或两种以上药物同时注射时，注意配伍禁忌。

3. 对 2 岁以下婴幼儿不宜选用臀大肌注射，因其臀大肌尚未发育好，注射时有损伤坐骨神经的危险，最好选择股外侧肌、臀中肌和臀小肌注射。

4. 注射中若针头折断，应先稳定患者情绪，并嘱其保持原位不动，固定局部组织，以防断针移位，同时应尽快用无菌血管钳夹住断端取出；如断端全部埋入肌肉，应速请外科医生处理。

5. 对需长期注射者，应交替更换注射部位，并选用细长针头，以避免或减少硬结的发生。

6. 肌内注射时，常用的体位有：①侧卧位，上腿伸直、放松，下腿稍弯曲；②俯卧位，足尖相对，足跟分离，头偏向一侧；③仰卧位，常用于危重及不能自行翻身的患者采用臀中肌、臀小肌注射时；④坐位，常用于门急诊患者。

7. 一般选择肌肉丰富且距离大血管、大神经较远处，常用的部位为臀大肌，其次为臀中肌、臀小肌、股外侧肌及上臂三角肌。

8. 具体定位方法

（1）臀大肌注射定位法：①十字法——从臀裂顶点向左或向右侧做一水平线，然后从髂嵴最高点做一垂线，将一侧臀部划分为四个象限，其外上象限（避开内角）为注射区；②联线法——从髂前上棘至尾骨做一联线，其外上 1/3 处为注射部。

（2）臀中肌、臀小肌注射定位法：①以示指尖和中指尖分别置于髂前上棘和髂嵴下缘，在髂嵴、示指、中指之间构成一个三角形区域，其中示指与中指构成的内角为注射区域；②髂前上棘外侧三横指处为注射区域，以患者自己的手指宽度为准。

（3）上臂三角肌注射定位法：上臂外侧，肩峰下 2～3 横指处。

第六节　静脉注射

静脉注射是自静脉注入药液的方法。常用的静脉有四肢浅静脉、头皮静脉和股静脉。四肢浅静脉常用为上肢的肘部浅静脉（贵要静脉、头静脉、肘正中静脉）、腕部及手背静脉；下肢的大隐静脉、小隐静脉及足背静脉。小儿头皮静脉极为丰富，分支甚多，互相沟通交错成网且静脉表浅易见，易于固定，方便患儿肢体活动，故患儿静脉注射多采用头皮静脉。股静脉位于股三角区，在股神经和股动脉内侧。

一、适用范围

需静脉注射药物、营养液、行诊断性检查的患者。

二、目的

1. 注入药物，用于药物不宜口服、皮下注射、肌内注射或需迅速发挥药效时。

2. 药物因浓度高、刺激性大、量多而不宜采取其他注射方法。

3. 注入药物做某些诊断性检查。

4. 静脉营养治疗。

三、准备

1. 用物准备：皮肤消毒剂、无菌棉签、无菌纱布、无菌盘、弯盘、一次性橡胶手套、无菌手套（股静脉注射使用）、PDA、速干手消毒剂、治疗车、废物桶、锐器盒、药液（按医嘱准备）、注射器（规格视药量而定）、6~9号针头或头皮针、治疗巾等。

2. 环境准备：空气清洁，光线适宜，环境安全，物品整洁。

3. 护士准备：洗手，戴口罩，备齐用物。

4. 患者准备：了解静脉注射的目的、方法、注意事项和配合要点；排便，取舒适卧位。

四、操作流程

静脉注射流程见图1-6-6。

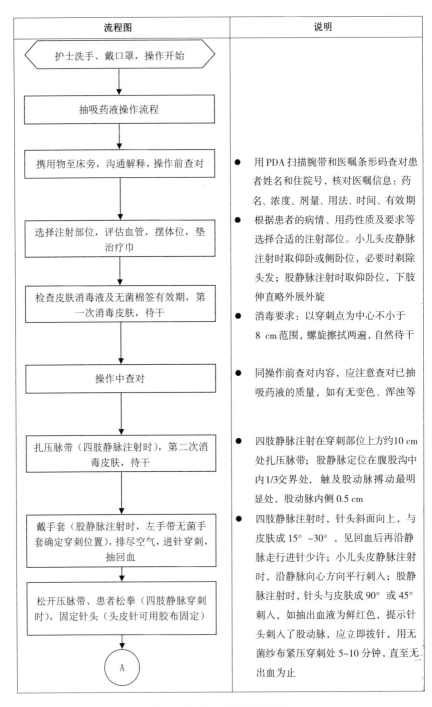

流程图	说明
护士洗手、戴口罩，操作开始	
抽吸药液操作流程	
携用物至床旁，沟通解释，操作前查对	● 用 PDA 扫描腕带和医嘱条形码查对患者姓名和住院号，核对医嘱信息：药名、浓度、剂量、用法、时间、有效期
选择注射部位，评估血管，摆体位，垫治疗巾	● 根据患者的病情、用药性质及要求等选择合适的注射部位。小儿头皮静脉注射时取仰卧或侧卧位，必要时剃除头发；股静脉注射时取仰卧位，下肢伸直略外展外旋
检查皮肤消毒液及无菌棉签有效期，第一次消毒皮肤，待干	● 消毒要求：以穿刺点为中心不小于 8 cm 范围，螺旋擦拭两遍，自然待干
操作中查对	● 同操作前查对内容，应注意查对已抽吸药液的质量，如有无变色、浑浊等
扎压脉带（四肢静脉注射时），第二次消毒皮肤，待干	● 四肢静脉注射在穿刺部位上方约10 cm处扎压脉带；股静脉定位在腹股沟中内1/3交界处，触及股动脉搏动最明显处，股动脉内侧 0.5 cm
戴手套（股静脉注射时，左手带无菌手套确定穿刺位置），排尽空气，进针穿刺，抽回血	● 四肢静脉注射时，针头斜面向上，与皮肤成 15°~30°，见回血后再沿静脉走行进针少许；小儿头皮静脉注射时，沿静脉向心方向平行刺入；股静脉注射时，针头与皮肤成90°或45°刺入，如抽出血液为鲜红色，提示针头刺入了股动脉，应立即拔针，用无菌纱布紧压穿刺处 5~10 分钟，直至无出血为止
松开压脉带、患者松拳（四肢静脉穿刺时），固定针头（头皮针可用胶布固定）	
A	

图 1-6-6　静脉注射流程

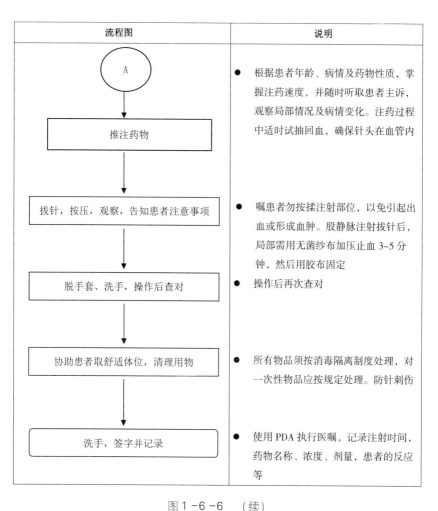

流程图	说明
A → 推注药物	● 根据患者年龄、病情及药物性质，掌握注药速度，并随时听取患者主诉，观察局部情况及病情变化。注药过程中适时试抽回血，确保针头在血管内
拔针，按压，观察，告知患者注意事项	● 嘱患者勿按揉注射部位，以免引起出血或形成血肿。股静脉注射拔针后，局部需用无菌纱布加压止血 3~5 分钟，然后用胶布固定
脱手套、洗手，操作后查对	● 操作后再次查对
协助患者取舒适体位，清理用物	● 所有物品须按消毒隔离制度处理，对一次性物品应按规定处理。防针刺伤
洗手，签字并记录	● 使用 PDA 执行医嘱，记录注射时间，药物名称、浓度、剂量，患者的反应等

图 1-6-6 （续）

五、注意事项

1. 严格执行无菌操作及查对制度，预防感染及差错事故的发生。

2. 选择静脉时宜选择粗直、弹性好、易于固定的静脉，避开关节和静脉瓣；长期静脉注射者要保护血管，应有计划地由远心端向近心端选择静脉。

3. 扎压脉带时间不得超过 120 秒，防止肢端缺血。

4. 注射对组织有强烈刺激性的药物，穿刺时应使用抽有生理盐水的注射器及针头，注射穿刺成功后，先注入少量生理盐水，证实针头确在静脉内，再换上抽有药液的注射器进行推注（针头不换），以免药液外渗而致组织坏死。

5. 股静脉注射时如误入股动脉，应立即拔出针头，用无菌纱布紧压穿刺处 5～10 分钟，直至无出血为止。

6. 根据病情及药物性质，掌握推药速度，若需要长时间、微量、均匀、精确地注射药物，应选择微量泵，更为安全可靠。

7. 根据不同患者的状况，提高静脉穿刺成功率。

（1）肥胖患者：注射前先摸清血管走向，然后由静脉上方以 30°～40°角度刺入。

（2）水肿患者：注射前可沿静脉解剖位置，用手指按揉局部，以暂时推开皮下水分，使静脉充盈后再穿刺。

（3）脱水患者：注射前可在局部从远心端向近心端方向反复推揉、按摩，或局部热敷，待静脉充盈后再穿刺。

（4）老年患者：注射时，可固定穿刺段静脉上下两端，再沿静脉走向穿刺，同时注意穿刺不可过猛，以防血管破裂。

第七节 雾化吸入法

雾化吸入是应用雾化装置将药液变成细微的气雾，再由呼吸道吸入，以预防和治疗呼吸道疾病的方法。

一、适用范围

需预防和治疗呼吸道疾病的患者。

二、目的

1. 湿化气道：常用于呼吸道湿化不足、痰液黏稠、气道不畅者，也可作为气管切开术后常规治疗手段。

2. 控制感染：消除炎症，控制呼吸道感染。常用于咽喉炎、支气管扩张、肺炎、肺脓肿、肺结核等患者。

3. 改善通气：解除支气管痉挛，保持呼吸道通畅。常用于支气管哮喘等患者。

4. 祛痰镇咳：减轻呼吸道黏膜水肿，稀释痰液，帮助祛痰。

三、准备

1. 用物准备：雾化机、雾化器一套、药液（按医嘱准备）、无菌盘、水杯（内盛温开水）、一次性治疗巾、弯盘、PDA、速干手消毒剂、治疗车、废物桶等。

2. 环境准备：空气清洁，光线适宜，环境安全，物品整洁。

3. 护士准备：洗手，戴口罩，戴手套，备齐用物。

4. 患者准备：了解雾化吸入目的、方法、注意事项和配合要点；排便，取舒适体位。

四、操作流程

雾化吸入流程见图 1-6-7。

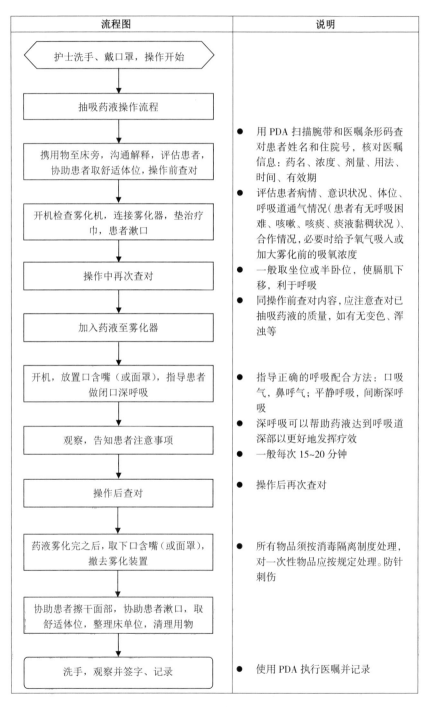

流程图	说明
护士洗手、戴口罩，操作开始	
抽吸药液操作流程	
携用物至床旁，沟通解释，评估患者，协助患者取舒适体位，操作前查对	• 用 PDA 扫描腕带和医嘱条形码查对患者姓名和住院号，核对医嘱信息：药名、浓度、剂量、用法、时间、有效期
开机检查雾化机，连接雾化器，垫治疗巾，患者漱口	• 评估患者病情、意识状况、体位、呼吸道通气情况（患者有无呼吸困难、咳嗽、咳痰、痰液黏稠状况）、合作情况，必要时给予氧气吸入或加大雾化前的吸氧浓度
操作中再次查对	• 一般取坐位或半卧位，使膈肌下移，利于呼吸
加入药液至雾化器	• 同操作前查对内容，应注意查对已抽吸药液的质量，如有无变色、浑浊等
开机，放置口含嘴（或面罩），指导患者做闭口深呼吸	• 指导正确的呼吸配合方法：口吸气，鼻呼气；平静呼吸，间断深呼吸
观察，告知患者注意事项	• 深呼吸可以帮助药液达到呼吸道深部以更好地发挥疗效 • 一般每次 15~20 分钟
操作后查对	• 操作后再次查对
药液雾化完之后，取下口含嘴（或面罩），撤去雾化装置	• 所有物品须按消毒隔离制度处理，对一次性物品应按规定处理。防针刺伤
协助患者擦干面部，协助患者漱口，取舒适体位，整理床单位，清理用物	
洗手，观察并签字、记录	• 使用 PDA 执行医嘱并记录

图 1 - 6 - 7　雾化吸入流程

五、注意事项

1. 严格执行查对制度。

2. 雾化吸入时间不宜过长，通常为 15～20 分钟。

3. 使用面罩雾化器时，应注意勿堵塞两侧气体交换开孔，雾化过程中注意观察患者反应。

4. 雾化过程中，观察患者病情变化，一旦出现发绀、胸闷、咳嗽加重、憋喘等症状，立即暂停雾化吸入，给予氧气吸入；观察患者痰液排出是否困难，若因黏稠的分泌物经湿化后膨胀致痰液不易咳出时，应予以拍背及协助痰液排出，必要时吸痰。

5. 吸入激素的主要副作用是口腔、咽喉的局部作用，如声音嘶哑、霉菌感染等，所以用药后漱口，同时清洁面部，可减少其副作用。

6. 雾化器使用后可用清水冲洗，放于阴凉处晾干备用。每次使用前都应检查雾化器各部件是否完好，有无松动、脱落等异常情况。

7. 雾化机应定期检查维护，每次使用后都应用含氯消毒剂清洁表面。

第七章

静脉治疗

静脉输液与输血是临床上用于纠正人体水、电解质及酸碱平衡失调，恢复内环境稳定并维持机体正常生理功能的重要治疗措施。正常情况下，人体内水、电解质、酸碱度均保持在恒定的范围内，以维持机体内环境的相对平衡状态，保证机体正常的生理功能。但在发生疾病和创伤时，水、电解质及酸碱平衡会发生紊乱。通过静脉输液与输血，可以迅速、有效地补充机体丧失的体液和电解质，增加血容量，改善微循环，维持血压。此外，通过静脉输注药物，还可以达到治疗疾病的目的。因此，护士必须熟练掌握有关输液、输血的理论知识和操作技能，以便在治疗疾病、保证患者安全和挽救患者生命过程中发挥积极、有效的作用。

第一节　静脉输血

静脉输血是指将血液通过静脉输入体内的方法。成分输血是指用物理或化学的方法将血液中的各种成分进行分离、加工、提纯后制成各类血液制品，然后根据患者的不同需要，有针对性地输注有关血液成分，以达到治疗目的的一种输血措施。

一、适用范围

1. 各种原因引起的大出血患者。

2. 贫血或低蛋白血症的患者。

3. 严重感染的患者。

4. 凝血功能障碍的患者。

二、目的

1. 补充血容量。

2. 纠正贫血。

3. 补充血浆蛋白。

4. 补充各种凝血因子和血小板。

5. 补充抗体、补体等血液成分。

6. 排除有害物质。

三、准备

1. 用物准备：皮肤消毒剂、无菌棉签、输血器、胶布、弯盘、输血同意书、PDA、配血单（输血单）、速干手消毒剂、治疗车或治疗盘、废物桶、锐器盒等。

2. 环境准备：空气清洁，光线适宜，环境安全，物品整洁。

3. 护士准备：洗手，戴口罩，备齐用物。

4. 患者准备：了解输血的目的、方法、注意事项和配合要点；排便，取舒适卧位。

5. 准备血液：血液输注前应在室温下放置 20～30 分钟。输血前将血液轻轻摇匀，避免剧烈震荡。血液不得加热，禁止随意加入其他药物。

四、操作流程

静脉输血流程见图 1-7-1。

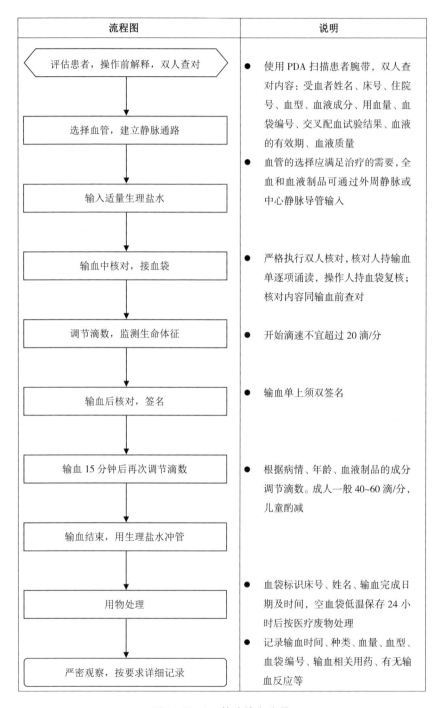

流程图	说明
评估患者，操作前解释，双人查对	• 使用 PDA 扫描患者腕带，双人查对内容：受血者姓名、床号、住院号、血型、血液成分、用血量、血袋编号、交叉配血试验结果、血液的有效期、血液质量
选择血管，建立静脉通路	• 血管的选择应满足治疗的需要，全血和血液制品可通过外周静脉或中心静脉导管输入
输入适量生理盐水	
输血中核对，接血袋	• 严格执行双人核对，核对人持输血单逐项诵读，操作人持血袋复核；核对内容同输血前查对
调节滴数，监测生命体征	• 开始滴速不宜超过 20 滴/分
输血后核对，签名	• 输血单上须双签名
输血 15 分钟后再次调节滴数	• 根据病情、年龄、血液制品的成分调节滴数。成人一般 40~60 滴/分，儿童酌减
输血结束，用生理盐水冲管	
用物处理	• 血袋标识床号、姓名、输血完成日期及时间，空血袋低温保存 24 小时后按医疗废物处理
严密观察，按要求详细记录	• 记录输血时间、种类、血量、血型、血袋编号、输血相关用药、有无输血反应等

图 1 - 7 - 1　静脉输血流程

五、注意事项

1. 在取血和输血过程中，要严格执行无菌操作及查对制度。在输血前，一定要由两名护士根据需查对的项目再次进行查对，避免差错事故的发生。

2. 应用带滤网的标准输血器输注，输血前后及两袋血之间需要滴注少量生理盐水，以防发生不良反应。

3. 血液制品不得加热，血袋内不得加入除生理盐水以外的任何溶液和药物。

4. 输血应遵循先慢后快的原则，前 15 分钟输血速度不宜过快。

5. 输血过程中，一定要加强巡视，观察有无输血反应的征象，并询问患者有无任何不适反应。一旦出现输血反应，应立刻停止输血，并按输血反应进行处理。

6. 严格控制输血速度，根据患者贫血程度、心功能、输注血液制品成分等，调节输注速度。

7. 输完的血袋应低温保存 24 小时，以备患者在输血后发生输血反应时检查、分析原因。

8. 血液从血库取出后，应在半小时内输注。一个单位的全血或成分血应在 4 小时内输完。连续输血时，宜每 4 小时更换一次输血器。

第二节　留置留置针

外周静脉留置针也称外周静脉短导管，是由不锈钢的芯、软的外套管及塑料针座组成。穿刺时将外套管和针芯一起刺入血管中，当外套管送入血管后，抽出针芯，仅将柔软的外套管留在血管中进行输液的一种输液工具。

一、适用范围

需建立外周静脉通道的患者。

二、目的

1. 为短期静脉输液治疗（输液治疗时间在一周以内）提供静脉通道。

2. 为做某些诊断性检查静脉推注药液提供静脉通道。

三、准备

1. 用物准备：皮肤消毒剂、无菌棉签、留置针、敷贴、胶布、弯盘、压脉带、预充式封管液、一次性治疗巾、一次性橡胶手套、PDA、速干手消毒剂、治疗车或治疗盘、废物桶、锐器盒等。

2. 环境准备：空气清洁，光线适宜，环境安全，物品整洁。

3. 护士准备：洗手，戴口罩，备齐用物。

4. 患者准备：了解留置留置针的目的、方法、注意事项和配合要点；排便，取舒适卧位；必要时局部清洁或剃除毛发。

四、操作流程

留置留置针流程见图 1-7-2。

流程图	说明

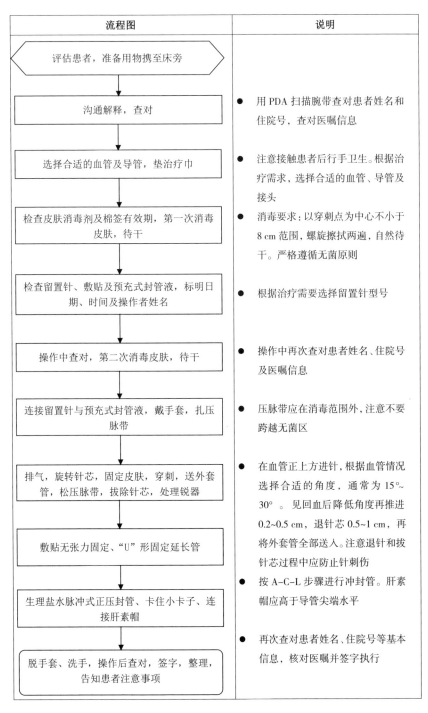

流程图	说明
评估患者，准备用物携至床旁	
沟通解释，查对	● 用 PDA 扫描腕带查对患者姓名和住院号，查对医嘱信息
选择合适的血管及导管，垫治疗巾	● 注意接触患者后行手卫生。根据治疗需求，选择合适的血管、导管及接头
检查皮肤消毒剂及棉签有效期，第一次消毒皮肤，待干	● 消毒要求：以穿刺点为中心不小于 8 cm 范围，螺旋擦拭两遍，自然待干。严格遵循无菌原则
检查留置针、敷贴及预充式封管液，标明日期、时间及操作者姓名	● 根据治疗需要选择留置针型号
操作中查对，第二次消毒皮肤，待干	● 操作中再次查对患者姓名、住院号及医嘱信息
连接留置针与预充式封管液，戴手套，扎压脉带	● 压脉带应在消毒范围外，注意不要跨越无菌区
排气，旋转针芯，固定皮肤，穿刺，送外套管，松压脉带，拔除针芯，处理锐器	● 在血管正上方进针，根据血管情况选择合适的角度，通常为 15°~30°。见回血后降低角度再推进 0.2~0.5 cm，退针芯 0.5~1 cm，再将外套管全部送入。注意退针和拔针芯过程中应防止针刺伤
敷贴无张力固定、"U"形固定延长管	
生理盐水脉冲式正压封管、卡住小卡子、连接肝素帽	● 按 A-C-L 步骤进行冲封管。肝素帽应高于导管尖端水平
脱手套，洗手，操作后查对，签字，整理，告知患者注意事项	● 再次查对患者姓名、住院号等基本信息，核对医嘱并签字执行

图 1-7-2　留置留置针流程

五、注意事项

1. 严格执行无菌操作及查对制度，预防感染及差错事故的发生。

2. 在血管的选择时，应选择富有弹性且粗直的静脉，所选静脉的长度与直径应大于导管长度与直径，且满足输液治疗或特殊用药的需要。

3. 宜选择上肢静脉作为首选穿刺静脉，成人不宜选择下肢静脉，小儿不宜选择头皮静脉进行穿刺。

4. 穿刺部位宜从上肢远端的血管开始，选择非惯用手，或尊重患者意愿。穿刺部位应避免静脉曲张、静脉瓣、关节部位；已发生渗漏、静脉炎、感染及血肿的部位；反复穿刺的部位；皮肤有破损的部位；手术同侧肢体。尽量避免在前臂掌侧面静脉进行穿刺，以防损伤桡神经。

5. 在每次使用留置针之前，应评估导管的功能，用生理盐水建立通路或必要时抽取回血进行评估。如果遇到阻力或者抽吸无回血，应进一步确认导管的通畅性，不应强行冲洗导管。

6. 在每次使用完留置针后，应该立即进行冲、封管，以减少导管阻塞的风险。

7. 如果留置针输液不通畅，需要立即检查原因，必要时通知静脉治疗专科护士进行处理；如怀疑存在留置针相关性血流感染，应该立即拔出导管，对导管进行培养。

8. 外周留置针常规可留置 72～96 小时，小儿可根据情况延长至治疗结束。在留置期间，应定期评估，做好留置针的维护。

9. 对于特殊检查（如 CT 增强扫描碘过敏试验及注射）使用留置针，应在使用后尽快拔除。

第三节 静脉留置针输液

静脉输液是将大量无菌溶液或药物直接输入静脉的治疗方法。对于静脉输液，护士的主要职责是遵医嘱建立静脉通道、监测输液过程以及输液完毕的处理，同时，还要了解治疗目的、输入药物的种类和作用、预期效果、可能发生的不良反应及处理方法。

一、适用范围

1. 各种原因引起的脱水、酸碱平衡失调的患者。

2. 严重烧伤、大出血、休克等的患者。

3. 慢性消耗性疾病、胃肠道吸收障碍及不能经口进食（如昏迷、口腔疾病）的患者。

4. 需输入药物治疗的患者。

二、目的

1. 输入药物、治疗疾病。

2. 供给营养物质。

3. 增加循环血量，改善微循环。

4. 补充水、电解质，预防或纠正水、电解质、酸碱平衡紊乱。

三、准备

1. 用物准备：输液软袋/瓶、消毒棉签、治疗巾 2 张、弯盘、胶布、洗手液、PDA、输液器（2 副）、备用留置针、敷贴、备皮刀（包）、无针接头等。

2. 环境准备：明亮、干净、整洁、空间开阔。

3. 护士准备：洗手、戴口罩。

4. 患者准备：同留置留置针患者准备。

四、操作流程

静脉留置针输液流程见图 1-7-3。

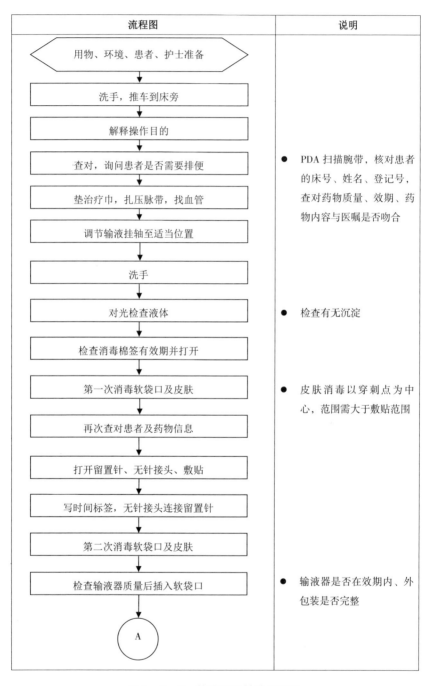

图 1 -7 -3 静脉留置针输液流程

流程图	说明

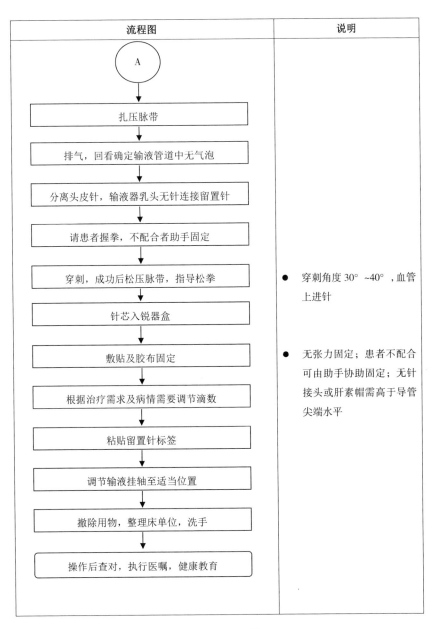

流程图	说明
A ↓ 扎压脉带 ↓ 排气，回看确定输液管道中无气泡 ↓ 分离头皮针，输液器乳头无针连接留置针 ↓ 请患者握拳，不配合者助手固定 ↓ 穿刺，成功后松压脉带，指导松拳 ↓ 针芯入锐器盒 ↓ 敷贴及胶布固定 ↓ 根据治疗需求及病情需要调节滴数 ↓ 粘贴留置针标签 ↓ 调节输液挂轴至适当位置 ↓ 撤除用物，整理床单位，洗手 ↓ 操作后查对，执行医嘱，健康教育	● 穿刺角度 30°～40°，血管上进针 ● 无张力固定；患者不配合可由助手协助固定；无针接头或肝素帽需高于导管尖端水平

图 1 -7 -3　（续）

五、注意事项

1. 合理选择血管

（1）穿刺部位无炎症、水肿、硬结、静脉瓣。

（2）避开局部神经、损伤部位、已穿刺部位远端、关节部位和瘫痪侧肢体。

（3）接受乳房根治术和腋下淋巴结清扫术者，选健侧肢体穿刺时有血栓史和血管手术史的静脉不应进行穿刺。

（4）宜选择上肢静脉作为穿刺静脉，首选前臂静脉。锁骨下静脉和颈外静脉常用于中心静脉插管。成人不宜选择下肢静脉穿刺，儿童不宜首选头皮静脉穿刺。

2. 长期输液患者需合理计划更换穿刺部位。

3. 持续输入高浓度或腐蚀性药物者禁用。

第四节　头皮针静脉输液

头皮针又称一次性静脉输液钢针，于 1962 年问世，材质为不锈钢，型号有 4～12 号多种规格，成人一般使用 7 号针，现逐渐被静脉留置针取代，但仍在国内基层医院普遍使用。《静脉治疗护理技术操作规范》中指出一次性静脉输液钢针宜用于短期或单次给药，腐蚀性药物不应使用。

一、适用范围

适用于短期输液治疗且因各种原因不宜采用静脉留置针穿刺输液的患者。

二、目的

1. 输入药物、治疗疾病。

2. 供给营养物质。

3. 增加循环血量，改善微循环。

4. 补充水、电解质，预防并纠正水、电解质、酸碱平衡紊乱。

三、准备

1. 用物准备

（1）治疗车上：液体架、液体、弯盘、胶布、洗手液、PDA、压脉带、治疗巾等；锐器盒挂治疗车旁。

（2）治疗车抽屉内：无菌敷贴一张、输液器（2 副）、备用头皮针。

（3）治疗车下层：压脉带框。

2. 环境准备：明亮、干净、整洁、空间开阔。

3. 护士准备：洗手、戴口罩。

4. 患者准备

（1）了解静脉输液的目的、方法、注意事项及配合要点。

（2）输液前排尿或排便。

（3）摆放成合适体位。

四、操作流程

头皮针静脉输液流程见图 1 - 7 - 4。

五、注意事项

1. 合理选择血管：①穿刺部位无炎症、水肿、硬结、静脉瓣；②避开局部神经、损伤部位、已穿刺部位远端、关节部位和瘫痪侧肢体；③接受乳房根治术和腋下淋巴结清扫术者，选健侧肢体穿刺，有血栓史和血管手术史的静脉不进行穿刺；④宜选择上肢静脉作为穿刺静脉，首选前臂静脉，成人不宜选择下肢静脉穿刺，儿童不宜首选头皮静脉穿刺。

2. 长期输液患者需合理计划更换穿刺部位。

3. 指导患者穿刺部位合理制动，加强巡视，降低液体外渗概率。

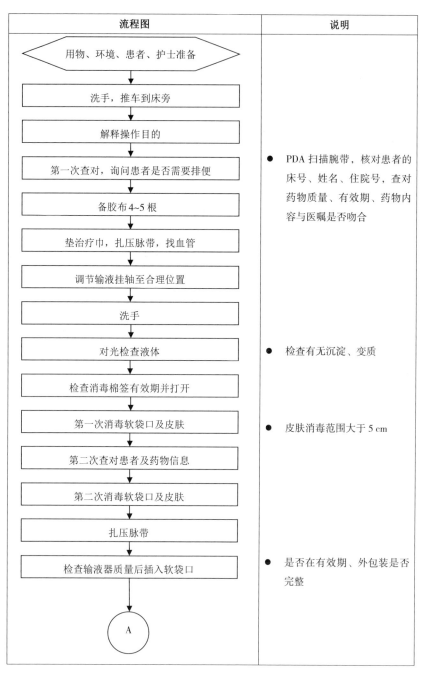

图 1 - 7 - 4　头皮针静脉输液流程

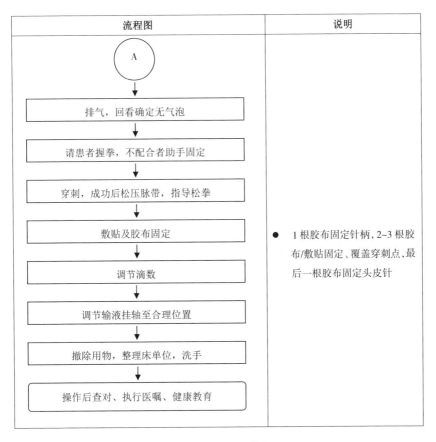

流程图	说明
A 排气，回看确定无气泡 请患者握拳，不配合者助手固定 穿刺，成功后松压脉带，指导松拳 敷贴及胶布固定 调节滴数 调节输液挂轴至合理位置 撤除用物，整理床单位，洗手 操作后查对、执行医嘱、健康教育	● 1根胶布固定针柄，2~3根胶布/敷贴固定、覆盖穿刺点，最后一根胶布固定头皮针

图 1-7-4　（续）

第五节　颈外静脉穿刺置管输液

颈外静脉穿刺置管输液是将无菌溶液通过输液工具输入静脉的治疗方法，颈外静脉是颈部最大的血管，由于颈部皮肤移动性大，不易固定，不作为常规静脉穿刺输液推荐，多用于小儿静脉采血。

一、适用范围

急诊和紧急情况下，其他静脉无法穿刺使用的患者。

二、目的

1. 输入药物、治疗疾病。

2. 供给营养物质。

3. 增加循环血量，改善微循环。

4. 补充水、电解质，预防并纠正水、电解质、酸碱平衡紊乱。

三、准备

1. 用物准备：输液软袋/瓶、消毒棉签/消毒剂、无菌棉签、治疗巾2张、弯盘、胶布、洗手液、PDA、输液器（2副）、备用留置针、敷贴、备皮刀（包）、无针接头等。

2. 环境准备：明亮、干净、整洁、空间开阔。

3. 护士准备：洗手、戴口罩。

4. 患者准备

（1）了解静脉输液的目的、方法、注意事项及配合要点。

（2）输液前排尿或排便。

（3）摆放成合适体位。

四、操作流程

颈外静脉穿刺置管输液流程见图1-7-5。

五、注意事项

1. 仅推荐在急诊和紧急情况下，其他静脉无法穿刺时使用。

2. 妥善选择穿刺点，穿刺点位置过高会因近下颌角而妨碍操作，过低易损伤锁骨下胸膜及肺尖而导致气胸。

3. 婴幼儿注意预防误吸。

4. 心脏疾患患者易因穿刺体位特殊而导致缺氧，需加强观察。

5. 动作迅速，减少特殊体位给患者带来的不适。

流程图	说明
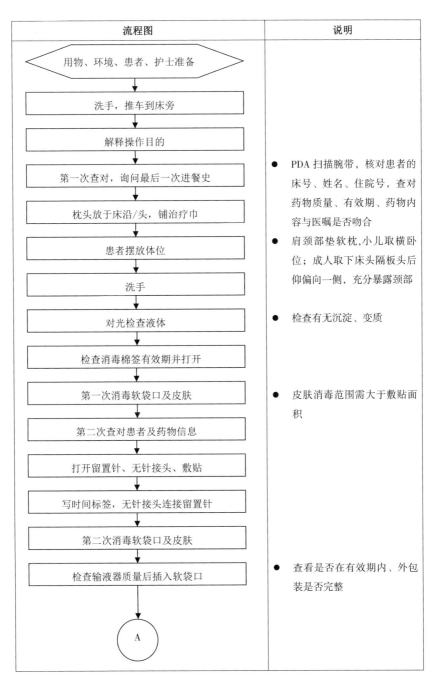	• PDA 扫描腕带，核对患者的床号、姓名、住院号，查对药物质量、有效期、药物内容与医嘱是否吻合 • 肩颈部垫软枕,小儿取横卧位；成人取下床头隔板头后仰偏向一侧，充分暴露颈部 • 检查有无沉淀、变质 • 皮肤消毒范围需大于敷贴面积 • 查看是否在有效期内、外包装是否完整

图 1-7-5 颈外静脉穿刺置管输液流程

流程图	说明

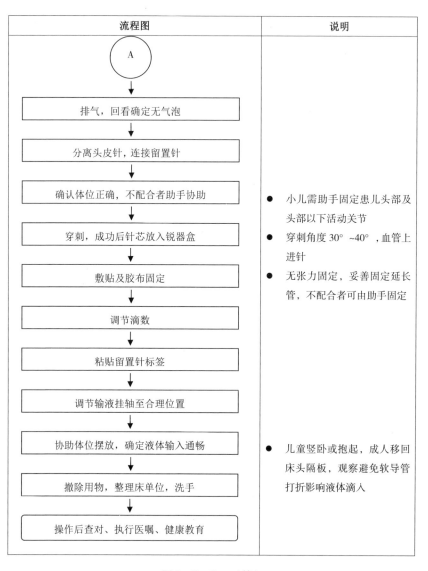

图 1-7-5 （续）

第六节　PICC 传统穿刺技术置管

PICC 置管术是指经外周贵要静脉、肘正中静脉、肱静脉和头静脉（新生儿和儿童还可以选择头、颈部和下肢的隐静脉）插入中心静脉导管，使导管尖端位于上腔静脉下 1/3 处或上腔静脉与右心房交界处的置管术。

一、适用范围

1. 需要长期静脉输液的患者。

2. 缺乏外周静脉通路倾向的患者。

3. 有锁骨下或颈内静脉插管禁忌证的患者。

4. 输注刺激性药物、发疱性药物，如化疗药物等。

5. 输注高渗性或黏稠性液体，如胃肠外营养液、脂肪乳等。

6. 需反复输血或血制品，或反复采血的患者。

7. 早产儿、低体重新生儿、家庭病床的患者。

二、目的

1. 保护外周静脉，预防化学性静脉炎和药物渗透性损伤。

2. 建立中长期安全静脉通道。

3. 减少患者反复静脉穿刺的痛苦。

4. 减少置管后并发症的发生。

三、准备

1. 用物准备：常规治疗车、一次性治疗巾、无菌手套、无菌隔离衣、无菌生理盐水、20 ml 注射器 2 支、10 ml 注射器 1 支、1 ml 注射器 1 支、2% 利多卡因 1 支（根据需要）。PICC 穿刺包：垫巾、无菌治疗巾、孔巾、直剪、纱布、大棉球、治疗碗、弯盘。PICC 导管、纸尺、止血带、弹力绷带（根据需要）。超声引导下穿刺还需准备微插管鞘和导针支架。75% 酒精或安尔碘、聚维酮碘或 2% 葡萄糖酸氯己定、棉签 1 包等。

2. 环境准备：空气清洁，光线充足，温、湿度适宜。

3. 护士准备：衣着整洁，仪表端庄，戴好帽子、口罩。核对 PICC 置管医嘱及 X 线检查单，与患者沟通、交流，嘱患者排便、排尿。

4. 患者准备：置管前接受知情宣教，签署侵入性操作知情同意书。护士对血管进行评估。

四、操作流程

PICC 传统穿刺技术置管流程见图 1 - 7 - 6。

五、注意事项

1. 记录内容包括 PICC 导管的规格、型号，穿刺静脉的名称、穿刺长度、外露长度、臂围，穿刺过程的描述等。

2. 若穿刺血管暴露好、直径粗并且有弹性，可选择传统 PICC 穿刺技术或改良塞丁格穿刺技术，在肉眼不能观看的情况下可选择超声引导下改良塞丁格穿刺技术，提高穿刺成功率，减少并发症的发生。

3. PICC 置管需要两个人参与，操作者穿刺送管，还需一名助手协助递送无菌物品，抽取生理盐水、利多卡因及做床旁超声等。

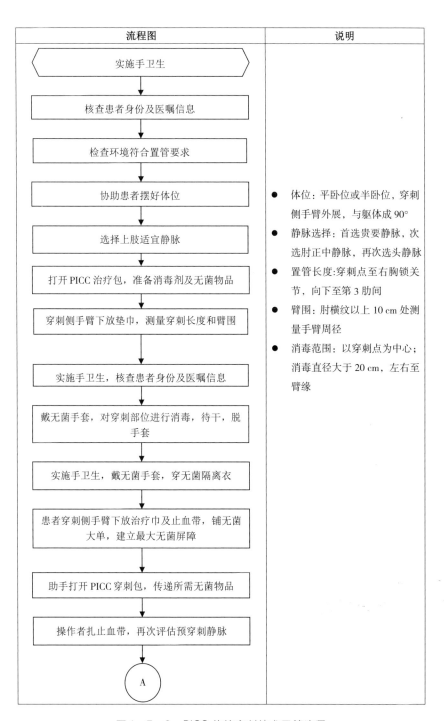

图 1 -7 -6　PICC 传统穿刺技术置管流程

流程图	说明

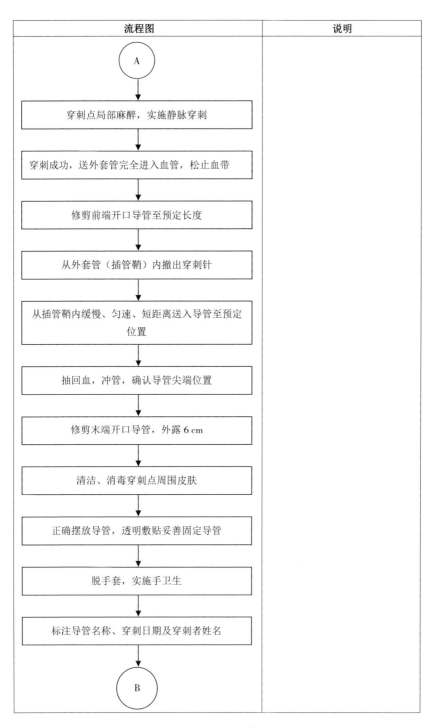

图 1 - 7 - 6　（续）

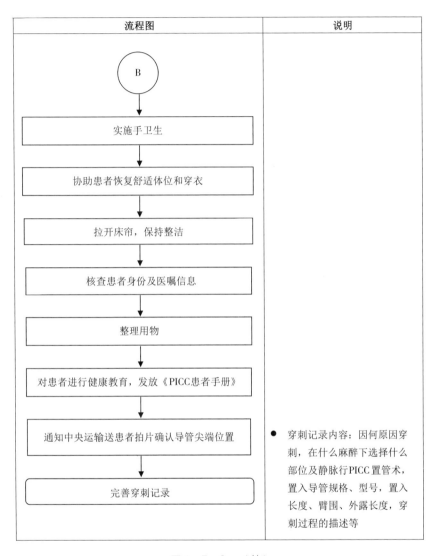

流程图	说明
	● 穿刺记录内容：因何原因穿刺，在什么麻醉下选择什么部位及静脉行PICC置管术，置入导管规格、型号、置入长度、臂围、外露长度，穿刺过程的描述等

图 1-7-6 （续）

第七节 PICC 导管维护技术

PICC 导管维护是指 PICC 留置期间，PICC 的维护质量是保证导管长期安全留置的关键因素，包括更换 PICC 穿刺点处的敷料，更换导管的肝素帽或正压接头，冲管、封管。

一、适用范围

PICC 留置导管患者。

二、目的

观察导管穿刺局部情况，保持导管通畅，延长导管留置时间，预防导管相关性并发症。

三、准备

1. 用物准备——治疗车上备

（1）PICC 换药包：内含治疗巾 1 张，无菌一次性手套 1 双、酒精棉签 3 个，葡萄糖酸氯己定棉签 3 个，酒精棉片 2 张，10 cm × 12 cm 无菌透明敷贴，脱脂棉 1 片。

（2）安尔碘 1 瓶，无菌棉签 1 包。

（3）一次性预充式冲洗装置（生理盐水 10 ml 预充注射器）1 支、10 ml 注射器 1 支，肝素盐水（肝素盐水浓度 <10 U/ml）1 袋。

（4）纱布 1 片，非灭菌一次性手套 1 双，胶贴 1 卷，纸尺 1 根。

（5）锐器盒、医疗垃圾桶、生活垃圾桶、速干手消毒剂等。

注意：每个患者穿刺点周围皮肤都不同，需要进行评估来选择适合的透明敷贴。

2. 环境准备：空气清洁，光线充足，温、湿度适宜，维护前半小时避免打扫卫生及通风。

3. 护士准备：衣着整洁，仪表端庄。

4. 患者准备：维护前进食。

四、操作流程

PICC 导管维护流程见图 1 - 7 - 7。

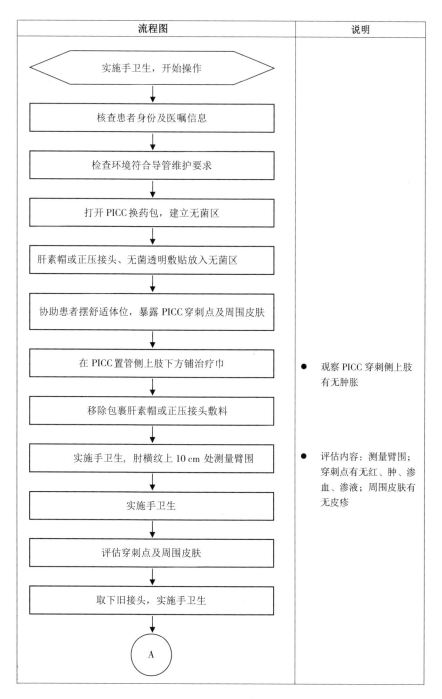

流程图	说明

实施手卫生，开始操作

↓

核查患者身份及医嘱信息

↓

检查环境符合导管维护要求

↓

打开 PICC 换药包，建立无菌区

↓

肝素帽或正压接头、无菌透明敷贴放入无菌区

↓

协助患者摆舒适体位，暴露 PICC 穿刺点及周围皮肤

↓

在 PICC 置管侧上肢下方铺治疗巾
　　　● 观察 PICC 穿刺侧上肢有无肿胀

↓

移除包裹肝素帽或正压接头敷料

↓

实施手卫生，肘横纹上 10 cm 处测量臂围
　　　● 评估内容：测量臂围；穿刺点有无红、肿、渗血、渗液；周围皮肤有无皮疹

↓

实施手卫生

↓

评估穿刺点及周围皮肤

↓

取下旧接头，实施手卫生

↓

Ⓐ

图 1-7-7 PICC 导管维护流程

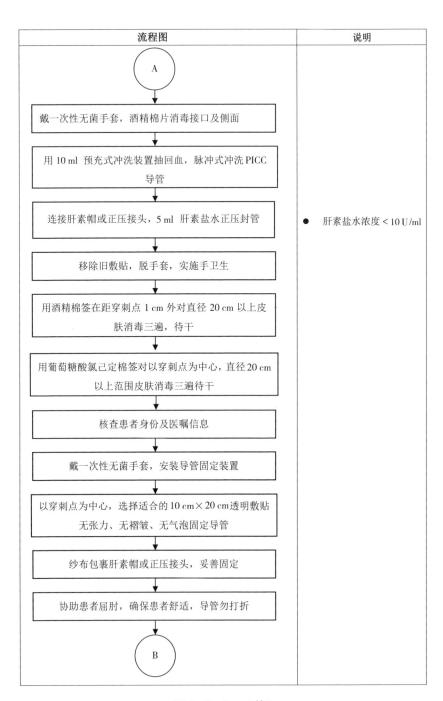

流程图	说明

(A)

戴一次性无菌手套，酒精棉片消毒接口及侧面

用 10 ml 预充式冲洗装置抽回血，脉冲式冲洗 PICC 导管

连接肝素帽或正压接头，5 ml 肝素盐水正压封管   ● 肝素盐水浓度 < 10 U/ml

移除旧敷贴，脱手套，实施手卫生

用酒精棉签在距穿刺点 1 cm 外对直径 20 cm 以上皮肤消毒三遍，待干

用葡萄糖酸氯己定棉签对以穿刺点为中心，直径 20 cm 以上范围皮肤消毒三遍待干

核查患者身份及医嘱信息

戴一次性无菌手套，安装导管固定装置

以穿刺点为中心，选择适合的 10 cm×20 cm 透明敷贴无张力、无褶皱、无气泡固定导管

纱布包裹肝素帽或正压接头，妥善固定

协助患者屈肘，确保患者舒适，导管勿打折

(B)

图 1-7-7 （续）

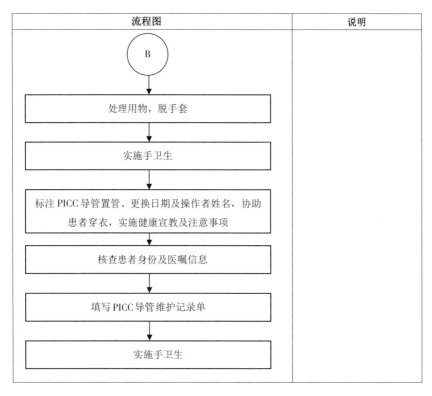

图 1 -7 -7 （续）

五、注意事项

1. 记录内容应包括 PICC 导管穿刺点有无红肿、渗血、渗液，穿刺上肢有无肿胀，有无更换肝素帽或正压接头，是否冲管、封管，导管有无脱出，导管功能是否正常，穿刺点周围皮肤是否正常等。

2. 若 PICC 置管上肢出现肿胀、疼痛、体温异常需告知医生，必要时考虑做上肢静脉彩超、抽血检查。

3. 若导管回血出现堵塞，可能需要两个人参与维护。

第八节　抗肿瘤药物输注

抗肿瘤药物是指在生物学方面具有危害性影响的药物，可通过皮肤接触或吸入等方式造成包括生殖系统、泌尿系统、肝脏系统、肾脏系统的毒害，还能致畸和损害生育功能。药物过敏指药物引起的病理性免疫反应，也称变态反应。少数患者对某种药物的特殊反应，包括所有四型变态反应。药物渗出是指输液过程中，非腐蚀性液体进入静脉腔以外的周围组织内。药物外渗是指输液过程中，腐蚀性液体进入静脉腔以外的周围组织内。药物外溢是指在药物配置及使用过程中，药物意外溢出暴露于环境中，如皮肤表面、台面、地面等。

一、适用范围

需输注抗肿瘤药物的患者。

二、目的

1. 明确输注抗肿瘤药物的具体流程，保障患者护理质量及安全。

2. 避免细胞毒性药物输注过程中发生过敏、药物外渗等不良反应。

三、准备

1. 用物准备：物体表面消毒剂、微剂量避光输液器、弯盘、安尔碘、胶布、治疗车、治疗巾、注射器、速干手消毒剂、生活垃圾桶、医疗垃圾桶、PDA等，按需准备液体。

2. 环境准备：整洁，安静，光线充足，温度适宜，符合无菌操作条件，按需遮挡。

3. 护士准备：着装整洁，洗手，戴口罩，按病情正确选用并配制封管液。

4. 患者准备：患者理解抗肿瘤药物输注的目的，能积极配合，排空大小便，取舒适体位。

四、操作流程

抗肿瘤药物输注流程见图 1-7-8。

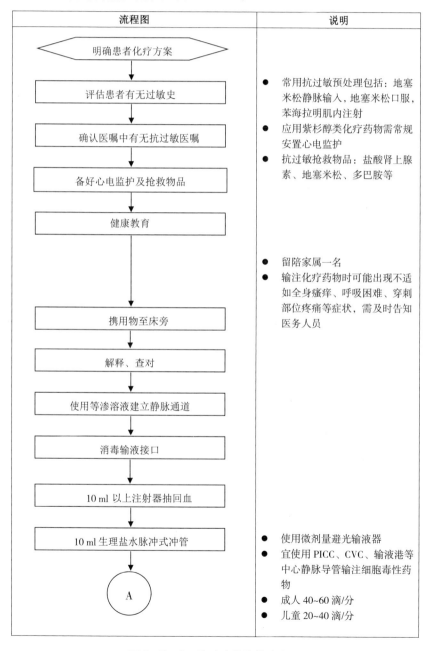

流程图	说明
明确患者化疗方案	
评估患者有无过敏史	• 常用抗过敏预处理包括：地塞米松静脉输入，地塞米松口服，苯海拉明肌内注射
确认医嘱中有无抗过敏医嘱	• 应用紫杉醇类化疗药物需常规安置心电监护
备好心电监护及抢救物品	• 抗过敏抢救物品：盐酸肾上腺素、地塞米松、多巴胺等
健康教育	
携用物至床旁	• 留陪家属一名 • 输注化疗药物时可能出现不适如全身瘙痒、呼吸困难、穿刺部位疼痛等症状，需及时告知医务人员
解释、查对	
使用等渗溶液建立静脉通道	
消毒输液接口	
10 ml 以上注射器抽回血	
10 ml 生理盐水脉冲式冲管	• 使用微剂量避光输液器 • 宜使用 PICC、CVC、输液港等中心静脉导管输注细胞毒性药物 • 成人 40~60 滴/分 • 儿童 20~40 滴/分
A	

图 1-7-8 抗肿瘤药物输注流程

流程图	说明

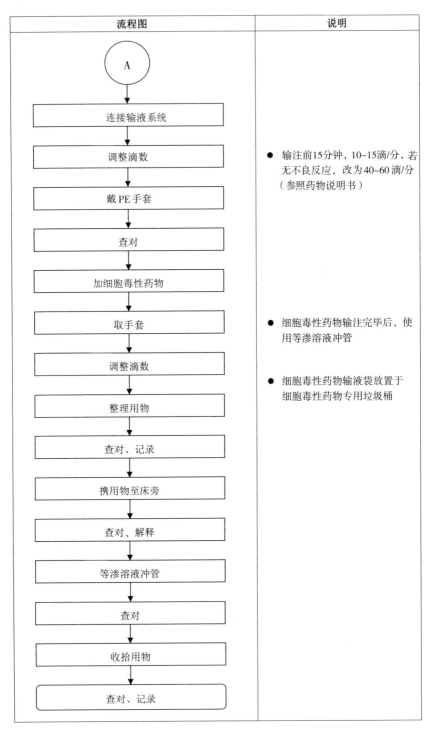

A	
连接输液系统	
调整滴数	● 输注前15分钟，10~15滴/分，若无不良反应，改为40~60滴/分（参照药物说明书）
戴 PE 手套	
查对	
加细胞毒性药物	
取手套	● 细胞毒性药物输注完毕后，使用等渗溶液冲管
调整滴数	
整理用物	● 细胞毒性药物输液袋放置于细胞毒性药物专用垃圾桶
查对、记录	
携用物至床旁	
查对、解释	
等渗溶液冲管	
查对	
收拾用物	
查对、记录	

图 1 - 7 - 8 （续）

五、注意事项

1. 注意化疗药物配伍禁忌，如奥沙利铂仅可使用糖水配制，不可使用生理盐水配制。

2. 输注化疗药物前后使用等渗溶液冲洗输液器。

3. 输注化疗药物过程中，密切观察是否出现相关并发症，如过敏、外渗等。

第九节　中心静脉置管护理

中心静脉导管是血管内导管的一种，根据置入导管是否存在皮下隧道可分为皮下隧道式导管和非皮下隧道式导管。中心静脉导管常用的穿刺部位有锁骨下静脉、颈内静脉、股静脉，以及贵要静脉、头静脉、肱静脉。中心静脉导管相关性感染是指中心静脉导管留置患者发生的与导管相关的全身或局部感染的统称。

一、适用范围

1. 外周静脉穿刺困难。

2. 长期输液治疗。

3. 大量、快速扩容。

4. 胃肠外营养治疗。

5. 药物治疗（化疗、高渗、刺激性）。

6. 血液透析、血浆置换术。

二、目的

1. 通过维护保持置管处皮肤清洁、干燥，降低感染发生率。

2. 保证及保持静脉导管的通畅，预防不相容的药物、液体在导管内混合。

3. 将由于导管接头引起的潜在感染的风险降到最低。

三、准备

1. 用物准备：CVC换药包〔包内物品：酒精棉签（3支）、葡萄糖酸氯己定棉签（3支）、酒精棉片（2片）、小方纱布、透明敷贴、胶带、橡胶医用手套2双、治疗巾〕、治疗巾、胶布、透明敷贴、无针密闭接头、10 ml预充注射器2支、安尔碘、无菌棉签、治疗盘、弯盘、速干手消毒剂、生活垃圾桶、医疗垃圾桶等。

2. 环境准备：整洁，安静，光线充足，温度适宜，符合无菌操作条件，按需遮挡。

3. 护士准备：着装整洁，洗手，戴口罩，按病情正确选用并配制封管液。

4. 患者准备：取舒适体位，头偏向对侧。

四、操作流程

中心静脉置管护理流程见图1-7-9。

五、注意事项

1. 留置CVC的患者不影响从事一般性日常活动，不能做头颈肩部过度活动等，淋浴时请做好防护工作，避免打湿敷贴，洗完澡后观察敷贴有无卷边或进水，必要时到医院进行维护。

2. 如皮肤出现红、肿、热、痛或皮肤瘙痒、皮疹等局部反应，或颈部、肩部出现疼痛的症状，应及时联系、报告医护人员。

3. 在治疗间歇期，CVC需每周冲、封管1~2次，敷料和接头每周更换1次；发现敷料松脱、潮湿需随时更换；透明敷贴更换时间为一周，纱布更换时间是2天，如有渗血、渗液、敷贴卷边及密闭性破坏等情况应及时更换。

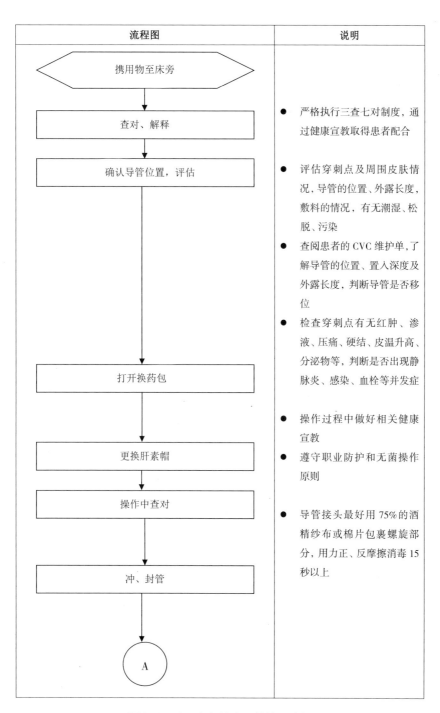

流程图	说明
携用物至床旁	
查对、解释	• 严格执行三查七对制度,通过健康宣教取得患者配合
确认导管位置,评估	• 评估穿刺点及周围皮肤情况,导管的位置、外露长度,敷料的情况,有无潮湿、松脱、污染 • 查阅患者的 CVC 维护单,了解导管的位置、置入深度及外露长度,判断导管是否移位 • 检查穿刺点有无红肿、渗液、压痛、硬结、皮温升高、分泌物等,判断是否出现静脉炎、感染、血栓等并发症
打开换药包	
更换肝素帽	• 操作过程中做好相关健康宣教 • 遵守职业防护和无菌操作原则
操作中查对	• 导管接头最好用 75% 的酒精纱布或棉片包裹螺旋部分,用力正、反摩擦消毒 15 秒以上
冲、封管	
A	

图 1-7-9 中心静脉置管护理流程

流程图	说明
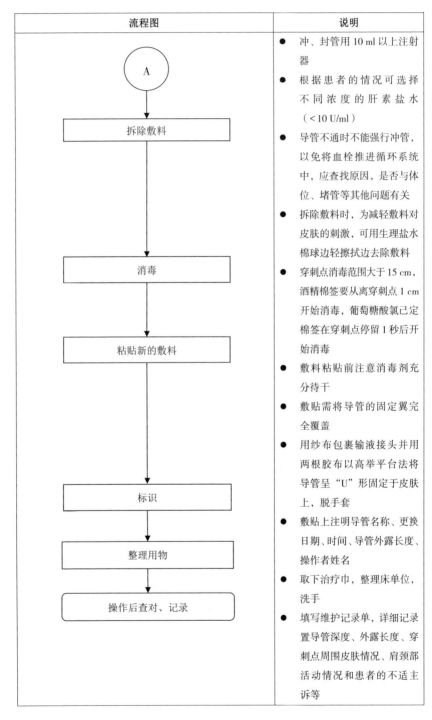	<ul><li>冲、封管用 10 ml 以上注射器</li><li>根据患者的情况可选择不同浓度的肝素盐水（＜10 U/ml）</li><li>导管不通时不能强行冲管，以免将血栓推进循环系统中，应查找原因，是否与体位、堵管等其他问题有关</li><li>拆除敷料时，为减轻敷料对皮肤的刺激，可用生理盐水棉球边轻擦拭边去除敷料</li><li>穿刺点消毒范围大于 15 cm，酒精棉签要从离穿刺点 1 cm 开始消毒，葡萄糖酸氯己定棉签在穿刺点停留 1 秒后开始消毒</li><li>敷料粘贴前注意消毒剂充分待干</li><li>敷贴需将导管的固定翼完全覆盖</li><li>用纱布包裹输液接头并用两根胶布以高举平台法将导管呈"U"形固定于皮肤上，脱手套</li><li>敷贴上注明导管名称、更换日期、时间、导管外露长度、操作者姓名</li><li>取下治疗巾，整理床单位，洗手</li><li>填写维护记录单，详细记录置导管深度、外露长度、穿刺点周围皮肤情况、肩颈部活动情况和患者的不适主诉等</li></ul>

图 1 -7 -9　（续）

第十节　植入式静脉输液港护理

植入式静脉输液港是一种完全植入人体的中长期静脉血管通路，主要由静脉导管系统和供穿刺的注射座组成，导管从锁骨下或颈内静脉直接进入头臂静脉到达上腔静脉，基座位于右胸壁第 2~3 肋间皮肤下筋膜层（皮肤下 1~2 cm），切口缝合后无外露部分；可用于输注各种药物、补液、营养支持治疗、输血、血液采集等。

一、适用范围

使用植入式静脉输液港的患者。

二、目的

1. 保持植入式静脉输液港处于功能状态。

2. 明确植入式静脉输液港使用过程中穿刺、输液、更换敷贴及拔针流程。

3. 预防植入式静脉输液港相关并发症，如感染、堵塞等并发症的发生。

三、准备

1. 用物准备

（1）穿刺：换药包（棉球 6 个、镊子 1 把、弯盘 2 个）、洞巾、无损伤针、20 ml 注射器、10 ml 注射器、输液接头、透明敷贴、纱布、生理盐水、肝素稀释液、无菌手套、葡萄糖酸氯己定或酒精、碘伏、胶布、速干手消毒剂、生活垃圾桶、医疗垃圾桶、PDA 等。

（2）输液：输液器、弯盘、安尔碘、胶布、速干手消毒剂及其他消毒剂、生活垃圾桶、医疗垃圾桶、PDA 等，按需准备液体。

（3）更换敷贴：换药包 1 个、手套 2 双、葡萄糖酸氯己定、透明敷贴、胶布、速干手消毒剂、生活垃圾桶、医疗垃圾桶、PDA 等。

（4）拔针：手套 2 双、输液贴、葡萄糖酸氯己定、纱布、速干手消毒剂、生活垃圾桶、医疗垃圾桶、PDA 等。

2. 环境准备：整洁，安静，光线充足，温度适宜，符合无菌操作要求，按需遮挡。

3. 护士准备：着装整洁，洗手，戴口罩，按病情正确选用并配制封管液。

4. 患者准备：取舒适体位。

四、操作流程

穿刺流程见图 1 - 7 - 10。

输液流程见图 1 - 7 - 11。

更换敷贴流程见图 1 - 7 - 12。

拔针流程见图 1 - 7 - 13。

五、注意事项

1. 必须使用无损伤针穿刺输液港，否则容易损伤注射座隔膜，导致漏液，无损伤针每 7 天需要更换一个。

2. 冲洗导管、静脉注射药物时必须使用 10 ml 以上的注射器，防止损伤导管、瓣膜或导管与注射座连接处。

3. 健康教育

（1）保持局部皮肤清洁干燥，观察输液港周围皮肤有无发红、肿胀、灼热感、疼痛的炎症反应。

（2）植入输液港不影响患者从事一般性日常工作、家务劳动、轻松运动。

（3）避免重力撞击输液港部位。

（4）治疗间歇期，每 4 周对输液港进行冲管、封管等维护一次。

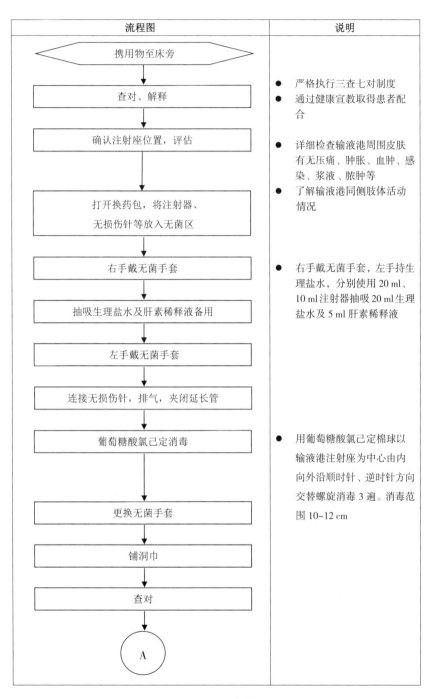

流程图	说明
携用物至床旁	
查对、解释	● 严格执行三查七对制度 ● 通过健康宣教取得患者配合
确认注射座位置，评估	● 详细检查输液港周围皮肤有无压痛、肿胀、血肿、感染、浆液、脓肿等 ● 了解输液港同侧肢体活动情况
打开换药包，将注射器、无损伤针等放入无菌区	
右手戴无菌手套	● 右手戴无菌手套，左手持生理盐水，分别使用 20 ml、10 ml 注射器抽吸 20 ml 生理盐水及 5 ml 肝素稀释液
抽吸生理盐水及肝素稀释液备用	
左手戴无菌手套	
连接无损伤针，排气，夹闭延长管	
葡萄糖酸氯己定消毒	● 用葡萄糖酸氯己定棉球以输液港注射座为中心由内向外沿顺时针、逆时针方向交替螺旋消毒 3 遍。消毒范围 10~12 cm
更换无菌手套	
铺洞巾	
查对	
A	

图 1-7-10 穿刺流程

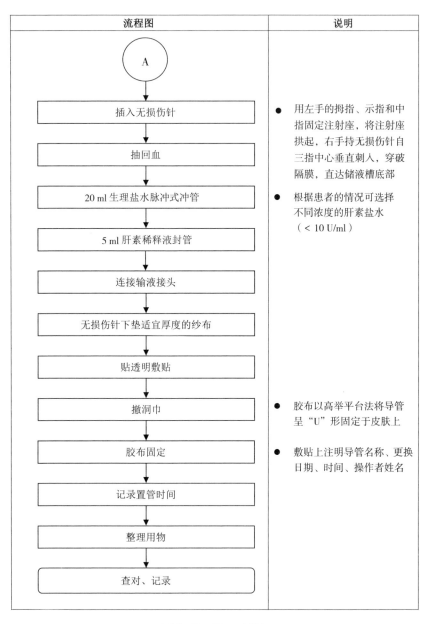

流程图	说明
A → 插入无损伤针 → 抽回血 → 20 ml 生理盐水脉冲式冲管 → 5 ml 肝素稀释液封管 → 连接输液接头 → 无损伤针下垫适宜厚度的纱布 → 贴透明敷贴 → 撤洞巾 → 胶布固定 → 记录置管时间 → 整理用物 → 查对、记录	● 用左手的拇指、示指和中指固定注射座，将注射座拱起，右手持无损伤针自三指中心垂直刺入，穿破隔膜，直达储液槽底部 ● 根据患者的情况可选择不同浓度的肝素盐水（＜10 U/ml） ● 胶布以高举平台法将导管呈"U"形固定于皮肤上 ● 敷贴上注明导管名称、更换日期、时间、操作者姓名

图 1 - 7 - 10 　（续）

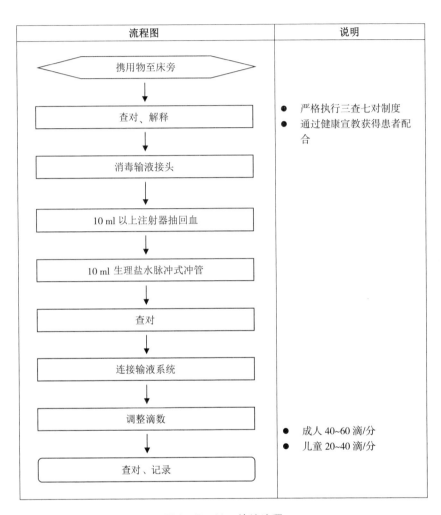

流程图	说明
携用物至床旁 → 查对、解释 → 消毒输液接头 → 10 ml 以上注射器抽回血 → 10 ml 生理盐水脉冲式冲管 → 查对 → 连接输液系统 → 调整滴数 → 查对、记录	● 严格执行三查七对制度 ● 通过健康宣教获得患者配合 ● 成人 40~60 滴/分 ● 儿童 20~40 滴/分

图 1 -7 -11 输液流程

流程图	说明

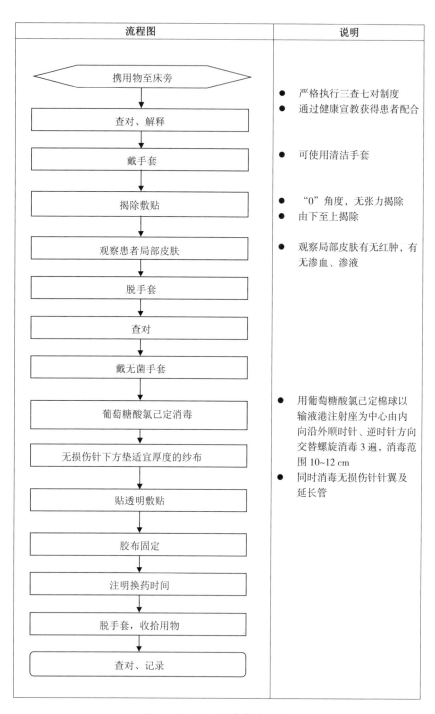

- 严格执行三查七对制度
- 通过健康宣教获得患者配合

- 可使用清洁手套

- "0"角度，无张力揭除
- 由下至上揭除

- 观察局部皮肤有无红肿，有无渗血、渗液

- 用葡萄糖酸氯己定棉球以输液港注射座为中心由内向沿外顺时针、逆时针方向交替螺旋消毒3遍，消毒范围10~12 cm
- 同时消毒无损伤针针翼及延长管

图 1 −7 −12　更换敷贴流程

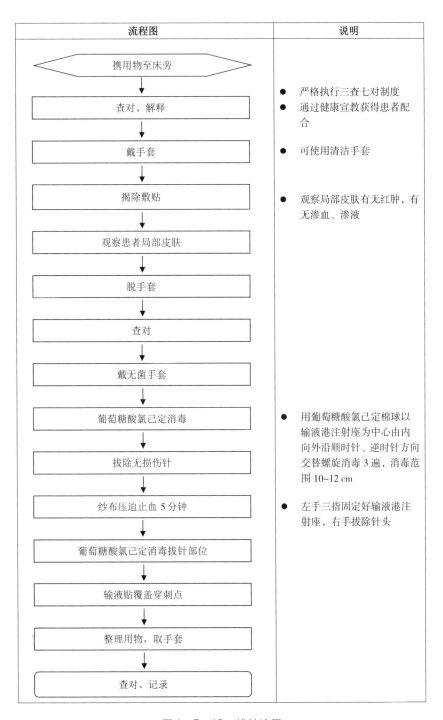

流程图	说明
携用物至床旁	
查对、解释	● 严格执行三查七对制度 ● 通过健康宣教获得患者配合
戴手套	● 可使用清洁手套
揭除敷贴	● 观察局部皮肤有无红肿，有无渗血、渗液
观察患者局部皮肤	
脱手套	
查对	
戴无菌手套	
葡萄糖酸己定消毒	● 用葡萄糖酸己定棉球以输液港注射座为中心由内向外沿顺时针、逆时针方向交替螺旋消毒 3 遍，消毒范围 10~12 cm
拔除无损伤针	● 左手三指固定好输液港注射座，右手拔除针头
纱布压迫止血 5 分钟	
葡萄糖酸己定消毒拔针部位	
输液贴覆盖穿刺点	
整理用物，取手套	
查对、记录	

图 1 -7 -13　拔针流程

第八章

饮食与营养

饮食与营养和健康与疾病有非常重要的关系。合理的饮食与营养可以保证机体正常生长发育，维持机体各种生理功能，促进组织修复，提高机体免疫力，而不良的饮食与营养可以引起人体各种营养物质失衡，甚至易导致各种疾病的发生。此外，当机体患病时，通过适当的途径给予均衡的饮食以及充足的营养也是促进康复的有效手段，因此，护士应掌握饮食与营养的相关知识和操作技能，采取适宜的供给途径实施饮食治疗计划，以促进患者尽快康复。

第一节　鼻饲技术

鼻饲是将导管经鼻腔插入胃内，从管内灌注流质食物、水分和药物的方法。

一、适用范围

1. 昏迷或不能经口进食的患者。

2. 不能张口的患者。

3. 拒绝进食的患者。

4. 早产儿及病情危重的患者。

二、目的

为不能经口进食患者提供营养物质、水分以及药物，以维持患者营养和治疗的需要，维持胃肠道的正常功能，减少胃肠道、代谢以及感染等相关并发症的发生。

三、准备

1. 用物准备：治疗巾、弯盘、纱布、棉签、清水、润滑油、别针、胶布、听诊器、手电筒、压舌板、镊子、医疗垃圾桶、速干手消毒剂、温水，根据医嘱准备温度适宜的鼻饲液（38~40℃）及容器。

2. 环境准备：清洁、安静、安全。

3. 护士准备：着装整洁，洗手，戴口罩。

四、操作流程

鼻饲流程见图 1-8-1。

五、注意事项

1. 指导要点

（1）携带胃管出院的患者，告知患者及家属妥善固定胃管，输注营养液或特殊用药前后，应用温开水冲洗胃管。

（2）告知患者鼻饲操作过程中的不适及配合方法。

（3）指导患者在恶心时做深呼吸或者吞咽动作。

（4）指导患者在带管过程中的注意事项，避免胃管脱出。

（5）告知患者胃管应定期更换。

2. 观察要点

（1）观察营养液输注中、输注后的反应。

（2）观察鼻黏膜有无受压、糜烂。

3. 特别注意

（1）给昏迷患者插胃管时，应先撤去枕头，头向后仰，当胃管插入 15 cm 时，将患者头部托起，使下颌靠近胸骨柄以增大咽喉部通道的弧度，便于胃管顺利通过会厌部。

流程图	说明

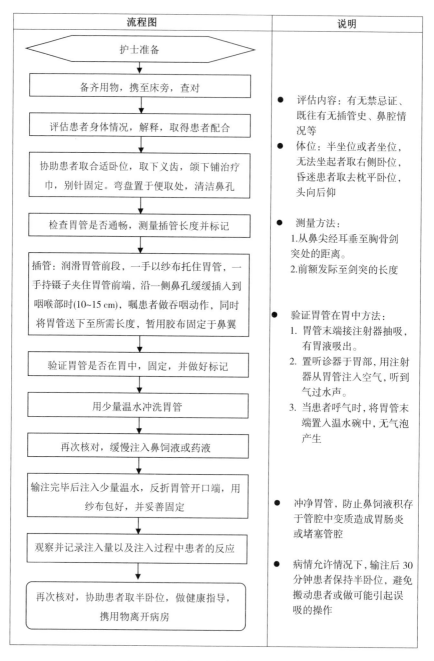

流程图部分：

护士准备

↓

备齐用物，携至床旁，查对

↓

评估患者身体情况，解释，取得患者配合

↓

协助患者取合适卧位，取下义齿，颌下铺治疗巾，别针固定。弯盘置于便取处，清洁鼻孔

↓

检查胃管是否通畅，测量插管长度并标记

↓

插管：润滑胃管前段，一手以纱布托住胃管，一手持镊子夹住胃管前端，沿一侧鼻孔缓缓插入到咽喉部时(10~15 cm)，嘱患者做吞咽动作，同时将胃管送下至所需长度，暂用胶布固定于鼻翼

↓

验证胃管是否在胃中，固定，并做好标记

↓

用少量温水冲洗胃管

↓

再次核对，缓慢注入鼻饲液或药液

↓

输注完毕后注入少量温水，反折胃管开口端，用纱布包好，并妥善固定

↓

观察并记录注入量以及注入过程中患者的反应

↓

再次核对，协助患者取半卧位，做健康指导，携用物离开病房

说明部分：

- 评估内容：有无禁忌证、既往有无插管史、鼻腔情况等
- 体位：半坐位或者坐位，无法坐起者取右侧卧位，昏迷患者取去枕平卧位，头向后仰

- 测量方法：
  1. 从鼻尖经耳垂至胸骨剑突处的距离
  2. 前额发际至剑突的长度

- 验证胃管在胃中方法：
  1. 胃管末端接注射器抽吸，有胃液吸出。
  2. 置听诊器于胃部，用注射器从胃管注入空气，听到气过水声。
  3. 当患者呼气时，将胃管末端置入温水碗中，无气泡产生

- 冲净胃管，防止鼻饲液积存于管腔中变质造成胃肠炎或堵塞管腔

- 病情允许情况下，输注后30分钟患者保持半卧位，避免搬动患者或做可能引起误吸的操作

图 1-8-1 鼻饲流程

（2）插管时患者出现恶心，应休息片刻，嘱患者深呼吸再插入；插入不畅时应检查胃管是否盘在口中，当患者出现呛咳、呼吸困难、发绀等情况，立即拔出胃管，休息后重新插入。

（3）营养液现配现用，粉剂应搅拌均匀，配制后的营养液在冰箱冷藏，24 小时内用完。

（4）每天检查胃管插入的深度，鼻饲前检查胃管是否在胃内，并检查患者有无胃潴留，胃内容物超过 150 ml 时，应当通知医生减量或者暂停鼻饲。

（5）鼻饲混合流食，应当间接加温，以免蛋白质凝固。

（6）长期留置胃管（或鼻肠管）者，每日进行口腔护理，定期（或按照说明书）更换管路。

（7）特殊用药前后用约 30 ml 温水冲洗胃管，药片或药丸经研碎、溶解后注入胃管。

（8）避免空气入胃，引起胀气。

（9）注意放置恰当的管道标识。

4. 禁忌证

（1）活动性消化道出血、麻痹性肠梗阻、腹泻急性期。

（2）严重食管、胃底静脉曲张。

（3）鼻腔有严重疾患的患者，如癌肿。

（4）食管和胃腐蚀性损伤。

（5）支气管哮喘、重度高血压、心力衰竭。

（6）食管和贲门狭窄或者梗阻。

第二节 测血糖

实施血糖监测可以更好地掌控糖尿病患者的血糖变化，对生活规律、活动、运动、饮食以及合理用药都具有重要的指导意义，并可以帮助患者随时发现问题。

一、适用范围

所有需监测血糖患者。

二、目的

监测患者血糖水平，评价代谢指标，为临床治疗提供依据。

三、准备

1. 用物准备：血糖仪、匹配的血糖试纸、采血针头、消毒棉签、记录本和笔、医疗垃圾桶、弯盘、速干手消毒剂及其他消毒剂、PDA或医嘱单。

2. 环境准备：清洁、安静、安全。

3. 护士准备：着装整洁，洗手，戴口罩。

4. 患者准备：洗手。

四、操作流程

测血糖流程见图 1 - 8 - 2。

五、注意事项

1. 操作后护理

（1）告知患者血糖检测的结果及意义。

（2）指导患者穿刺后按压 1~2 分钟。

（3）血糖检测的结果应包括患者姓名、检测日期、时间、结果、床号、检测者签名等。

（4）对需要长期监测血糖的患者，教会患者血糖检测的方法。

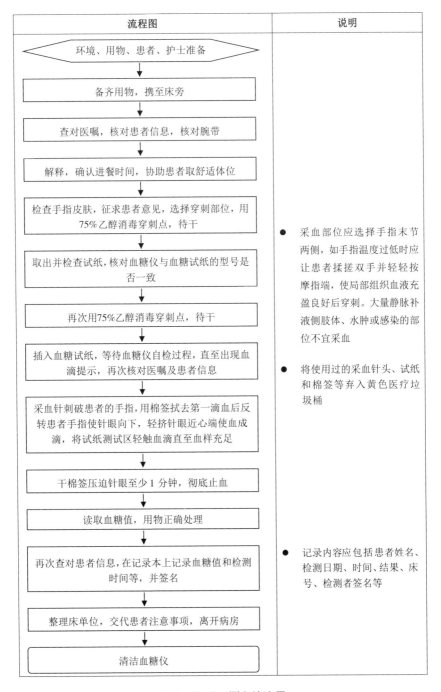

流程图	说明
环境、用物、患者、护士准备	
备齐用物，携至床旁	
查对医嘱，核对患者信息，核对腕带	
解释，确认进餐时间，协助患者取舒适体位	
检查手指皮肤，征求患者意见，选择穿刺部位，用75%乙醇消毒穿刺点，待干	● 采血部位应选择手指末节两侧，如手指温度过低时应让患者揉搓双手并轻轻按摩指端，使局部组织血液充盈良好后穿刺。大量静脉补液侧肢体、水肿或感染的部位不宜采血
取出并检查试纸，核对血糖仪与血糖试纸的型号是否一致	
再次用75%乙醇消毒穿刺点，待干	
插入血糖试纸，等待血糖仪自检过程，直至出现血滴提示，再次核对医嘱及患者信息	● 将使用过的采血针头、试纸和棉签等弃入黄色医疗垃圾桶
采血针刺破患者的手指，用棉签拭去第一滴血后反转患者手指使针眼向下，轻挤针眼近心端使血成滴，将试纸测试区轻触血滴直至血样充足	
干棉签压迫针眼至少1分钟，彻底止血	
读取血糖值，用物正确处理	
再次查对患者信息，在记录本上记录血糖值和检测时间等，并签名	● 记录内容应包括患者姓名、检测日期、时间、结果、床号、检测者签名等
整理床单位，交代患者注意事项，离开病房	
清洁血糖仪	

图 1-8-2 测血糖流程

2. 操作要点

（1）指导患者拟采血的手指下垂，必要时可由近心端向远心端按摩。

（2）采血部位应选择手指末节两侧，如手指温度过低时应让患者揉搓双手并轻轻按摩指端，使局部组织血液充盈良好后穿刺。大量静脉补液侧肢体、水肿或感染的部位不宜采血。

（3）穿刺后应待血液自然流出或轻轻挤压手指根部使血液流出，不可用力挤压穿刺部位，以免组织液混入血液影响检测结果。

（4）正确采集患者血液后，试纸测试区轻触患者指端血滴，至吸样窗口充满；血糖仪在测试过程中不得随意移动。

（5）操作过程中不要触碰试纸的测试区，避免试纸发生污染。

（6）采血部位应轮换，不要长期刺扎一个地方，以免形成瘢痕。

3. 血糖准确性的影响因素

（1）贫血患者用血糖仪测定血糖结果偏低；红细胞增多症患者、脱水患者或高原地区患者则会偏低。

（2）消毒后手指未干就进行测量，残余消毒剂影响测定值。

（3）患者过度紧张会使血糖升高。

（4）患者使用的某些药物会对测定结果有影响，如大量的维生素C、谷胱甘肽等会使结果偏低；静脉滴注葡萄糖会使结果偏高；大量输液也会影响测定结果。

第九章

气道管理

机体在新陈代谢过程中，需要不断地从外界环境中摄取氧气，并把自身产生的二氧化碳排出体外，机体与环境之间所进行的气体交换过程，称为呼吸。呼吸是维持机体新陈代谢和生命活动所必需的基本生理过程之一，一旦呼吸停止，生命也将终结。呼吸系统由呼吸道和肺两部分组成。气道的管理在保持呼吸道通畅，维持正常呼吸过程中起到了非常重要的作用。护士应掌握气道管理相关知识和操作技术，以促进患者疾病康复。

第一节　经口鼻吸痰

吸痰术是通过负压吸引的方法，采用孔型一次性吸痰管，利用侧孔随时启动或终止吸痰，经口腔和鼻腔将呼吸道分泌物吸出，以保持呼吸道通畅的一种手段，是预防吸入性肺炎、肺不张、窒息等并发症的一种治疗方法。

一、适用范围

年老体弱、危重、昏迷、麻醉未清醒前等各种原因引起的不能有效咳嗽、排痰者。

二、目的

1. 清除呼吸道分泌物，保持呼吸道通畅，保证有效通气。

2. 留取痰标本。

3. 预防吸入性肺炎、肺不张、窒息等并发症的发生。

三、准备

1. 用物准备：负压吸引器、型号合适的一次性吸痰管、手套、生理盐水注射液 2 瓶（一瓶吸痰前、一瓶吸痰后）、听诊器、速干手消毒剂、75% 乙醇纱布，必要时准备压舌板、开口器、舌钳、口咽通气道、移动查房机、PDA 等。

2. 环境准备：环境温、湿度适宜，安静、安全，限制人员流动，确保足够的操作空间。

3. 护士准备：着装整齐，按七步洗手法洗手，戴口罩、帽子。

4. 患者准备：取舒适体位（床头抬高 30°～45°），床单位整洁，暂停鼻饲。

四、操作流程

经口鼻吸痰流程见图 1－9－1。

五、注意事项

1. 严格掌握吸痰指征

（1）听诊双肺有痰鸣音。

（2）患者的血氧饱和度降低。

（3）口、鼻腔可见痰液溢出。

（4）患者咳嗽或出现呼吸窘迫。

（5）呼吸机的峰压增加或潮气量降低。

2. 严格执行无菌操作，每吸痰一次应更换吸痰管。

3. 吸痰前后均应给予患者充分氧合：吸氧患者给予高流量吸氧（5～10 L/min）2 分钟，防止吸痰造成的低氧血症。

4. 吸痰期间密切关注患者病情变化，尤其是生命体征及痰液性状，防止吸痰相关并发症的发生。

5. 吸痰动作轻柔，每次吸痰不超过 15 秒，如需要再次吸痰应间隔 3 分钟。

流程图	说明
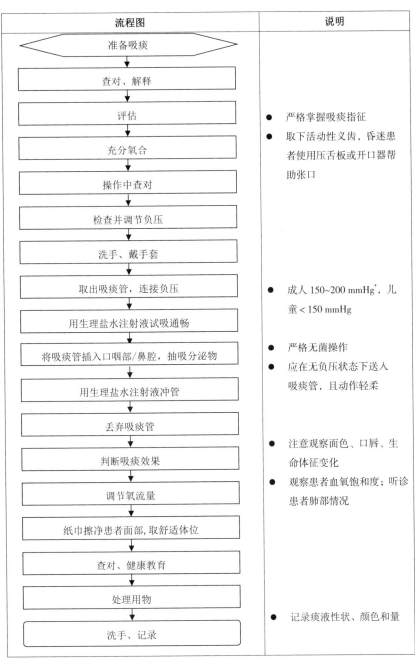	● 严格掌握吸痰指征 ● 取下活动性义齿，昏迷患者使用压舌板或开口器帮助张口 ● 成人 150~200 mmHg*，儿童 < 150 mmHg ● 严格无菌操作 ● 应在无负压状态下送入吸痰管，且动作轻柔 ● 注意观察面色、口唇、生命体征变化 ● 观察患者血氧饱和度；听诊患者肺部情况 ● 记录痰液性状、颜色和量

* 1 mmHg≈0.133 kPa。

图 1 - 9 - 1　经口鼻吸痰流程

6. 痰液黏稠时，可配合叩击、雾化吸入，提高吸痰效果。

7. 关于吸痰后评价，还应结合患者动脉血气分析结果、胸部 X 线片、肺部听诊综合判断吸痰效果。

8. 使用75%乙醇纱布对听诊器进行擦拭消毒时，应由耳塞向听筒方向擦拭；悬挂听诊器时耳塞位置应高于听筒。

第二节　经气道吸痰

经气道吸痰术是通过负压吸引的方法，经人工气道将呼吸道分泌物吸除，以保持呼吸道通畅，预防吸入性肺炎、肺不张、窒息等并发症的一种治疗方法。

一、适用范围

已建立人工气道（包括口/鼻咽通气道、经口/鼻气管插管、气管切开置管）但未使用封闭式吸痰装置的患者。

二、目的

1. 清除呼吸道分泌物，保持呼吸道通畅，保证有效的通气。

2. 预防吸入性肺炎、肺不张、窒息等并发症的发生。

3. 留取痰标本。

三、准备

1. 用物准备：负压吸引器、一次性吸痰管、无菌生理盐水 2 瓶、听诊器、速干手消毒剂、75%乙醇纱布、手套、治疗巾、移动查房机、PDA 等。

2. 环境准备：环境温、湿度适宜，安静、安全，限制人员流动，确保足够的操作空间。

3. 护士准备：着装整齐，洗手，戴口罩、帽子。

四、操作流程

经气道吸痰流程见图 1-9-2。

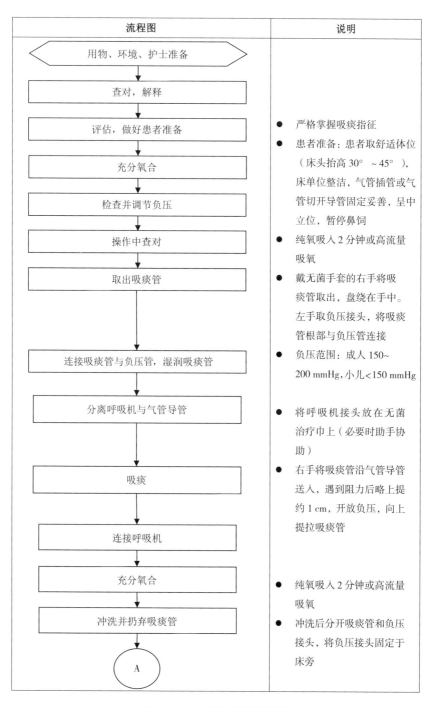

流程图	说明
用物、环境、护士准备	
查对，解释	
评估，做好患者准备	• 严格掌握吸痰指征
充分氧合	• 患者准备：患者取舒适体位（床头抬高 30°～45°），床单位整洁，气管插管或气管切开导管固定妥善，呈中立位，暂停鼻饲
检查并调节负压	
操作中查对	• 纯氧吸入 2 分钟或高流量吸氧
取出吸痰管	• 戴无菌手套的右手将吸痰管取出，盘绕在手中。左手取负压接头，将吸痰管根部与负压管连接
连接吸痰管与负压管，湿润吸痰管	• 负压范围：成人 150~200 mmHg，小儿 <150 mmHg
分离呼吸机与气管导管	• 将呼吸机接头放在无菌治疗巾上（必要时助手协助）
吸痰	• 右手将吸痰管沿气管导管送入，遇到阻力后略上提约 1 cm，开放负压，向上提拉吸痰管
连接呼吸机	
充分氧合	• 纯氧吸入 2 分钟或高流量吸氧
冲洗并扔弃吸痰管	• 冲洗后分开吸痰管和负压接头，将负压接头固定于床旁
A	

图 1-9-2 经气道吸痰流程

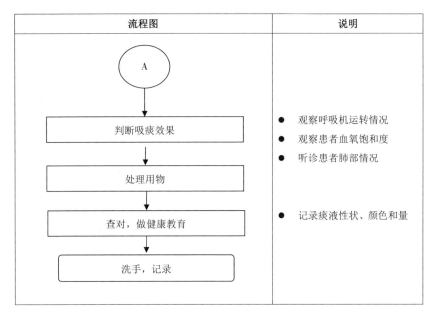

流程图	说明

图 1 - 9 - 2   （续）

五、注意事项

1. 严格掌握吸痰指征

（1）听诊双肺有痰鸣音。

（2）呼吸机的峰压增加或潮气量降低。

（3）患者的血氧饱和度降低。

（4）气管导管内可见痰液溢出。

（5）患者咳嗽或出现呼吸窘迫。

2. 对于需要高吸入氧浓度、高呼气末正压（PEEP）、肺不张及婴儿患者来说，建议使用密闭式吸痰。

3. 根据患者情况选择规格合适的密闭式吸痰管，建议儿童和成人使用的吸痰管粗细不超过气管导管内径的 50%，婴儿不超过 70%。

4. 吸痰时严格无菌操作，吸痰动作应轻柔、迅速，每次吸痰时间不超过 15 秒；注意人工气道的妥善固定，避免因吸痰管的牵拉而导致人工气道滑脱或移位；密切关注患者病情变化，尤其是生命体征及痰液性状，防止吸痰相关并发症的发生。

5. 关于吸痰后评价，还应结合患者动脉血气分析结果、胸部 X 线片、肺部听诊综合判断吸痰效果。

6. 使用 75% 乙醇纱布对听诊器进行擦拭消毒时，应由耳塞向听筒方向擦拭；悬挂听诊器时耳塞位置应高于听筒。

第三节　密闭式吸痰

密闭式吸痰是指不需脱开呼吸机或停止机械通气的吸痰操作，吸痰管外套有透明薄膜，整个吸痰过程都是在密闭情况下完成的，操作者不需戴无菌手套即可进行。

一、适用范围
已建立人工气道且使用了密闭式吸痰装置的患者。

二、目的
1. 清除呼吸道分泌物，保持呼吸道通畅，保证有效通气。

2. 预防吸入性肺炎、肺不张、窒息等并发症的发生。

3. 吸痰时使患者气道回路处于相对密闭状态，防止院内交叉感染及职业暴露。

4. 减轻护理工作量，提高操作效率。

5. 留取痰标本。

三、准备
1. 用物准备

（1）负压吸引器、密闭式吸痰管一套、输液器一副、无菌生理盐水一瓶、听诊器、速干手消毒剂、75% 乙醇纱布、移动查房机、PDA 等。

（2）确保密闭式吸痰管与患者人工气道和呼吸机相连接，无菌生理盐水通过输液器与密闭式吸痰管的冲洗接头相连。

2. 环境准备：环境温、湿度适宜，安静、安全，限制人员流动，确保足够的操作空间。

3. 护士准备：着装整齐，按七步洗手法洗手，戴口罩、帽子。

4. 患者准备：取舒适体位（床头抬高 30°～45°），床单位整洁，气管插管或气管切开导管固定妥善，呈中立位，暂停鼻饲。

四、操作流程

密闭式吸痰流程见图 1-9-3。

五、注意事项

1. 每日更换密闭式吸痰管及冲洗液，并在冲洗液和输液器上贴上标签，标明"密闭式吸痰冲洗液"和更换时间。使用前应认真检查产品包装及有效期，如果发现包装破损或已被打开、过期等异常不得使用。

2. 根据患者情况选择规格合适的密闭式吸痰管。一套密闭式吸痰管仅供一位患者使用。

3. 严格掌握吸痰指征

（1）听诊双肺有痰鸣音。

（2）呼吸机的峰压增加或潮气量降低。

（3）患者的血氧饱和度降低。

（4）气管导管内可见痰液溢出。

（5）患者咳嗽或出现呼吸窘迫。

4. 连接吸痰管各接头部位必须正确、紧密、严格遵守无菌操作原则。

5. 确认负压大小适宜，防止因压力过小导致痰液吸出不畅或因压力过大导致气道黏膜损伤。

6. 掌握正确的吸痰管冲洗顺序：冲洗前先持续按住负压控制阀开放负压，再打开冲洗管进行冲洗；冲洗完毕后先关闭冲洗管，待充

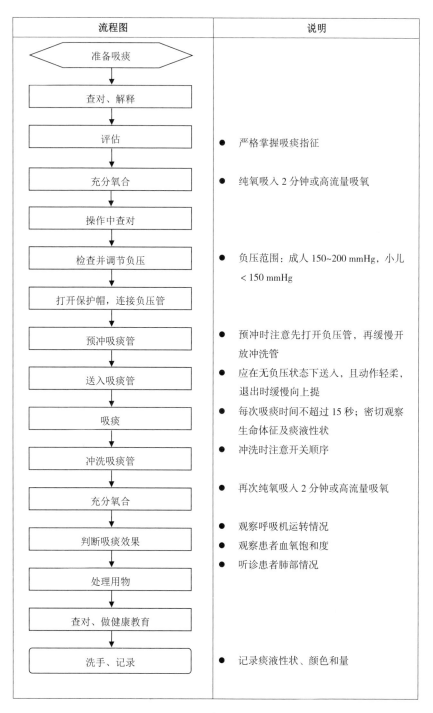

流程图	说明
准备吸痰 → 查对、解释	
评估	● 严格掌握吸痰指征
充分氧合	● 纯氧吸入 2 分钟或高流量吸氧
操作中查对	
检查并调节负压	● 负压范围：成人 150~200 mmHg，小儿 < 150 mmHg
打开保护帽，连接负压管	
预冲吸痰管	● 预冲时注意先打开负压管，再缓慢开放冲洗管
送入吸痰管	● 应在无负压状态下送入，且动作轻柔，退出时缓慢向上提
吸痰	● 每次吸痰时间不超过 15 秒；密切观察生命体征及痰液性状
冲洗吸痰管	● 冲洗时注意开关顺序
充分氧合	● 再次纯氧吸入 2 分钟或高流量吸氧
判断吸痰效果	● 观察呼吸机运转情况 ● 观察患者血氧饱和度 ● 听诊患者肺部情况
处理用物	
查对、做健康教育	
洗手、记录	● 记录痰液性状、颜色和量

图 1 -9 -3 密闭式吸痰流程

分将吸痰管内冲洗液吸尽后再松开负压控制阀，避免冲洗液误入气道。

7. 吸痰前后均应给予患者充分氧合：机械通气患者给予纯氧吸入 2 分钟，吸氧患者给予高流量吸氧（5~10 L/min）2 分钟，防止吸痰造成的低氧血症。

8. 吸痰时严格无菌操作，吸痰动作应轻柔、迅速，每次吸痰时间不超过 15 秒；注意人工气道的妥善固定，避免因吸痰管的牵拉而导致人工气道滑脱或移位；密切关注患者病情变化，尤其是生命体征及痰液性状，防止吸痰相关并发症的发生。

9. 如选择的密闭式吸痰管尖端周围均有开口，则吸痰时勿需左右旋转吸痰管，只需缓慢向上提拉吸痰管即可。

10. 吸痰完毕或不进行吸痰操作时，要充分拔出导管至露出管端的黑色指示线，避免吸痰管被损坏或影响通气效果。

11. 关于吸痰后评价，还应结合患者动脉血气分析结果、胸部 X 线片、肺部听诊综合判断吸痰效果。

12. 使用 75% 乙醇纱布对听诊器进行擦拭消毒时，应由耳塞向听筒方向擦拭；悬挂听诊器时耳塞位置应高于听筒。

第四节　气管切开护理

气管切开术是指切开气管颈段前壁（甲状软骨上），插入特制的导管，从而解除窒息，保持呼吸道通畅的急救手术，多用于喉梗阻、昏迷、脑水肿等各种原因引起的呼吸道梗阻或经气管内插管无效的患者。

气管切开护理是对保持气管切开切口周围皮肤清洁和切口敷料清洁、干燥所采取的护理措施。

一、适用范围

气管切开置管的患者。

二、准备

1. 用物准备

（1）治疗盘内：无菌治疗巾内放治疗碗 2 个，分别盛 10 个乙醇棉球和 6 ~ 8 个生理盐水棉球、开口纱布 1 张、无菌镊子 2 把、纱布 1 张。

（2）治疗盘外：薄膜手套 2 双、吸痰管数根、弯盘、听诊器、治疗巾、速干手消毒剂等。

2. 环境准备：安静、清洁、舒适，减少人员流动，保护患者隐私。

3. 护士准备：着装整齐，洗手，戴口罩、帽子。

4. 患者准备：护士做好沟通交流，患者知情同意；取枕肩位，充分暴露气管切口皮肤（以切口为中心 ≥15 cm）。

三、操作流程

气管切开护理流程见图 1 - 9 - 4。

四、注意事项

1. 操作过程中动作轻柔、敏捷，关心患者，注意患者生命体征变化。

2. 操作前后、接触患者前后均需用床旁速干手消毒剂消毒双手。

3. 夹取治疗巾内开口纱布时，消毒用的镊子只能触及开口纱布上表面，传递棉球用的镊子可以触及开口纱布内面（接触患者面）。

4. 导管固定稳妥处于中立位，系带松紧以可插入 1 ~ 2 横指为宜，以防导管意外脱出。

5. 如有金属内套管，应清洗后煮沸消毒，每日可插入 1 ~ 2 次，分泌物多者酌情增加清洁、消毒次数。

6. 消毒顺序：非污染伤口从内至外，污染伤口从外至内。

7. 废弃物按医疗垃圾处理。

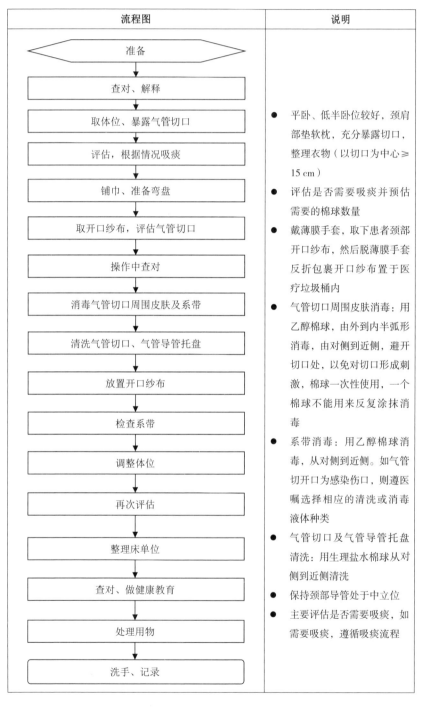

流程图	说明
准备 → 查对、解释 → 取体位、暴露气管切口 → 评估，根据情况吸痰 → 铺巾、准备弯盘 → 取开口纱布，评估气管切口 → 操作中查对 → 消毒气管切口周围皮肤及系带 → 清洗气管切口、气管导管托盘 → 放置开口纱布 → 检查系带 → 调整体位 → 再次评估 → 整理床单位 → 查对、做健康教育 → 处理用物 → 洗手、记录	● 平卧、低半卧位较好，颈肩部垫软枕，充分暴露切口，整理衣物（以切口为中心≥15 cm） ● 评估是否需要吸痰并预估需要的棉球数量 ● 戴薄膜手套，取下患者颈部开口纱布，然后脱薄膜手套反折包裹开口纱布置于医疗垃圾桶内 ● 气管切口周围皮肤消毒：用乙醇棉球，由外到内半弧形消毒，由对侧到近侧，避开切口处，以免对切口形成刺激，棉球一次性使用，一个棉球不能用来反复涂抹消毒 ● 系带消毒：用乙醇棉球消毒，从对侧到近侧。如气管切开口为感染伤口，则遵医嘱选择相应的清洗或消毒液体种类 ● 气管切口及气管导管托盘清洗：用生理盐水棉球从对侧到近侧清洗 ● 保持颈部导管处于中立位 ● 主要评估是否需要吸痰，如需要吸痰，遵循吸痰流程

图 1 -9 -4　气管切开护理流程

第五节　吸氧法

吸氧是临床常用的治疗方法，是氧疗中一部分，用于纠正缺氧，提高动脉血氧分压和氧饱和度的水平，是辅助治疗多种疾病的重要方法。

一、适用范围

1. 呼吸系统疾病影响肺活量者。

2. 心脏功能不全，使肺部充血致呼吸困难者。

3. 中毒，使氧不能由毛细血管渗入组织而产生缺氧者。

4. 昏迷患者，如脑血管意外患者等。

5. 某些外科手术后患者，大出血休克或颅脑疾病患者、产程不定期长或胎心音不良患者等。

二、目的

纠正各种原因造成的缺氧状态，促进组织的新陈代谢，维持机体生命活动。

三、准备

1. 评估患者并解释

（1）评估：患者的年龄、病情、意识、心理状态、自理能力及配合程度。

（2）解释：向患者及家属解释吸氧的目的、方法、注意事项及配合要点。

2. 患者准备

（1）了解吸氧法的目的、方法、注意事项及配合要点。

（2）体位舒适，情绪稳定，愿意配合。

3. 环境准备

整洁、安静、安全，周围无火源。

4. 用物准备

（1）治疗盘内备：小药杯（内盛冷开水）、纱布、弯盘、吸氧管、棉签、扳手。

（2）治疗盘外备：管道氧气装置或氧气筒及氧气压力表装置、用氧记录单、笔、标志等。

四、操作流程

吸氧流程见图 1 - 9 - 5。

五、注意事项

1. 用氧前，检查氧气装置有无漏气，是否通畅。

2. 严格遵守操作规程，注意用氧安全，切实做好"四防"，即防震、防火、防热、防油。氧气瓶搬运时避免倾倒撞击。氧气筒应放阴凉处，周围严禁烟火及易燃品，距明火至少 5 m，距暖气至少 1 m。

3. 常用湿化液为灭菌蒸馏水。急性肺水肿用 20% ~ 30% 乙醇，具有降低肺泡内泡沫的表面张力，使泡沫破裂、消散，改善肺部气体交换，减轻缺氧症状的作用。

4. 氧气筒内氧气勿用尽，压力至少保留 0.5 MPa（5 kg/cm^2），以免灰尘进入筒内，再充气时引起爆炸。对未用尽或已用尽的氧气筒，应分别悬挂"满"或"空"的标志，以便及时调换。

5. 百草枯中毒时高浓度用氧会增加其毒性作用；使用博来霉素患者，因博来霉素为碱性糖肽类抗癌药物，可引起肺炎样症状及肺纤维化，高浓度氧会加重这种副作用，故两种情况均禁忌吸氧。

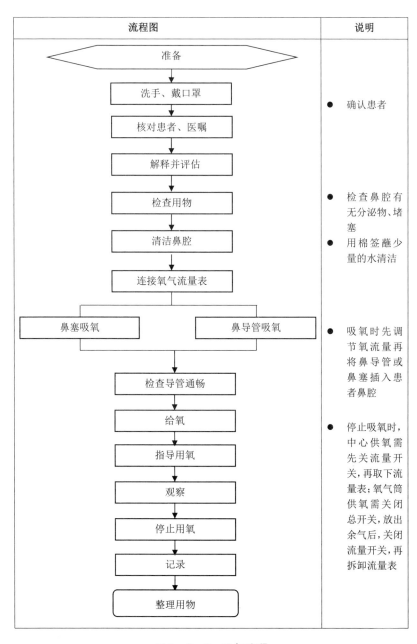

图 1 - 9 - 5　吸氧流程

第十章

生命体征测量与仪器使用

生命体征是体温、脉搏、呼吸、血压的总称，是评价生命活动质量的重要征象，也是评估患者心身状态的可靠指标。正常人生命体征在一定范围内相对稳定，变化很小且相互之间存在内在联系。而在病理情况下，其变化极其敏感。护士通过认真仔细地观察生命体征，可以获得患者生理状态的基本资料，了解机体重要脏器的功能活动情况，了解疾病的发生、发展及转归，为预防、诊断、治疗及护理提供依据。因此，正确掌握生命体征的观察技能与护理是临床护理中极为重要的内容之一。

临床护理工作中，常会使用到许多仪器设备，护士应掌握常用仪器设备的基本结构及原理、仪器设备使用的适应证与并发症、有关仪器设备的操作流程、使用过程中常见的不良反应与处理办法、仪器设备常见的故障及排除方法、设备的维护等知识和技能，才能在工作中更好地使用仪器设备，保证患者的安全。

第一节　生命体征测量

体温也称体核温度，指身体内部胸腔、腹腔和中枢神经的温度，具有相对稳定且较皮肤温度高的特点。皮肤温度又称体表温度，指皮肤表面的温度，可受环境温度和衣着情况的影响且低于体核温度。基础体温指人体在（持续）较长时间的睡眠后醒来，尚未进行任何活动之前所测量到的温度。在每个心动周期中，由于心脏的收缩和舒张，动脉内的压力和容积也发生周期性的变化，导致动脉管壁产生有节律的搏动，为脉搏。机体在新陈代谢的过程中，需要不断地从外界环境中摄取氧气，并把自身产生的二氧化碳排出体外，机体与环境之间所进行的气体交换过程为呼吸。血压是指血管内流动着的血液对单位面积的血管壁的侧压力（压强）。在不同血管内，血压被分别称为动脉血压、毛细血管压和静脉血压，而一般所说的血压是指动脉血压。

一、适用范围

所有患者。

二、目的

1. 判断体温、脉搏、呼吸、血压有无异常。

2. 动态监测体温、脉搏、呼吸、血压变化，分析并了解患者病情变化。

3. 协助诊断，为预防、治疗、康复、护理提供依据。

三、准备

1. 用物准备：PDA、秒表、听诊器、血压计，必要时备棉花、洗手液、纸巾、已消毒的体温计（体温计完好、水银柱在35℃以下）、速干手消毒剂。

2. 环境准备：整洁、安静，室温适宜，光线充足。

3. 护士准备：洗手，熟悉测量体温、脉搏、呼吸、血压的方法，向患者解释监测体温、脉搏、呼吸、血压的目的及注意事项。

4. 患者准备：体位舒适，情绪稳定，了解测量体温、脉搏、呼吸、血压的目的、方法、配合要点和注意事项。在测量前30分钟内，无运动、进食、喝冷/热饮、冷/热敷、洗澡、坐浴、灌肠、吸烟等活动。

四、操作流程

生命体征测量流程详见图 1 - 10 - 1。

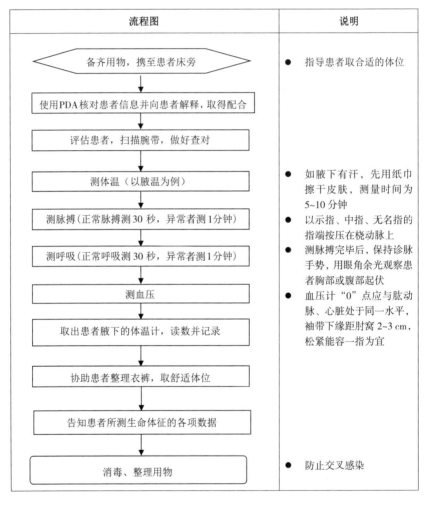

图 1 -10 -1　生命体征测量流程

五、注意事项

1. 测体温：测量前检查体温计水银柱是否在 35℃ 以下；口温测量时间为 3 分钟，腋温测量时间为 5～10 分钟，肛温测量时间为 3 分钟。测量时，要观察患者有无夹好体温计，提前给患者解释好，取得患者配合。腋下有创伤、手术、炎症、肩关节受伤或极度消瘦的患者不宜测腋温。婴幼儿、昏迷、精神异常、口腔疾患、口鼻手术、张口呼吸的患者不宜测口温；直肠或肛门疾患或手术、腹泻、心肌梗死患者不宜测肛温。如果患者体温超过 39℃，应每天测量 6 次体温。

2. 测脉搏：不可用拇指诊脉，因拇指动脉搏动较强，易与患者的脉搏相混淆。为偏瘫患者测脉搏时，应选择健康侧肢体。脉搏细弱难以触诊时，用听诊器听心尖搏动 1 分钟，脉搏短绌者，由 2 名护士同时测量脉率和心率。

3. 测呼吸：呼吸受意识控制，测量呼吸时应不使患者察觉，以免影响测量结果。呼吸微弱或危重者，可用少许棉花置于鼻孔前，观察棉花被吹动的次数，计数 1 分钟。

4. 测血压：检查血压计、听诊器是否完好，选择袖带大小要合适，体位要合适，手臂应与心脏在同一水平面。测量时应匀速测量，不可打气过猛、过高，不可带气泡测量，用毕应及时关闭水银槽开关。测血压者应做到四定：定时间、定部位、定体位、定血压计。测量应选择健侧肢体。

5. 腋温计在每次使用后应在清洁的基础上使用 75% 的乙醇或 500 mg/L 的含氯消毒剂浸泡 30～60 分钟，清水冲净，擦干备用。

6. 一旦发生水银泄漏，按照水银泄漏的应急处理措施进行处理。

第二节　输液泵的使用

输液泵是一种能够准确控制输液滴数或输液流速，保证药物能够匀速、药量准确并且安全地进入患者体内发挥作用的一种仪器。

一、适用范围

1. 需匀速、准确、持续输注液体或药物的患者。

2. 危重婴幼儿输血、输液。

二、目的

1. 应用于临床静脉输液、危重患者的抢救等。

2. 能严格控制输液量及速度，使液体能精确、匀速地输入患者体内。

三、准备

1. 用物准备：治疗车上备消毒剂、棉签、胶布，根据医嘱准备相应液体、输液泵、洗手液、弯盘、PDA 等。

2. 环境准备：整洁，安静，舒适，光线充足，无扬尘操作。

3. 护士准备：着装整洁，修剪指甲，洗净双手，戴口罩及工作牌。

4. 患者准备：在协助下大小便，取合适体位。

四、操作流程

输液泵使用流程见图 1 - 10 - 2。

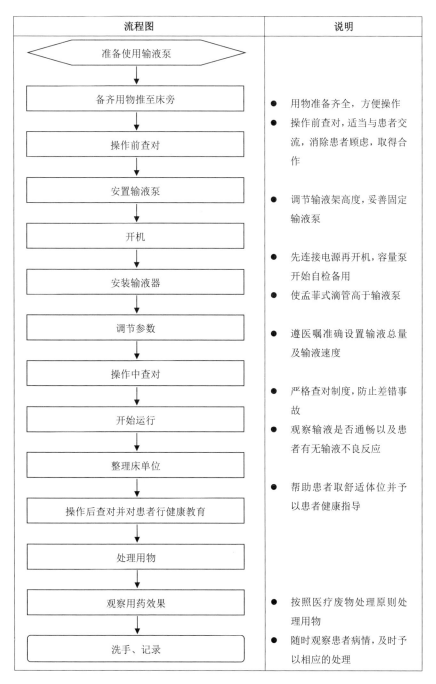

图 1 -10 -2 输液泵使用流程

五、注意事项

1. 正确设定输液速度及其他必需参数，防止设定错误延误治疗。

2. 护士随时查看输液泵的工作状态，及时排除报警、故障，防止液体输入失控。

3. 注意观察穿刺部位皮肤情况，防止发生液体外渗，出现外渗应及时给予相应处理。

4. 妥善放置输液泵，注意安全。

5. 专人保管输液泵，定期检查工作状态，定期检修（医院工程部工作人员每月对输液泵进行一次检修，科室负责资产管理人员每周对输液泵进行一次检查）。

6. 注意保养及清洁消毒（普通患者床旁使用的输液泵每天使用75%乙醇擦拭一次，多重耐药患者床旁使用的输液泵每天使用500 mg/L 含氯消毒剂擦拭三次）。

第三节　微量注射泵的使用

微量注射泵为便携式医疗器械，体积小，重量轻，注射药物精确、微量，适用于长时间微量给药。

一、适用范围

需准确控制静脉输入药物速度及用量的患者。

二、目的

准确控制输液速度，使药物速度均匀、用量准确并安全地进入患者体内发生作用。

三、准备

1. 用物准备：PDA、微量注射泵、延长管、头皮针、空针、三通阀、棉签、安尔碘、载液、微计量精密输液器、药液标签 2 张（分别贴于延长管和空针上）、弯盘、速干手消毒剂等。

2. 环境准备：符合无菌操作要求，温度适宜，光线充足。

3. 护士准备：穿戴整齐，修剪指甲，洗手，戴口罩，熟悉微量注射泵的操作方法。

4. 患者准备：了解微量注射泵的使用目的，能积极配合；排空大便、小便，取舒适体位。

四、操作流程

微量注射泵使用流程详见图 1-10-3。

五、注意事项

1. 使用前应选择和微量注射泵相匹配的空针型号。

2. 正确设定泵入速度，防止设定错误延误治疗。

3. 随时查看微量注射泵的工作状态，及时排除报警、故障及药物外渗。

4. 注意观察穿刺部位皮肤情况，出现药物外渗及静脉炎及时给予处理。

5. 定时更换空针、药液、延长管、输液器及三通阀，延长管靠患者一端贴标签，写上药名及更换时间。

6. 空针上应粘贴标签，标签上应注明药品配制的日期和时间，配制人签名。如为高危药品，应在空针标签上双签名。

7. 微量注射泵泵入药物最好有载液，且用相对独立的静脉通路，可避免药物进入体内速度异常波动。

8. 收回微量注射泵后应使用 500 mg/L 的含氯消毒剂毛巾擦拭，弹簧复位，定期充电，每周固定时间对仪器进行维护和保养。

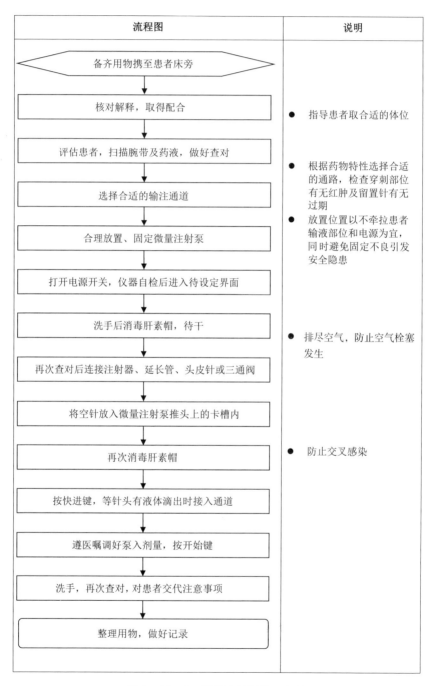

流程图	说明
备齐用物携至患者床旁	
核对解释，取得配合	● 指导患者取合适的体位
评估患者，扫描腕带及药液，做好查对	● 根据药物特性选择合适的通路，检查穿刺部位有无红肿及留置针有无过期
选择合适的输注通道	
合理放置、固定微量注射泵	● 放置位置以不牵拉患者输液部位和电源为宜，同时避免固定不良引发安全隐患
打开电源开关，仪器自检后进入待设定界面	
洗手后消毒肝素帽，待干	● 排尽空气，防止空气栓塞发生
再次查对后连接注射器、延长管、头皮针或三通阀	
将空针放入微量注射泵推头上的卡槽内	
再次消毒肝素帽	● 防止交叉感染
按快进键，等针头有液体滴出时接入通道	
遵医嘱调好泵入剂量，按开始键	
洗手，再次查对，对患者交代注意事项	
整理用物，做好记录	

图 1 -10 -3 微量注射泵使用流程

第四节 胰岛素笔注射

糖尿病是一组由遗传和环境因素相互作用所致的代谢性疾病，由于胰岛素分泌缺乏和（或）其生物作用障碍导致糖代谢紊乱，同时伴有脂肪、蛋白质、水、电解质等的代谢障碍，以慢性高血糖为主要特征。胰岛素是一种能够帮助人体利用或者储存食物中的葡萄糖的激素，由胰岛 β 细胞所分泌，是人体内唯一的降血糖激素。

一、适用范围

患糖尿病需注射胰岛素的患者。

二、目的

实现良好的血糖控制。

三、准备

1. 用物准备：胰岛素制剂（与胰岛素笔匹配）、胰岛素笔、胰岛素笔针头、消毒剂、消毒棉签、治疗单、锐器盒、医疗垃圾桶、PDA 等。

2. 环境准备：清洁，安静。

3. 护士准备：洗手，戴口罩。

4. 患者准备：餐食准备，注射部位充分暴露。

四、操作流程

胰岛素笔注射流程详见图 1 - 10 - 4。

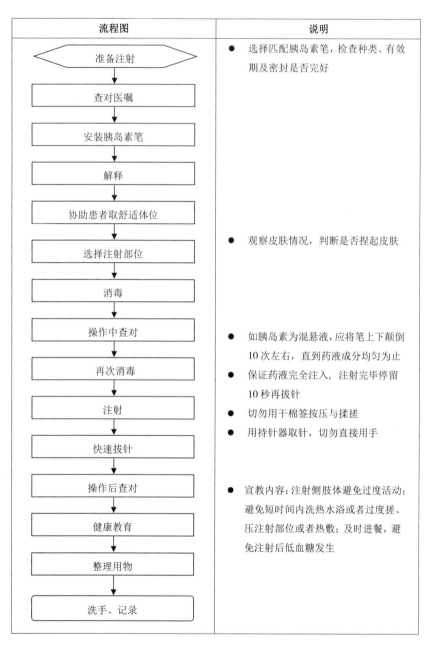

流程图	说明
准备注射	● 选择匹配胰岛素笔，检查种类、有效期及密封是否完好
查对医嘱	
安装胰岛素笔	
解释	
协助患者取舒适体位	
选择注射部位	● 观察皮肤情况，判断是否捏起皮肤
消毒	
操作中查对	● 如胰岛素为混悬液，应将笔上下颠倒10次左右，直到药液成分均匀为止
再次消毒	● 保证药液完全注入，注射完毕停留10秒再拔针
注射	● 切勿用干棉签按压与揉搓
快速拔针	● 用持针器取针，切勿直接用手
操作后查对	● 宣教内容：注射侧肢体避免过度活动；避免短时间内洗热水浴或者过度搓、压注射部位或者热敷；及时进餐，避免注射后低血糖发生
健康教育	
整理用物	
洗手、记录	

图 1 -10 -4　胰岛素笔注射流程

五、注意事项

1. 胰岛素笔的存放

（1）没开封的胰岛素，2~8℃（冰箱冷藏室靠近门的位置，并贴上高危及多规格标识），保存时间不超过外包装标识的使用期限。

（2）已开封的胰岛素笔在25℃保存30天。

（3）患者转科或者出院时，胰岛素笔交接，避免胰岛素笔过冷、过热或剧烈震荡。

2. 胰岛素的常见不良反应：低血糖、体重增加、过敏、水肿、视物模糊、注射部位脂肪萎缩、皮下脂肪增生。

3. 胰岛素注射部位推荐

（1）上臂：上臂外侧中1/3。

（2）腹部：耻骨联合以上约1cm，最低肋缘以下1cm，脐周2.5cm以外的双侧腹（餐时短效胰岛素最好选择腹部注射）。

（3）臀部：臀部外上侧（希望缓慢吸入胰岛素时可选择）。

（4）大腿：大腿前外侧上1/3（给儿童注射中、长效胰岛素时）。

4. 规范胰岛素笔注射技术

（1）规范的捏皮注射方法（消瘦患者及幼童需要捏皮，用拇指和示指，或者加中指捏起皮肤，避免全手指握住皮肤，保证注射在皮下，防止误入肌肉层）：捏起皮肤90°垂直进针（或者45°进针），缓慢注射胰岛素，针头在皮肤内停留10秒，拔出针头，松开捏皮。

（2）规范的进针角度。

（3）避免漏液。

（4）注射部位轮转（连续2次注射部位应间隔至少1cm，注射部位可按以上推荐部位大轮转，也可双上臂、双侧臀部、双腿轮转，也可将腹部注射部位分成四个象限轮转）。

5. 为减少胰岛素注射引起疼痛应注意以下几点。

（1）已开封的胰岛素室温保存。

（2）等待消毒剂完全挥发后进行注射。

（3）避免在毛发根部注射。

（4）使用 4 mm 的针头，据《中国糖尿病药物注射技术指南（2016 年版）》。

（5）每次注射使用新的针头。

（6）针头刺入皮肤应快速、准确。

（7）应缓慢推注，并确认注射器的活塞与胰岛素笔的按键已完全推入。

第五节　无创呼吸机的使用

无创正压通气（NPPV），无需建立人工气道，通过鼻罩、口鼻罩或全面罩等无创方式将患者与呼吸机相连，实施的正压辅助通气。呼吸机相关性肺炎（VAP）是指气管插管或气管切开患者，接受机械通气 48 小时后发生的肺炎及机械通气撤机、拔管后 48 小时内出现的肺炎。

一、适用范围

急、慢性呼吸衰竭，低氧性呼吸衰竭，心源性肺水肿，睡眠呼吸暂停等患者。

二、目的

1. 改善患者通气和肺的氧合功能。

2. 减少患者呼吸肌做功，促进患者康复。

3. 减少气管插管或气管切开的相关并发症，降低病死率。

三、准备

1. 用物准备

（1）检查呼吸机性能是否完好，备用。

（2）鼻罩或面罩一个、头带一个、呼吸机管道一套，呼吸过滤器一个、湿化罐一个、无菌蒸馏水一瓶、直管输液器一个、污物桶一个、速干手消毒剂一瓶。

2. 环境准备：清洁、安静、宽敞。

3. 护士准备：护士着装整洁，洗净双手，戴口罩。

4. 患者准备：排空大小便，协助取半卧位，必要时清洁面部皮肤。

四、操作流程

无创呼吸机使用流程详见图 1－10－5。

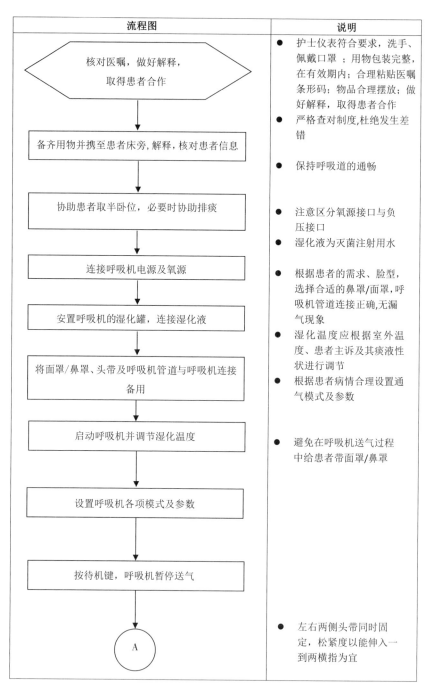

流程图	说明
核对医嘱，做好解释，取得患者合作	• 护士仪表符合要求，洗手、佩戴口罩；用物包装完整，在有效期内；合理粘贴医嘱条形码；物品合理摆放；做好解释，取得患者合作 • 严格查对制度,杜绝发生差错
备齐用物并携至患者床旁,解释,核对患者信息	• 保持呼吸道的通畅
协助患者取半卧位，必要时协助排痰	• 注意区分氧源接口与负压接口 • 湿化液为灭菌注射用水
连接呼吸机电源及氧源	• 根据患者的需求、脸型,选择合适的鼻罩/面罩,呼吸机管道连接正确,无漏气现象
安置呼吸机的湿化罐,连接湿化液	• 湿化温度应根据室外温度、患者主诉及其痰液性状进行调节
将面罩/鼻罩、头带及呼吸机管道与呼吸机连接备用	• 根据患者病情合理设置通气模式及参数
启动呼吸机并调节湿化温度	• 避免在呼吸机送气过程中给患者带面罩/鼻罩
设置呼吸机各项模式及参数	
按待机键,呼吸机暂停送气	
A	• 左右两侧头带同时固定,松紧度以能伸入一到两横指为宜

图 1-10-5　无创呼吸机使用流程

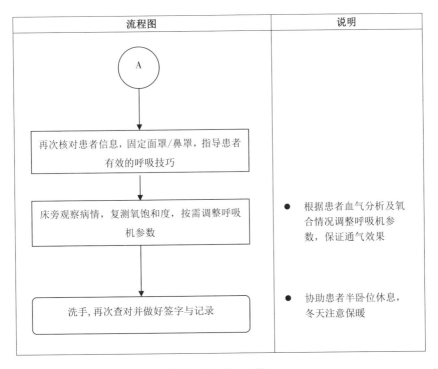

图 1 -10 -5 （续）

第六节 有创呼吸机的使用

有创呼吸机通气是指经气管插管或气管切开导管连接呼吸机将空气、氧气或空气—氧气混合气压入肺内，对患者进行通气支持，使肺间歇性膨胀，改善呼吸功能，减轻或纠正缺氧和二氧化碳潴留的一种治疗方法。

一、适用范围

用于心肺脑复苏的呼吸支持的患者；各种原因导致的急性呼吸功能不全或氧合功能障碍的患者；术中、术后呼吸支持的患者；其他需要呼吸机治疗的患者。

二、目的

1. 纠正急性呼吸性酸中毒。

2. 纠正低氧血症。

3. 降低呼吸功消耗，缓解呼吸肌疲劳。

4. 改善肺顺应性，预防和治疗肺不张。

5. 呼吸衰竭的预防性治疗：围手术期患者或者败血症、休克、严重创伤情况。

6. 为安全使用镇静剂和肌松剂提供通气保障。

7. 稳定胸壁，利于肺和呼吸道的吻合。

三、准备

1. 用物准备：有创呼吸机、一次性呼吸机管道、吸入端过滤器、呼出端过滤器、积水杯、湿化罐、模拟肺、无菌注射用水等。

2. 环境准备：氧源、气源、电源正常，床旁整洁。

3. 护士准备：着装整齐，洗手，戴口罩、帽子。

4. 患者准备：患者及家属知情同意，患者取适当体位，建立人工气道。

四、操作流程

有创呼吸机使用流程详见图 1-10-6。

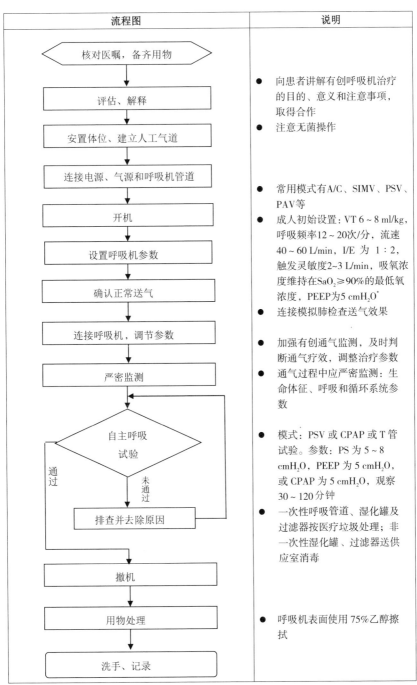

流程图	说明
核对医嘱，备齐用物	
评估、解释	• 向患者讲解有创呼吸机治疗的目的、意义和注意事项，取得合作 • 注意无菌操作
安置体位、建立人工气道	
连接电源、气源和呼吸机管道	
开机	• 常用模式有A/C、SIMV、PSV、PAV等 • 成人初始设置：VT 6～8 ml/kg，呼吸频率12～20次/分，流速40～60 L/min，I/E 为 1 : 2，触发灵敏度2~3 L/min，吸氧浓度维持在SaO₂≥90%的最低氧浓度，PEEP为5 cmH₂O*
设置呼吸机参数	
确认正常送气	• 连接模拟肺检查送气效果
连接呼吸机，调节参数	
严密监测	• 加强有创通气监测，及时判断通气疗效，调整治疗参数 • 通气过程中应严密监测：生命体征、呼吸和循环系统参数
自主呼吸试验 — 通过 / 未通过	• 模式：PSV 或 CPAP 或 T 管试验。参数：PS 为 5～8 cmH₂O，PEEP 为 5 cmH₂O，或 CPAP 为 5 cmH₂O，观察30～120分钟
排查并去除原因	• 一次性呼吸管道、湿化罐及过滤器按医疗垃圾处理；非一次性湿化罐、过滤器送供应室消毒
撤机	
用物处理	• 呼吸机表面使用75%乙醇擦拭
洗手、记录	

* 1 cmH$_2$O ≈ 0.098 kPa。

图 1 - 10 - 6　有创呼吸机使用流程

五、注意事项

1. 呼吸机准备：连接管道，根据患者的疾病特点、临床表现、年龄、体重选择合适的通气模式进行呼吸参数预设，检查管路无漏气及报警系统完好，用模拟肺测试无误。向湿化罐内注入适量无菌注射用水，并调节湿化器的温度，连接至患者。

2. 有创通气监测：患者带呼吸机治疗 1~2 小时，应结合临床病情及动脉血气分析再次评估通气、氧合和酸碱平衡情况，及时判断通气疗效，合理调整治疗参数。

3. 呼吸机使用中的管理

（1）观察呼吸机是否正常工作，各项设置有无异常变动。

（2）保持管道连接密闭性，各导线、传感器无松脱。

（3）保持温化湿化，湿化器内湿化液在正常刻度范围。

（4）及时处理管道内积水，避免阻塞通道或反流入患者气道，积水杯处于最低位，适时倾倒冷凝水。

（5）妥善固定人工气道，防止导管移位，每班交接导管置入长度，适时吸痰保持气道通畅。

（6）识别并及时处理呼吸机报警。

4. 报警处理

（1）低潮气量及低每分通气量需排除管道漏气，增加辅助通气参数。

（2）高每分通气量需排除管道原因、呼吸机误触发等。

（3）气道低压需排除管道漏气、插管滑出。

（4）气道高压需检查是否插管过深、咳嗽、痰液阻塞、支气管痉挛、肺顺应性差、人机对抗等，做相应处理。

5. 呼吸机的撤离：导致机械通气的原因去除后，应尽早行自主呼吸试验（SBT），尽早撤机。

（1）准备拔管所需器材：吸痰管等吸痰装置，面罩，吸氧装置。

（2）确定患者拔管前 2~4 小时停用镇静剂或肌松剂。

（3）拔管后 30 分钟查血气分析。

（4）床旁保留气管插管器材以备再插管。

第七节　心电监护仪的使用

心电监护仪是医院使用的可监护患者动态的精密医学仪器。该设备具有心电信息、呼吸、血压（分无创和有创）、血氧饱和度、脉率等生理参数的采集、存储、智能分析预警等功能。

一、适用范围

心肺复苏患者，心律紊乱高危患者，危重症患者，实施某些诊断、治疗性操作的患者，等。

二、目的

1. 对危重患者进行连续性动态心电图监测，持续观察心律、心率变化。

2. 储存或记录心电图的各种信息，以便随时观察。

3. 发现和识别心律失常。

4. 观察患者有创及无创血压，呼吸及血氧饱和度的变化。

5. 观察起搏器功能。

6. 监测中心静脉压的变化。

三、准备

1. 用物准备：PDA、一次性电极片 5 个、砂纸、心电监护仪一台、线绳一根、速干手消毒剂等。

2. 环境准备：安静，舒适，光线充足，注意遮挡，保护患者隐私。

3. 护士准备：着装整洁，洗手，熟悉心电监护仪的操作方法。

4. 患者准备：知情同意，积极配合，取适当体位，暴露操作部位。

四、操作流程

心电监护仪使用流程详见图 1 - 10 - 7。

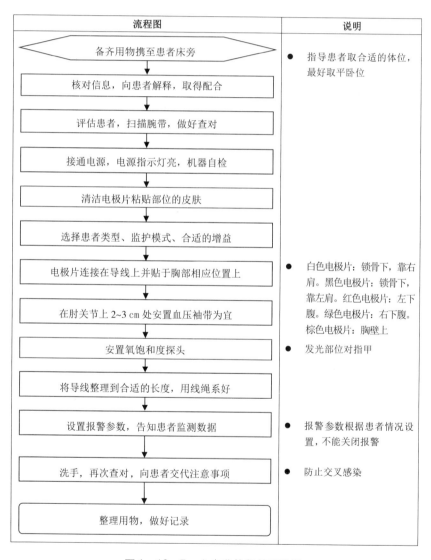

图 1 - 10 - 7　心电监护仪使用流程

五、注意事项

1. 据病情，协助患者取平卧位或半卧位。

2. 选择粘贴电极片的部位：平坦、肌肉较少的部位，无破损、无任何异常的部位，必要时剃除毛发，擦洗干净。

3. 密切观察心电图波形，及时处理干扰和电极片脱落。

4. 密切监测患者的情况变化，对于病情稳定的患者应每两小时记录一次生命体征，每班至少记录一次病情；对于病情不稳定的患者随时记录。

5. 定时观察患者粘贴电极片处的皮肤，定时更换电极片和粘贴电极片的部位，以防局部皮肤损伤。

6. 对躁动的患者，应当固定好电极片和导线，避免电极片脱落以及导线打折、缠绕。

7. 告知患者不要自行移动或摘除电极片，避免在心电监护仪附近使用手机，以免干扰监测波形。指导患者学会观察电极片周围皮肤情况，如有痒痛感及时告诉医护人员。

8. 停机时，先向患者说明情况，取得合作后关闭电源，去掉氧饱和度探头、血压袖带、ECG 电极片，用纸巾擦拭电极片粘贴部位皮肤，整理患者衣服，整理床单位，协助患者取舒适体位。

9. 收回心电监护仪后应使用 500 mg/L 的含氯消毒剂毛巾擦拭，定期充电，每周固定时间对仪器进行维护和保养。

第八节　心电图机的使用

心电图产生的原理：心脏在搏动之前，心肌首先发生兴奋，在兴奋过程中产生微弱电流，该电流经人体组织向各部分传导。由于身体各部分的组织不同，各部分与心脏间的距离不同，因此在人体体表各部位表现出不同的电位变化，这种人体心脏内电活动所产生的表面电位与时间的关系称为心电图。心电图机则是记录这些电生理信号的仪器。

一、适用范围

所有患者。

二、目的

记录患者心电活动情况，以判断病情和辅助诊断。

三、准备

1. 用物准备：治疗车、心电图机、乙醇、棉签、PDA、备皮盘（必要时剃除操作部位多余的毛发）等。

2. 环境准备：安静，舒适，光线充足，注意遮挡，保护患者隐私。

3. 护士准备：着装整洁，洗手，熟悉心电图机的操作方法。

4. 患者准备：知情同意，积极配合，取适当体位，暴露操作部位。

四、操作流程

心电图机使用流程详见图 1-10-8。

五、注意事项

1. 安装导联时要对局部皮肤进行清洁脱脂，预防导联干扰变形；操作时避免肢体活动，预防肌电干扰。如患者肌电干扰明显，可打开肌电滤波功能，若无肌电干扰可不开启此功能。

2. 走纸速度一般设定是 25 mm/s，增益一般设定是 10 mm/mV，如遇患者高电压可降低增益为 5 mm/mV，如遇患者低电压可调整增益为 20 mm/mV。

3. 记录打印出心电图，并登记好患者的心电图记录的时间、床号、姓名、性别、住院号、疾病名称。

4. 密切观察患者病情及各项数据的变化，做好记录；如婴幼儿哭闹不止，可使用镇静剂。

5. 心电图机应处于充电备用状态，定期对仪器进行维护和保养。

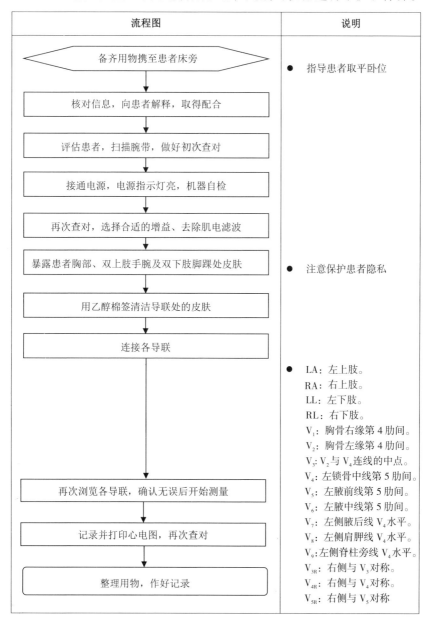

图 1 -10 -8 心电图机使用流程

第十一章
常用急救技术

急救的最基本目的就是挽救生命，护士对临床常用急救技术掌握的程度可以直接影响到对急危重患者抢救方案的实施，以及抢救的成败。因此，护士必须掌握必要的急救知识与技能。

第一节　简易呼吸球囊使用

简易呼吸球囊又称复苏球，是进行人工通气的简易工具。其原理是氧气进入球囊和氧气储气袋，球囊前方的单向阀打开，将氧气挤入与患者口鼻紧密相连的面罩内或气管导管内，以达到人工通气的目的。它由面罩、单向阀、球囊、氧气储气袋、氧气导管组成，其中氧气储气袋与氧气导管必须与外接氧气组合，如未接氧气时应将其取下。

潮气量是指每次呼吸时吸入或呼出的气量，似潮汐涨落，故名潮气量。平静呼吸时，成人潮气量为 400～600 ml。其量的多少与年龄、性别、运动量及情绪等因素有关。

一、适用范围

1. 心肺复苏过程中维持氧供。

2. 各种原因引起的呼吸抑制。

3. 神经、肌肉疾病所致的呼吸肌麻痹。

4. 气管插管前高浓度给氧。

5. 气管插管后检查导管位置。

6. 呼吸机出现故障、停电等特殊情况时临时替代呼吸机。

二、目的

1. 辅助呼吸，改善患者的呼吸功能，维持和增加机体通气量。

2. 有效地纠正患者低氧血症。

三、准备

1. 用物准备：简易呼吸球囊、麻醉面罩、氧气吸入装置、纱布一张、记录单，必要时准备口咽通气管、手套、胶布等。

2. 环境准备：环境安静、整洁，必要时备隔帘、屏风，保护患者隐私。

3. 护士准备：着装整齐、洗手、戴口罩。

4. 患者准备：护士评估患者意识状态、呼吸状况、氧合情况及配合度。

四、操作流程

简易呼吸球囊使用流程详见图 1 - 11 - 1。

五、注意事项

1. 简易呼吸球囊应定期检查、测试、维修和保养，保证其处于功能状态。

2. 使用时面罩要扣紧鼻部，避免发生漏气。

3. 连接氧气时，注意连接部位是否接好。

4. 使用过程中观察患者有无发绀等情况。

5. 挤压球囊时，压力不可过大，挤压球囊的 1/3 ~ 2/3 为宜，且挤压应规律，避免时快时慢，以免损伤肺组织，影响呼吸功能恢复。

6. 若患者有自主呼吸，应与之同步，即患者吸气初顺势挤压球囊，达到一定气量便完全松开球囊，让患者自行完成呼吸动作。

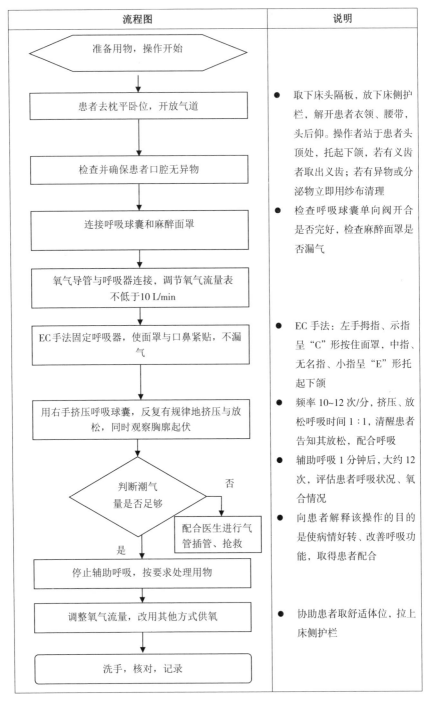

流程图	说明
准备用物，操作开始	
患者去枕平卧位，开放气道	• 取下床头隔板，放下床侧护栏，解开患者衣领、腰带，头后仰。操作者站于患者头顶处，托起下颌，若有义齿者取出义齿；若有异物或分泌物立即用纱布清理
检查并确保患者口腔无异物	
连接呼吸球囊和麻醉面罩	• 检查呼吸球囊单向阀开合是否完好，检查麻醉面罩是否漏气
氧气导管与呼吸器连接，调节氧气流量表不低于10 L/min	
EC手法固定呼吸器，使面罩与口鼻紧贴，不漏气	• EC手法：左手拇指、示指呈"C"形按住面罩，中指、无名指、小指呈"E"形托起下颌
用右手挤压呼吸球囊，反复有规律地挤压与放松，同时观察胸廓起伏	• 频率10~12次/分，挤压、放松呼吸时间1∶1，清醒患者告知其放松，配合呼吸
判断潮气量是否足够 — 否 → 配合医生进行气管插管、抢救	• 辅助呼吸1分钟后，大约12次，评估患者呼吸状况、氧合情况 • 向患者解释该操作的目的是使病情好转、改善呼吸功能，取得患者配合
停止辅助呼吸，按要求处理用物	
调整氧气流量，改用其他方式供氧	• 协助患者取舒适体位，拉上床侧护栏
洗手，核对，记录	

图 1-11-1 简易呼吸球囊使用流程

第二节 心肺复苏

心肺复苏（cardiopulmonary resuscitation，CPR），是针对呼吸、心跳停止的急症危重患者所采取的抢救关键措施，即胸外按压形成暂时的人工循环保证组织供氧，采取人工呼吸代替自主呼吸，快速电除颤转复心室颤动，以及尽早使用血管活性药物来重新恢复自主循环的急救技术。

基础生命支持（basic life support，BLS）又称现场急救，是心肺复苏中的初始急救技术，是指专业或非专业的人员进行徒手抢救，分为判断技能和支持（干预）技术两个方面。判断阶段及其关键，在正确的判断下才能进行有效的急救。支持技术主要指 C、A、B 三个步骤，即人工循环（circulation，C），开放气道（airway，A），人工呼吸（breathing，B）。

心室颤动（ventricular fibrillation）简称室颤，是由于心脏出现多灶性兴奋而不能进行有效的收缩，以致完全失去排血功能的征象。室颤时心脏电活动已无心动周期，除颤可在任何时间放电。

一、适用范围

各种原因引起的心跳、呼吸骤停的患者。

二、目的

1. 开放气道，重建患者的呼吸和循环。

2. 保证重要脏器的血液供应。

三、准备

1. 用物准备：纱布、开口器、口咽通气管、弯盘、电筒、舌钳、压舌板等。

2. 环境准备：宽敞明亮、安全。

3. 护士准备：穿戴整齐，洗手。

四、操作流程

CPR 流程详见图 1-11-2。

流程图	说明

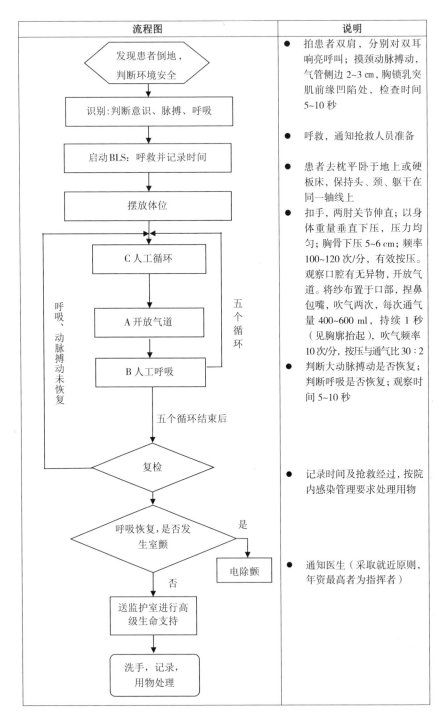

说明栏内容：

- 拍患者双肩，分别对双耳响亮呼叫；摸颈动脉搏动，气管侧边 2~3 cm，胸锁乳突肌前缘凹陷处，检查时间 5~10 秒

- 呼救，通知抢救人员准备

- 患者去枕平卧于地上或硬板床，保持头、颈、躯干在同一轴线上

- 扣手，两肘关节伸直；以身体重量垂直下压，压力均匀；胸骨下压 5~6 cm；频率 100~120 次/分，有效按压。观察口腔有无异物，开放气道。将纱布置于口部，捏鼻包嘴，吹气两次，每次通气量 400~600 ml，持续 1 秒（见胸廓抬起），吹气频率 10 次/分，按压与通气比 30∶2

- 判断大动脉搏动是否恢复；判断呼吸是否恢复；观察时间 5~10 秒

- 记录时间及抢救经过，按院内感染管理要求处理用物

- 通知医生（采取就近原则，年资最高者为指挥者）

流程图内容：

发现患者倒地，判断环境安全 → 识别：判断意识、脉搏、呼吸 → 启动BLS：呼救并记录时间 → 摆放体位 → C 人工循环 → A 开放气道 → B 人工呼吸（五个循环；呼吸、动脉搏动未恢复）→ 五个循环结束后 → 复检 → 呼吸恢复，是否发生室颤 →（是）电除颤 ；（否）送监护室进行高级生命支持 → 洗手，记录，用物处理

图 1-11-2　CPR 流程

五、注意事项

1. 按压部位：两乳头连线中点。

2. 按压手法：一手掌根部放于按压部位，另一手平行重叠于其上。双手指交叉，上手的手指紧紧扣住下手指根，下手手指伸直。两手手指均不能接触胸壁皮肤。

3. 按压姿势：以髋关节为支点，挺直腰部，双手臂垂直，肘关节伸直。利用肩、肘、腕的力量向下按压胸部，按压过程中身体无摇晃。按压时始终观察患者面部。

4. 按压深度：使胸骨下陷5~6 cm。按压频率：100~120 次/分，放松时使胸廓充分回弹，按压与放松时间比为1:1。

5. 心肺复苏有效指征：呼吸改善或出现自主呼吸；能扪及大动脉搏动，收缩压大于60 mmHg；面色、口唇、甲床和皮肤色泽转红；散大的瞳孔缩小；眼球活动，睫毛反射与对光反射出现，出现手脚搐动。

第三节 AED* 的使用

电除颤术是将一定强度的电流通过心脏，使全部心肌在瞬间除极，然后心脏自律性的最高起搏点（通常是窦房结）重新主导心脏节律。心搏骤停是由于各种原因（如电击、中毒、疾病等）导致的心脏突然停止跳动，心脏射血功能突然终止的临床征象。

一、适用范围

室颤或者心搏骤停患者。

二、目的

1. 在现场快速终止室颤，纠正患者心律失常。

---

* AED 即自动体外除颤器。

2. 维持血液循环，挽救患者生命。

三、准备

1. 用物准备：AED、纱布、治疗车、速干手消毒剂、黄色垃圾桶、黑色垃圾桶等。

2. 环境准备：环境安全，宽敞明亮。

3. 护士准备：仪表端庄，备秒表，戴口罩，头发及指甲干净、整齐。

4. 患者准备：患者平卧于绝缘干燥的平面上。

四、操作流程

AED 使用流程详见图 1 - 11 - 3。

五、注意事项

1. 勿将电极片直接放在植入式起搏器或 AED 的正上方，避开起搏器部位至少 10 cm。

2. 放置电极片部位应避开瘢痕、伤口。

3. 任何原因需在使用过程中关闭 AED，至少按住"开/关"按钮 1 秒，使其进入待机模式。

4. 注意检查备用电池在有效期内。

5. 如患者大量出汗，在除颤之前，迅速将患者的胸部擦干。

6. 电击时电极片要与皮肤充分接触，勿留缝隙，以免发生皮肤烧灼。

7. 在抢救因缺氧导致的心搏骤停时，如一氧化碳中毒、溺水、窒息等，及时开放气道仍然非常有必要。

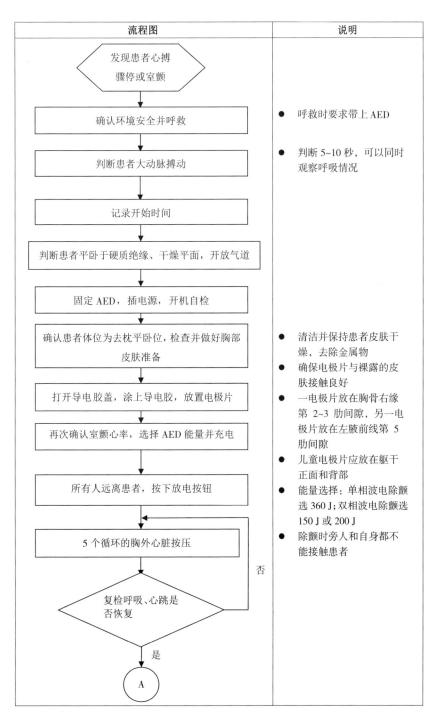

流程图	说明
发现患者心搏骤停或室颤	
确认环境安全并呼救	● 呼救时要求带上 AED
判断患者大动脉搏动	● 判断 5~10 秒，可以同时观察呼吸情况
记录开始时间	
判断患者平卧于硬质绝缘、干燥平面，开放气道	
固定 AED，插电源，开机自检	
确认患者体位为去枕平卧位，检查并做好胸部皮肤准备	● 清洁并保持患者皮肤干燥，去除金属物 ● 确保电极片与裸露的皮肤接触良好
打开导电胶盖，涂上导电胶，放置电极片	● 一电极片放在胸骨右缘第 2~3 肋间隙，另一电极片放在左腋前线第 5 肋间隙
再次确认室颤心率，选择 AED 能量并充电	● 儿童电极片应放在躯干正面和背部
所有人远离患者，按下放电按钮	● 能量选择：单相波电除颤选 360 J；双相波电除颤选 150 J 或 200 J
5 个循环的胸外心脏按压	● 除颤时旁人和自身都不能接触患者
复检呼吸、心跳是否恢复	
A	

图 1-11-3 AED 使用流程

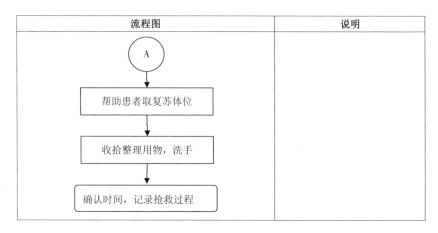

流程图	说明

图 1 -11 -3   (续)

第四节　手动除颤

室颤是指心室多部位电活动以快速和不规则方式传导，导致心室停止有效泵血，终止血液循环。如不能及时终止室颤，患者会在几分钟内死亡，常见于缺血性心脏病，心电图表现为：室颤的波形、振幅与频率均极不规则，无法辨认 QRS 波群、S－T 段与 T 波。

一、适用范围

1. 室颤是电复律的绝对指征。

2. 慢性心房颤动（心房颤动史在 1～2 年），持续心房扑动。

3. 阵发性室上性心动过速，常规治疗无效而伴有明显血液动力学障碍者或预激综合征并发室上性心动过速而用药困难者。

4. 呈 1:1 传导的心房扑动。

二、目的

1. 纠正恶性心律失常。

2. 恢复窦性心率。

3. 挽救患者生命。

三、准备

1. 用物准备：治疗车、手动除颤器（充电备用）、电源插座、弯盘 1 个、纱布 2 张、洗手液、记录牌、笔、表等。

2. 环境准备：宽敞明亮、环境安全。

3. 护士准备：穿戴整齐、洗手、戴口罩。

4. 患者准备：护士评估患者病情、意识、心电图。

四、操作流程

手动除颤流程详见图 1 - 11 - 4。

五、注意事项

1. 除颤前确定患者除颤部位无潮湿、无敷料，如患者带有植入性起搏器，应注意避开起搏器部位至少 10 cm。

2. 除颤前确保周围人员无直接或间接与患者接触。

3. 操作者身体不能与患者接触。

4. 动作迅速、准确，从擦干患者胸部皮肤开始至除颤放电完毕的时间要求为不超过 20 秒。

5. 保持除颤器完好，处于备用状态。

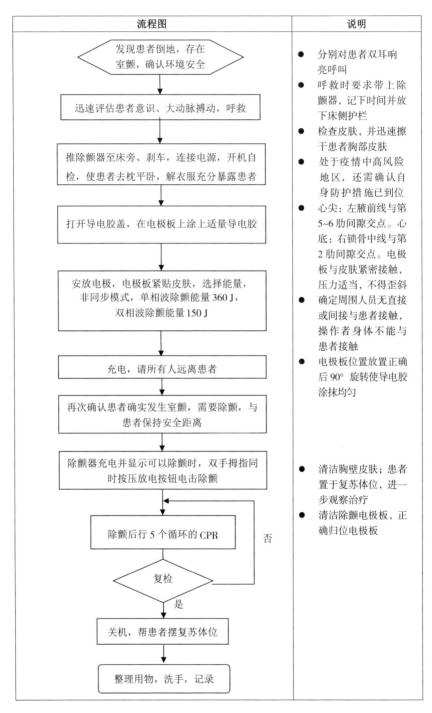

流程图	说明

发现患者倒地，存在室颤，确认环境安全

↓

迅速评估患者意识、大动脉搏动，呼救

↓

推除颤器至床旁、刹车，连接电源，开机自检，使患者去枕平卧，解衣服充分暴露患者

↓

打开导电胶盖，在电极板上涂上适量导电胶

↓

安放电极，电极板紧贴皮肤，选择能量，非同步模式，单相波除颤能量 360 J，双相波除颤能量 150 J

↓

充电，请所有人远离患者

↓

再次确认患者确实发生室颤，需要除颤，与患者保持安全距离

↓

除颤器充电并显示可以除颤时，双手拇指同时按压放电按钮电击除颤

↓

除颤后行 5 个循环的 CPR ← 否

↓

复检

↓ 是

关机，帮患者摆复苏体位

↓

整理用物，洗手，记录

说明：
- 分别对患者双耳响亮呼叫
- 呼救时要求带上除颤器，记下时间并放下床侧护栏
- 检查皮肤，并迅速擦干患者胸部皮肤
- 处于疫情中高风险地区，还需确认自身防护措施已到位
- 心尖：左腋前线与第 5~6 肋间隙交点。心底：右锁骨中线与第 2 肋间隙交点。电极板与皮肤紧密接触，压力适当，不得歪斜
- 确定周围人员无直接或间接与患者接触，操作者身体不能与患者接触
- 电极板位置放置正确后 90° 旋转使导电胶涂抹均匀
- 清洁胸壁皮肤；患者置于复苏体位，进一步观察治疗
- 清洁除颤电极板，正确归位电极板

图 1 - 11 - 4　手动除颤流程

第五节 膈下腹部冲击法

膈下腹部冲击法也叫 Heimlich 手法，是美国医生 Heimlich 教授于 20 世纪 70 年代提出的，是抢救异物卡喉窒息最有效的简易方法。此种方法是给患者膈肌下软组织以突然的向上压力，进而压迫两肺下部，驱使肺内残留空气的气流快速进入气管，以逐出堵在气管口的食物块或其他异物，谓之 Heimlich 手法。患者被食物或异物卡喉后，不能讲话，不能呼吸或咳嗽，用手抓住自己的喉部，此为 Heimlich 征象。

一、适用范围

不完全或完全呼吸道梗阻患者。

二、目的

迅速解除呼吸道异物梗阻，重新开放气道，恢复有效的自主呼吸。

三、准备

1. 用物准备：无。

2. 环境准备：宽敞明亮，请家属在外等候。

3. 护士准备：衣帽整洁，洗手，戴口罩。

4. 患者准备：患者呼救。

四、操作流程

膈下腹部冲击法操作流程详见图 1 - 11 - 5。

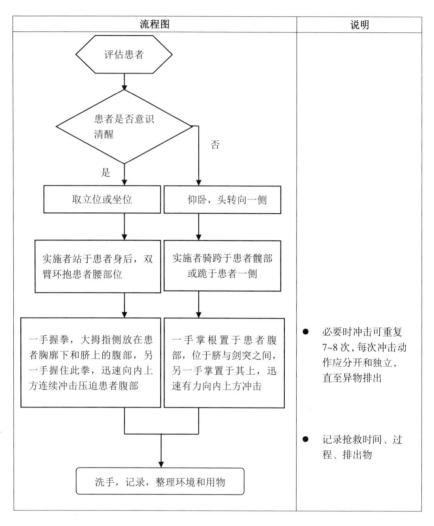

图 1 - 11 - 5　膈下腹部冲击法操作流程

五、注意事项

1. 如呼吸道部分梗阻，气体交换良好，应鼓励患者用力咳嗽。

2. 用力要适当，防止暴力冲击。

3. 冲击时不要挤压胸廓，冲击力限于手上，不能用双臂加压。

4. 健康指导：告知患者进食前将食物切成细块，充分咀嚼；口中含有食物时，避免大笑、讲话或活动；不允许儿童将小的玩具放入口中。

第六节 洗胃法

洗胃法是指将胃管经一侧鼻孔插入胃内，利用虹吸或负压或重力的作用，将一定成分的冲洗液灌入胃内，混合胃内容物后再抽出，如此反复，将其洗净的方法，以达到解除患者痛苦，挽救患者生命的目的。

一、适用范围

1. 食物或口服药物中毒者，清除胃内毒物。

2. 治疗完全或不完全性幽门梗阻。

3. 胃手术或检查前准备。

二、目的

1. 解毒，清除胃内毒物或刺激物，减少毒物吸收。

2. 减轻胃黏膜水肿。

3. 手术或某些检查前的准备。

三、准备

1. 用物准备：治疗盘内放胃管及连接管一套、压舌板、纱布、弯盘、50 ml 注射器、听诊器、液状石蜡、棉签、橡胶单、治疗巾、胶布、一次性牙垫或导管固定器、水温计、一次性手套、量杯、洗胃液、洗胃机（洗胃桶、污物桶及附件），必要时备标本容器、开口器、舌钳等。

2. 环境准备：安静、舒适，便于操作，必要时用屏风遮挡。

3. 护士准备：着装整洁，洗手，戴口罩。

4. 患者准备：理解操作目的及配合方法，处适宜卧位。

四、操作流程

洗胃流程详见图 1-11-6。

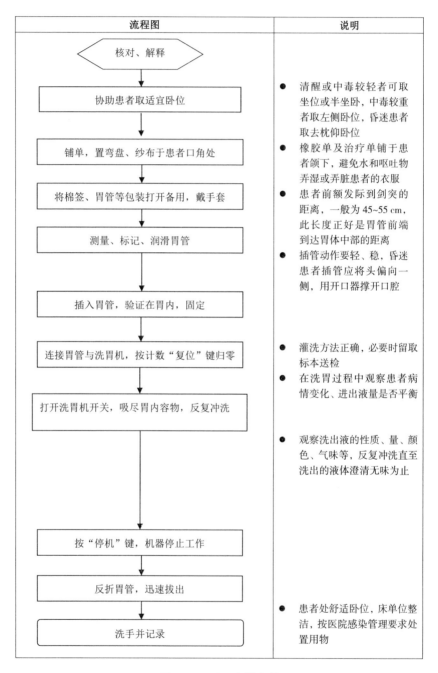

流程图	说明
核对、解释	
协助患者取适宜卧位	• 清醒或中毒较轻者可取坐位或半坐卧，中毒较重者取左侧卧位，昏迷患者取去枕仰卧位
铺单，置弯盘、纱布于患者口角处	• 橡胶单及治疗单铺于患者颌下，避免水和呕吐物弄湿或弄脏患者的衣服
将棉签、胃管等包装打开备用，戴手套	• 患者前额发际到剑突的距离，一般为45~55 cm，此长度正好是胃管前端到达胃体中部的距离
测量、标记、润滑胃管	• 插管动作要轻、稳，昏迷患者插管应将头偏向一侧，用开口器撑开口腔
插入胃管，验证在胃内，固定	
连接胃管与洗胃机，按计数"复位"键归零	• 灌洗方法正确，必要时留取标本送检 • 在洗胃过程中观察患者病情变化、进出液量是否平衡
打开洗胃机开关，吸尽胃内容物，反复冲洗	• 观察洗出液的性质、量、颜色、气味等，反复冲洗直至洗出的液体澄清无味为止
按"停机"键，机器停止工作	
反折胃管，迅速拔出	
洗手并记录	• 患者处舒适卧位，床单位整洁，按医院感染管理要求处置用物

图1-11-6　洗胃流程

五、注意事项

1. 如为幽门梗阻患者洗胃，可在饭后 4～6 小时或空腹时进行，并记录胃内潴留量。

2. 每次灌入溶液量不超过 500 ml，过多可由口鼻涌出，有窒息的危险，还可引起急性胃扩张，使胃内压上升，促使毒物进入十二指肠，加速毒物吸收，胃扩张还可反射引起心搏骤停。

3. 洗胃过程中如患者腹痛、休克或引出血性液体应立即停止洗胃，采取相应的急救措施。

4. 避免胃管内的液体误入气管，导致窒息或吸入性肺炎。

第十二章
尸体护理

尸体护理是对患者实施整体护理的最后一个步骤，是护士在患者死亡后对死者尸体所进行的一项护理工作。其目的是保持尸体清洁、无异味、表情安详、肢体舒展、易于辨认等，也可达到安慰家属、减轻悲痛的目的。

一、适用范围

已宣告临床死亡的患者。

二、目的

1. 维护死者尊严，遗容整洁，易于悼别。

2. 给予死者人格尊重。

三、准备

1. 用物准备：尸体鉴别卡 3 张、尸单、大单、清洁衣裤、剪刀、弯血管钳、换药碗、纱布、胶布、松节油、棉签、梳子、擦洗用具、不脱脂棉花适量、弯盘等。

2. 环境准备：劝患者家属离开病室，关闭门窗或用屏风遮挡尸体。

3. 护士准备：仪表端庄，态度和蔼，严肃认真，洗手，戴口罩。

四、操作流程

尸体护理流程详见图 1 - 12 - 1。

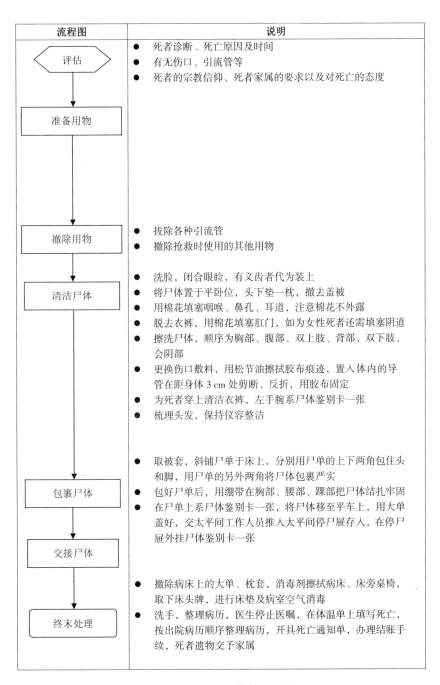

流程图	说明
评估	● 死者诊断、死亡原因及时间 ● 有无伤口、引流管等 ● 死者的宗教信仰、死者家属的要求以及对死亡的态度
准备用物	
撤除用物	● 拔除各种引流管 ● 撤除抢救时使用的其他用物
清洁尸体	● 洗脸，闭合眼睑，有义齿者代为装上 ● 将尸体置于平卧位，头下垫一枕，撤去盖被 ● 用棉花填塞咽喉、鼻孔、耳道，注意棉花不外露 ● 脱去衣裤，用棉花填塞肛门，如为女性死者还需填塞阴道 ● 擦洗尸体，顺序为胸部、腹部、双上肢、背部、双下肢、会阴部 ● 更换伤口敷料，用松节油擦拭胶布痕迹，置入体内的导管在距身体 3 cm 处剪断、反折，用胶布固定 ● 为死者穿上清洁衣裤，左手腕系尸体鉴别卡一张 ● 梳理头发，保持仪容整洁
包裹尸体	● 取被套，斜铺尸单于床上，分别用尸单的上下两角包住头和脚，用尸单的另外两角将尸体包裹严实 ● 包好尸单后，用绷带在胸部、腰部、踝部把尸体结扎牢固
交接尸体	● 在尸单上系尸体鉴别卡一张，将尸体移至平车上，用大单盖好，交太平间工作人员推入太平间停尸屉存入，在停尸屉外挂尸体鉴别卡一张
终末处理	● 撤除病床上的大单、枕套，消毒剂擦拭病床、床旁桌椅，取下床头牌，进行床垫及病室空气消毒 ● 洗手，整理病历，医生停止医嘱，在体温单上填写死亡，按出院病历顺序整理病历，开具死亡通知单，办理结账手续，死者遗物交予家属

图 1-12-1　尸体护理流程

五、注意事项

1. 患者经抢救无效，由医生证明，已确认死亡，方能进行尸体护理。

2. 态度严肃认真。

3. 使尸体位置良好、清洁、无液体外流，尸体包裹、固定符合要求。

4. 传染病患者的尸体按医院感染管理要求处理，用消毒剂擦拭。

第二篇

专 科 操 作 篇

第一章
小儿外科护理技术操作

本章主要针对小儿外科疾病常见的专科技术操作标准化流程进行介绍，主要包括：巨结肠灌肠、髋石膏翻身、新生儿暖箱使用、新生儿暖箱终末处理、小儿头皮留置针穿刺输液等操作。

第一节　巨结肠灌肠

巨结肠灌肠是将一定量的生理盐水由肛门经直肠穿过病变肠段的狭窄段后灌入扩大的结肠，分次将肠道内的气体、粪便排出的一种方法。

一、适用范围

诊断或疑似巨结肠患儿。

二、目的

1. 帮助排便，解除梗阻，减轻腹胀。

2. 缓解肠管张力，改善血液循环，促进肠管炎症好转，使肠管缩瘪，为手术创造条件。

3. 清除结肠内积存大便。

三、准备

1. 用物准备：治疗车、PDA、棉签、无菌手套、治疗巾、生理盐水（39～41℃）、灌肠器、肛管、便盆、液状石蜡、卫生纸、弯盘、软尺（必要时）等。

2. 环境准备：操作地点推荐病房卫生间，冬季注意关窗，保持房间相对温暖。

3. 护士准备

（1）洗手、戴口罩。

（2）确定监护人签署知情同意书。

（3）测量水温。

（4）助手查对灌肠器质量后，开包注入灌洗液。

4. 患儿及家长准备

（1）家长了解巨结肠灌肠的目的、方法、注意事项及配合要点。

（2）准备便盆，床旁椅（两把）移至卫生间。

（3）患儿摆成合适体位。

四、操作流程

巨结肠灌肠流程详见图 2 - 1 - 1。

五、注意事项

1. 灌肠前充分告知巨结肠灌肠的风险并要求家长签署知情同意书。灌肠中若患儿哭闹剧烈，应及时安抚，分散注意力，以降低腹压，观察患儿面色、脉搏、呼吸等。发现灌出液中有血性液体，应立即停止操作，查找原因，警惕发生肠穿孔，并报告医生。

2. 注意灌洗液出入量基本一致，总量遵医嘱执行。

3. 反复灌肠插管易刺激黏膜充血，甚至出血和穿孔，灌肠时注意动作轻柔，尤其新生儿及合并结肠炎者，每次插管前应充分润滑肛管。

4. 结肠内有粪石，灌肠后不能排出或排出量不足者，可遵医嘱注入适量液状石蜡保留灌肠。

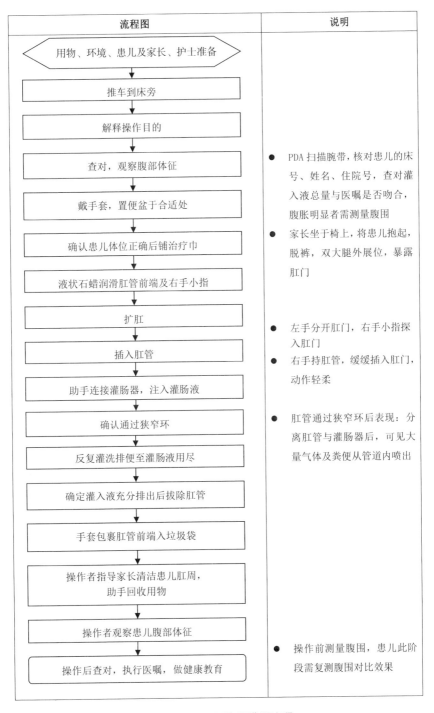

流程图	说明
用物、环境、患儿及家长、护士准备	
推车到床旁	
解释操作目的	
查对，观察腹部体征	• PDA 扫描腕带，核对患儿的床号、姓名、住院号，查对灌入液总量与医嘱是否吻合，腹胀明显者需测量腹围
戴手套，置便盆于合适处	• 家长坐于椅上，将患儿抱起，脱裤，双大腿外展位，暴露肛门
确认患儿体位正确后铺治疗巾	
液状石蜡润滑肛管前端及右手小指	
扩肛	• 左手分开肛门，右手小指探入肛门
插入肛管	• 右手持肛管，缓缓插入肛门，动作轻柔
助手连接灌肠器，注入灌肠液	
确认通过狭窄环	• 肛管通过狭窄环后表现：分离肛管与灌肠器后，可见大量气体及粪便从管道内喷出
反复灌洗排便至灌肠液用尽	
确定灌入液充分排出后拔除肛管	
手套包裹肛管前端入垃圾袋	
操作者指导家长清洁患儿肛周，助手回收用物	
操作者观察患儿腹部体征	
操作后查对，执行医嘱，做健康教育	• 操作前测量腹围，患儿此阶段需复测腹围对比效果

图 2-1-1 巨结肠灌肠流程

5. 合并肠炎者，灌肠后可遵医嘱予甲硝唑、庆大霉素等保留灌肠。

6. 钡剂灌肠检查后，应及时灌肠将钡剂排出，以免形成钡石造成以后灌肠困难。

7. 注意加强保暖，避免呼吸道感染的发生。

8. 灌肠期间指导患儿进食少渣饮食。

第二节　髋石膏翻身

髋石膏是用于髋关节、股骨、骨盆手术后固定肢体于功能位，以保持关节、病变部位稳定的一种方法。髋石膏固定患儿需要采用髋石膏翻身法予以定时翻身。

一、适用范围

行髋石膏固定术后患儿。

二、目的

1. 协助不能移动患儿更换卧位。

2. 防止压疮。

三、准备

1. 用物准备：床刷，一次性床刷套。

2. 环境准备：明亮、干净、整洁、空间开阔。

3. 护士准备：洗手。

4. 患儿及家长准备

（1）家长了解悬空翻身的目的、方法、注意事项及配合要点。

（2）翻身前排尿或排便。

（3）依据患儿体型准备小软枕。

四、操作流程

髋石膏翻身流程详见图 2 - 1 - 2。

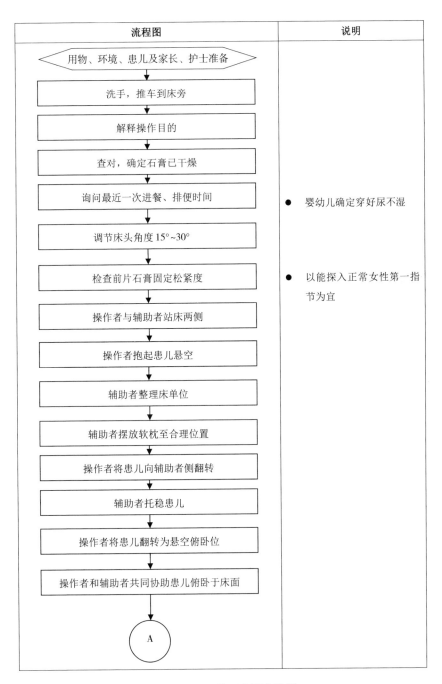

流程图	说明
用物、环境、患儿及家长、护士准备	
洗手，推车到床旁	
解释操作目的	
查对，确定石膏已干燥	
询问最近一次进餐、排便时间	● 婴幼儿确定穿好尿不湿
调节床头角度 15°~30°	
检查前片石膏固定松紧度	● 以能探入正常女性第一指节为宜
操作者与辅助者站床两侧	
操作者抱起患儿悬空	
辅助者整理床单位	
辅助者摆放软枕至合理位置	
操作者将患儿向辅助者侧翻转	
辅助者托稳患儿	
操作者将患儿翻转为悬空俯卧位	
操作者和辅助者共同协助患儿俯卧于床面	
A	

图 2-1-2 髋石膏翻身流程

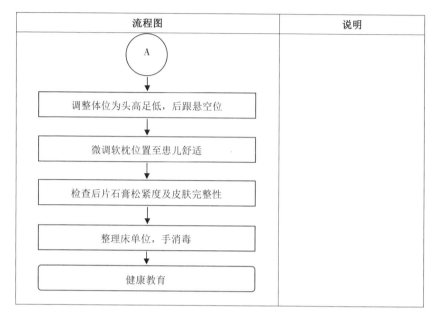

流程图	说明

图 2 -1 -2   （续）

五、注意事项

1. 首次翻身需在石膏干燥后，麻醉苏醒后。

2. 翻身前指导患儿排空小便，对于婴幼儿协助穿好尿不湿。

3. 取头高足低位，悬空足后跟。

4. 翻身前后检查石膏松紧度及受压部位皮肤完整性，多人翻身时第一操作者需做好协调指挥，保证动作一致性。

5. 进餐后 15 分钟内不宜翻身。

6. 俯卧位休息时间依据患儿耐受度决定，至少持续 30 分钟。

7. 翻身频次视患儿皮肤情况灵活调整，每日 4~6 次。

8. 髋石膏固定时间通常较长，护理人员应积极指导、协助照护者掌握翻身技巧。

第三节 新生儿暖箱使用

暖箱是以科学的方法，营造一个温度和湿度都适宜的环境，使箱内患儿体温保持相对稳定的一种工具。

一、适用范围

新生儿及体温不稳定的婴儿。

二、目的

1. 为入箱患儿提供适宜的温、湿度环境，维持体温稳定。

2. 提高早产儿成活率。

三、准备

1. 用物准备：无菌注射用水、启瓶器、一次性尿垫、PDA 等。

2. 环境准备：明亮、干净、整洁、空间开阔。

3. 护士准备：洗手。

4. 患儿及家长准备

（1）患儿及家长了解暖箱的目的、方法、注意事项及配合要点。

（2）入箱前为患儿更换尿不湿。

四、操作流程

新生儿暖箱使用流程详见图 2 - 1 - 3。

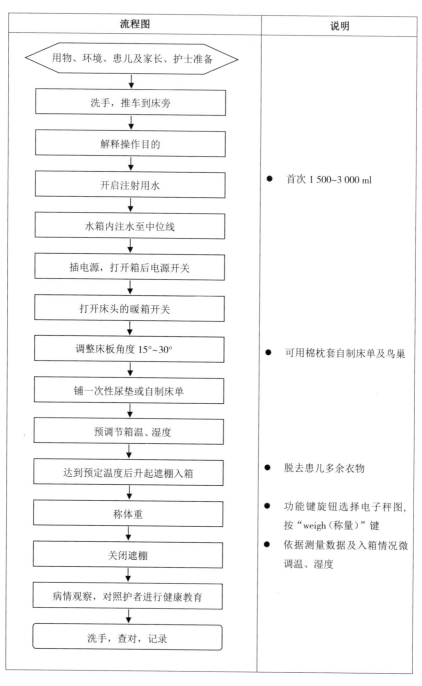

图2-1-3　新生儿暖箱使用流程

五、注意事项

1. 护理人员使用暖箱前应进行培训，在使用中严格执行操作规程，以保证安全。做好床旁交接班，加强巡视，出现报警要查找原因并及时处理。

2. 暖箱放置应避免阳光直射，在冬季要注意避开热源及冷空气对流处，每日巡查水位线，保证不低于最低位。

3. 预防交叉感染：做各项治疗、护理操作前后均应注意手卫生。

4. 各项治疗、护理尽量在箱内集中进行，避免过多搬动刺激患儿。如须将患儿抱出培养箱做治疗、护理时应加强保暖。

5. 部分型号暖箱无测体重功能，患儿体重需在入箱前测量。

6. 暖箱内测量体温勿使用红外线额温测量仪，可采用耳温枪，以保证体温准确。

7. 暖箱温度调节推荐见表2-1-1。

表2-1-1　暖箱温度调节

出生体重（g）	0~24小时（℃）	2~3日（℃）	4~7日（℃）	8日或以上（℃）
<1 500	34~36	33~35	33~34	32~33
1 501~2 000	33~34	33	32~33	32
2 001~2 500	33	32~33	32	32
>2 500	32~33	32	31~32	30~31

注：0~24小时每小时测1次体温，湿度为60%~80%；2~3日每24小时测8次体温，湿度为50%~60%；4~7日每24小时测6次体温，湿度为50%左右；8日及以上每24小时测4次体温，湿度为50%左右。

第四节　新生儿暖箱终末处理

终末消毒是对转科、出院或死亡的患者和所在病室、用物及医疗器械进行的消毒处理。

一、适用范围

暖箱长期使用或患儿出院需更换使用者时。

二、目的

1. 预防院内感染。

2. 预防交叉感染。

三、准备

1. 用物准备：500 mg/L 含氯消毒剂、手套、毛巾等。

2. 环境准备：空间开阔。

3. 护士准备：洗手、戴口罩。

四、操作流程

新生儿暖箱终末处理流程详见图 2 - 1 - 4。

五、注意事项

同一患儿长期连续使用暖箱和蓝光箱时，应当每周消毒一次，用后终末消毒。

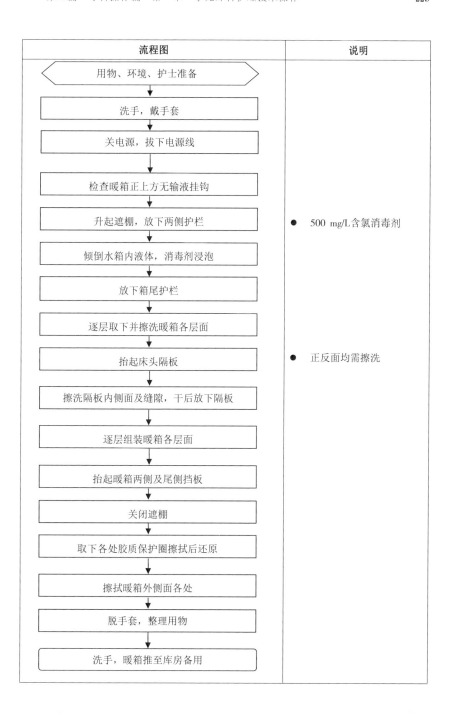

流程图	说明
用物、环境、护士准备 ↓ 洗手，戴手套 ↓ 关电源，拔下电源线 ↓ 检查暖箱正上方无输液挂钩 ↓ 升起遮棚，放下两侧护栏 ↓ 倾倒水箱内液体，消毒剂浸泡 ↓ 放下箱尾护栏 ↓ 逐层取下并擦洗暖箱各层面 ↓ 抬起床头隔板 ↓ 擦洗隔板内侧面及缝隙，干后放下隔板 ↓ 逐层组装暖箱各层面 ↓ 抬起暖箱两侧及尾侧挡板 ↓ 关闭遮棚 ↓ 取下各处胶质保护圈擦拭后还原 ↓ 擦拭暖箱外侧面各处 ↓ 脱手套，整理用物 ↓ 洗手，暖箱推至库房备用	● 500 mg/L含氯消毒剂 ● 正反面均需擦洗

图2-1-4　新生儿暖箱终末处理流程

第五节　小儿头皮留置针穿刺输液

小儿头皮穿刺输液是将无菌溶液通过输液工具输入静脉的治疗方法，常见的头皮静脉有额上静脉、颞浅静脉等。

一、适用范围

不宜通过四肢进行静脉穿刺输液的患儿。

二、目的

1. 输入药物、治疗疾病。

2. 供给营养物质。

3. 增加循环血量，改善微循环。

4. 补充水、电解质，预防或纠正水、电解质、酸碱平衡紊乱。

三、准备

1. 用物准备：输液软袋/瓶、消毒棉签、治疗巾 2 张、弯盘、胶布、洗手液、PDA、输液器（2 副）、备用留置针、敷贴、备皮刀（包）、无针接头等。

2. 环境准备：明亮、干净、整洁、空间开阔。

3. 护士准备：洗手、戴口罩。

4. 患儿及家长准备

（1）了解静脉输液的目的、方法、注意事项及配合要点。

（2）输液前为患儿更换尿不湿。

（3）将患儿摆成合适体位。

四、操作流程

小儿头皮留置针穿刺输液流程详见图 2 - 1 - 5。

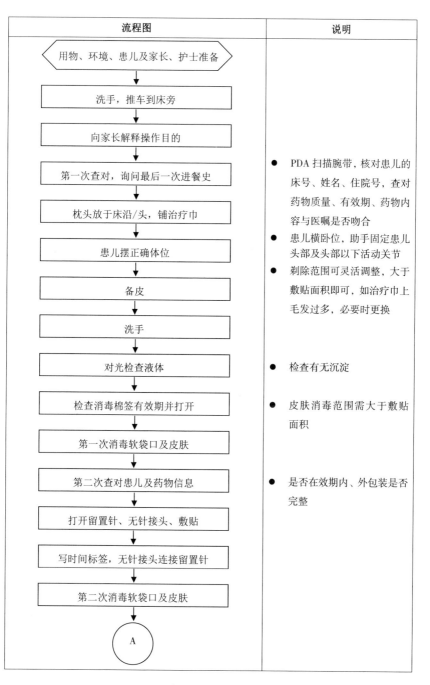

流程图	说明
用物、环境、患儿及家长、护士准备	
洗手,推车到床旁	
向家长解释操作目的	
第一次查对,询问最后一次进餐史	• PDA 扫描腕带,核对患儿的床号、姓名、住院号,查对药物质量、有效期、药物内容与医嘱是否吻合
枕头放于床沿/头,铺治疗巾	• 患儿横卧位,助手固定患儿头部及头部以下活动关节
患儿摆正确体位	• 剃除范围可灵活调整,大于敷贴面积即可,如治疗巾上毛发过多,必要时更换
备皮	
洗手	
对光检查液体	• 检查有无沉淀
检查消毒棉签有效期并打开	• 皮肤消毒范围需大于敷贴面积
第一次消毒软袋口及皮肤	
第二次查对患儿及药物信息	• 是否在效期内、外包装是否完整
打开留置针、无针接头、敷贴	
写时间标签,无针接头连接留置针	
第二次消毒软袋口及皮肤	
A	

图 2-1-5 小儿头皮留置针穿刺输液流程

流程图	说明

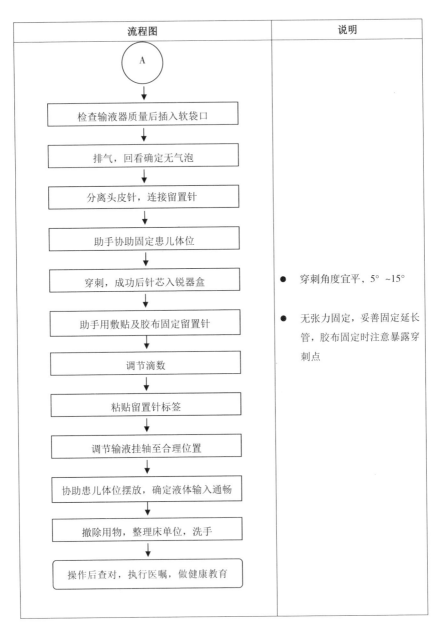

流程图栏：

A

↓

检查输液器质量后插入软袋口

↓

排气，回看确定无气泡

↓

分离头皮针，连接留置针

↓

助手协助固定患儿体位

↓

穿刺，成功后针芯入锐器盒

↓

助手用敷贴及胶布固定留置针

↓

调节滴数

↓

粘贴留置针标签

↓

调节输液挂轴至合理位置

↓

协助患儿体位摆放，确定液体输入通畅

↓

撤除用物，整理床单位，洗手

↓

操作后查对，执行医嘱，做健康教育

说明栏：

- 穿刺角度宜平，5°~15°

- 无张力固定，妥善固定延长管，胶布固定时注意暴露穿刺点

图 2 - 1 - 5 （续）

五、注意事项

1. 注意区分动、静脉。

2. 头皮静脉细、通透性高，护士需注意判断药物理化性质，避免输入刺激性药物。

第二章

心胸外科护理技术操作

本章主要针对心脏外科、胸外科常见的专科护理技术操作标准化流程进行介绍，主要包括：心包、纵隔引流管的护理，胸腔闭式引流管的护理。

第一节　心包、纵隔引流管的护理

心包引流管是将引流管一端放入心包腔内，而另一端接入比其位置更低的引流瓶，以便排出心包腔内的积血、积液，以缓解或防止心脏压塞的情况出现。纵隔引流管是将引流管一端放入纵隔腔内，而另一端接入比其位置更低的引流瓶，以便排出纵隔腔内的积血、积液，以防止纵隔移位的情况出现。

一、适用范围

适用于需要安置心包、纵隔引流管的患者。

二、目的

1. 通过护理促进心包腔内的积血、积液的引流，降低心包腔内的压力。

2. 通过护理引流纵隔腔内的积血、积液，防止纵隔移位。

3. 便于观察引流液的性状、温度、颜色、量。

三、准备

1. 用物准备：PDA、欧尼弹力胶布等。

2. 环境准备：安静，舒适，清洁，减少人员流动。

3. 护士准备：着装整洁，洗手，戴口罩，熟悉心包、纵隔引流管的护理操作方法。

4. 患者准备：知情同意，积极配合，取适当体位，暴露操作部位。

四、操作流程

心包、纵隔引流管的护理流程详见图 2 - 2 - 1。

五、注意事项

1. 应在引流管上标注清楚管道安置的日期、时间，引流瓶应离地放置。

2. 术后患者若血压平稳，应取半卧位以减轻切口张力、缓解疼痛、利于引流。

3. 引流瓶应位于胸部以下，不可倒转，维持引流系统密闭。

4. 保持引流管长度适宜，翻身活动时防止受压、打折、扭曲、脱出。

5. 保持引流管通畅，注意观察引流液的量、颜色、性质，并做好记录，异常情况应及时向医生汇报。如术后前 3 小时引流量 >300 ml/h，或 8~24 小时床旁胸部 X 线片提示患者心影明显增宽，提示心包腔存在积血或血凝块，尽管患者的状态很好，仍建议择期再开胸清除积血或血凝块。

6. 护士应定时挤捏引流瓶的负压装置，严禁家属及患者随意挤压引流瓶。

7. 一旦出现引流管脱出，应立即用无菌敷料堵塞或压迫引流口，并协助医生进一步处理。

8. 如需更换引流瓶，方法同胸腔闭式引流管的护理。

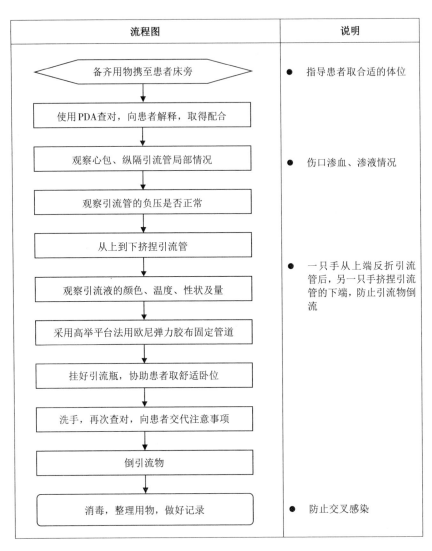

图 2-2-1 心包、纵隔引流管的护理流程

第二节　胸腔闭式引流管的护理

胸腔闭式引流术是将引流管一端放入胸腔内，而另一端接入比其位置更低的水封瓶，以便排出气体或收集胸腔内的液体，使得肺组织重新张开而恢复功能的一种治疗手段。其广泛地应用于血胸、气胸、脓胸的引流及开胸术后，对于疾病的治疗起着十分重要的作用。

一、适用范围

安置胸腔闭式引流管的患者。

二、目的

1. 保持引流通畅，维持胸腔内压力。

2. 防止逆行感染。

3. 便于观察胸腔引流液的性质、颜色、量。

三、准备

1. 用物准备：治疗车、水封瓶及引流管、无菌生理盐水、开瓶器、环钳 2 把、治疗巾、棉签、无菌纱布、弯盘 2 个、标签、无菌手套、PDA 等。

2. 环境准备：安静，舒适，清洁，减少人员流动，注意遮挡患者隐私。

3. 护士准备：着装整洁，洗手，戴口罩，熟悉胸腔闭式引流管的护理操作方法。

4. 患者准备：知情同意，积极配合，取适当体位，暴露操作部位。

四、操作流程

胸腔闭式引流管的护理流程详见图 2 - 2 - 2。

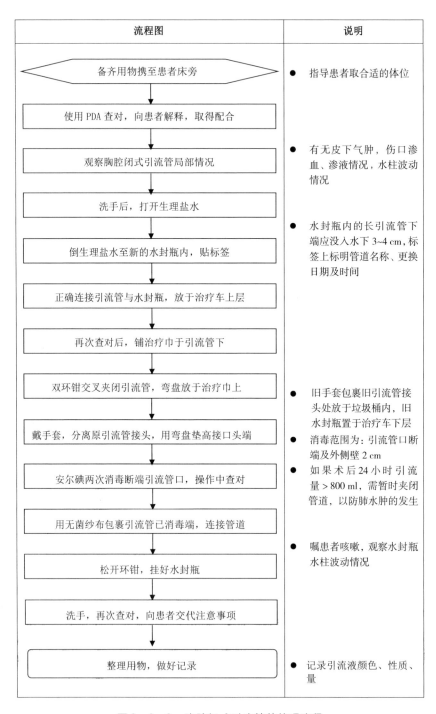

流程图	说明
备齐用物携至患者床旁	● 指导患者取合适的体位
使用 PDA 查对，向患者解释，取得配合	
观察胸腔闭式引流管局部情况	● 有无皮下气肿，伤口渗血、渗液情况，水柱波动情况
洗手后，打开生理盐水	● 水封瓶内的长引流管下端应没入水下 3~4 cm，标签上标明管道名称、更换日期及时间
倒生理盐水至新的水封瓶内，贴标签	
正确连接引流管与水封瓶，放于治疗车上层	
再次查对后，铺治疗巾于引流管下	
双环钳交叉夹闭引流管，弯盘放于治疗巾上	● 旧手套包裹旧引流管接头处放于垃圾桶内，旧水封瓶置于治疗车下层
戴手套，分离原引流管接头，用弯盘垫高接口头端	● 消毒范围为：引流管口断端及外侧壁 2 cm
安尔碘两次消毒断端引流管口，操作中查对	● 如果术后 24 小时引流量 > 800 ml，需暂时夹闭管道，以防肺水肿的发生
用无菌纱布包裹引流管已消毒端，连接管道	
松开环钳，挂好水封瓶	● 嘱患者咳嗽，观察水封瓶水柱波动情况
洗手，再次查对，向患者交代注意事项	
整理用物，做好记录	● 记录引流液颜色、性质、量

图 2-2-2　胸腔闭式引流管的护理流程

五、注意事项

1. 引流管更换后应在引流管标签上标注清楚管道安置及更换的日期、时间。

2. 术后患者若血压平稳，应取半卧位以利引流。

3. 水封瓶应低于胸壁引流口平面 60~100 cm，不可倒转，维持引流系统密闭，接头牢固固定。搬动患者或更换水封瓶时，应双重夹闭引流管，防止空气进入。注意保证引流管与水封瓶连接的牢固紧密，切勿漏气。操作时严格无菌操作。

4. 定时挤捏引流管防止其阻塞，保持引流管长度适宜，翻身活动时防止受压、打折、扭曲、脱出。

5. 保持引流管通畅，注意观察引流液的量、颜色、性质，以及水柱波动情况，如果手术后 24 小时引流量 >800 ml，需暂时夹闭管道，以防肺水肿的发生，并做好记录。如引流量增多，及时通知医生。

6. 若引流管从胸腔滑脱，应立即用无菌敷料堵塞或压迫引流口，并协助医生进一步处理。

7. 拔除引流管后 24 小时内密切观察患者有无胸闷、憋气、呼吸困难、气胸、皮下气肿等。观察局部有无渗血、渗液，如有变化，及时报告医生处理。

第三章

感染科护理技术操作

本章主要针对感染性疾病常见的专科技术操作标准化流程进行介绍，主要包括：股静脉置管护理、金属气管内套管清洁消毒。

第一节　股静脉置管护理

股静脉置管是指经股静脉穿刺的中心静脉置管。正压接头为无针输液接头，当注射器拔下时，产生一个正压，防止血液回流。封管液是为防止导管堵塞而在输液完毕后，向静脉内注入一定量的液体，主要包含肝素、保养液、生理盐水三种。

一、适用范围

感染性疾病中心人工肝治疗的患者。

二、目的

1. 保证股静脉置管通畅，防止管道堵塞，以便人工肝治疗顺利进行。

2. 保证股静脉置管固定稳妥，防止管道移位、滑脱等。

3. 观察和预防局部渗血、渗液、血肿、淤斑及感染等。

三、准备

1. 用物准备：治疗车、中心静脉置管换药包、无菌手套、无菌纱布、消毒棉签、胶布、可来福接头 2 个、透明敷贴 1 张、20 ml 空针 2 个、5 ml 空针 2 个、无菌生理盐水、4% 枸橼酸注射液、置管标签、导管固定器等。

2. 环境准备：清洁，安静，安全，光线充足，方便操作，注意保护和遮挡患者，必要时准备屏风。

3. 护士准备：戴口罩、洗手、穿隔离衣。

4. 患者准备：护士协助患者排空大小便，做好解释工作，消除患者紧张情绪。

四、操作流程

股静脉置管护理流程详见图 2－3－1。

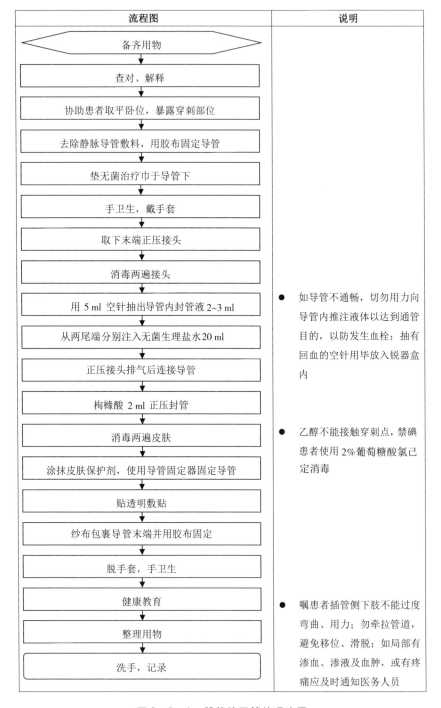

流程图	说明
备齐用物	
查对、解释	
协助患者取平卧位，暴露穿刺部位	
去除静脉导管敷料，用胶布固定导管	
垫无菌治疗巾于导管下	
手卫生，戴手套	
取下末端正压接头	
消毒两遍接头	
用 5 ml 空针抽出导管内封管液 2~3 ml	● 如导管不通畅，切勿用力向导管内推注液体以达到通管目的，以防发生血栓；抽有回血的空针用毕放入锐器盒内
从两尾端分别注入无菌生理盐水 20 ml	
正压接头排气后连接导管	
枸橼酸 2 ml 正压封管	
消毒两遍皮肤	● 乙醇不能接触穿刺点，禁碘患者使用 2%葡萄糖酸氯己定消毒
涂抹皮肤保护剂，使用导管固定器固定导管	
贴透明敷贴	
纱布包裹导管末端并用胶布固定	
脱手套，手卫生	
健康教育	● 嘱患者插管侧下肢不能过度弯曲、用力；勿牵拉管道，避免移位、滑脱；如局部有渗血、渗液及血肿，或有疼痛应及时通知医务人员
整理用物	
洗手，记录	

图 2-3-1　股静脉置管护理流程

第二节 金属气管内套管清洁消毒

清洗是为了去除医疗器械表面污物。冲洗是指使用流动水去除器具表面污物。消毒是指杀灭或清除病原微生物，使其达到无害化的处理。

一、适用范围

感染性疾病中心护理人员。

二、目的

1. 保证患者气道通畅及舒适。

2. 预防切口感染及肺部并发症。

三、准备

1. 用物准备：橡胶手套、气管切开护理盘、棉签、3% 过氧化氢溶液、生理盐水或灭菌注射用水。

2. 环境准备：清洁，安静，安全，光线充足，方便操作，注意保护和遮挡患者，必要时准备屏风。

3. 护士准备：戴口罩、洗手。

4. 患者准备：护士向患者做好解释工作，消除患者紧张情绪。

四、操作流程

金属气管内套管清洁消毒流程详见图 2-3-2。

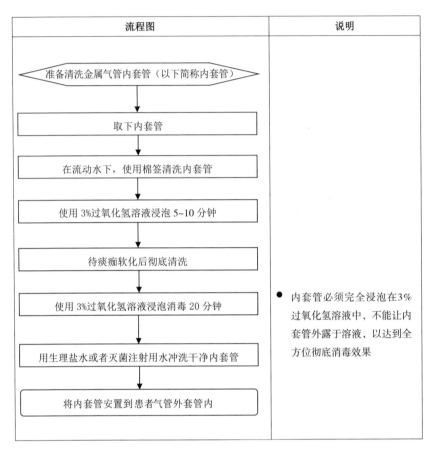

图 2 - 3 - 2　金属气管内套管清洁消毒流程

第四章
消化内科护理技术操作

本章主要针对消化内科常见的专科技术操作标准化流程进行介绍，主要包括：双囊三腔管置管、留置双囊三腔管护理、胃肠镜检查护理。

第一节 双囊三腔管置管

双囊三腔管是由胃气囊、食管气囊、三腔管组成。利用气囊压力，压迫胃底和食管下端曲张静脉以达到止血目的。

一、适用范围
门静脉高压引起的食管下端和胃底静脉曲张破裂大出血患者。

二、目的
利用气囊压力，压迫胃底和食管下端曲张静脉止血。

三、准备
1. 用物准备：换药盘 1 个、双囊三腔管 1 根、换药碗 2 个（分别盛生理盐水和液状石蜡 100～150 ml）、50 ml 空针 3 个、棉签 4 根、纱布 1 张、止血钳 3 把、治疗巾 1 张、弯盘 1 个、牵引重物 1 个（500 g）、牵引绷带 1 根、牵引架 1 个、血压计 1 台（去掉袖带后接玻璃接头）、记录用的笔和纸、隔离衣 1 件、护目镜 1 副、手套 2 双、污物桶 1 个、胶布。

2. 环境准备：清退家属及其他陪伴者，多人病房需用隔帘或屏风遮挡患者。

3. 护士准备：注意职业防护。

（1）评估患者患者出血量、神志、有无呕吐和窒息、有无上呼吸道和食管畸形、心理状态等。

（2）洗手，戴口罩、帽子、手套、护目镜，穿隔离衣，检查双囊三腔管，备胶布 3 条，用于标记空针。检查胃管是否通畅：抽尽胃气囊内的气体，夹闭管道末端，先向胃气囊注入气体 250～300 ml 然后测量压力（控制在 40～60 mmHg），置气囊于生理盐水中观察有无漏气，用胶布标记胃气囊于管道末端，记录注入的气体量和压力值。同法检察食管气囊并标记和记录（50～100 ml、20～40 mmHg）。抽尽气囊内余气并夹闭管腔。

4. 患者准备：签署知情同意书。

四、操作流程

双囊三腔管置管流程详见图 2-4-1。

五、注意事项

1. 必须使胃气囊部分完全到达胃内才能向胃气囊注气，否则贸然注气则胃气囊可能卡在贲门部，刺激迷走神经反射可引起心律失常甚至心搏骤停。

2. 如单用胃气囊压迫已止血，食管气囊不必充气。

3. 置管后记录置管时间、胃气囊及食管气囊的注气量及压力、胃管内抽出物的量和性状、患者病情。

4. 床旁备剪刀，当管道滑脱引起窒息时紧急剪断管道放气。

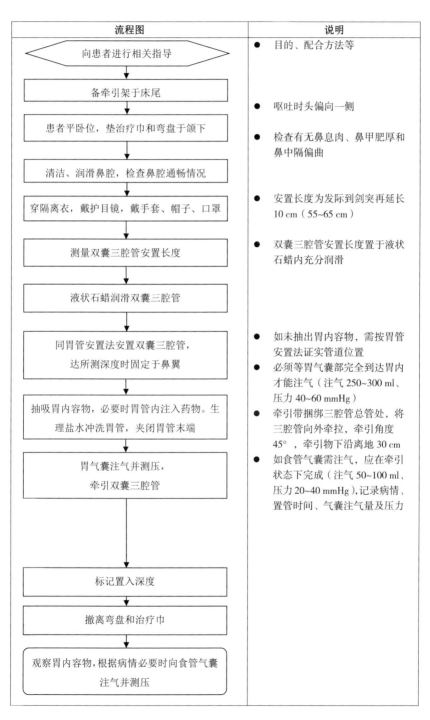

流程图	说明
向患者进行相关指导	● 目的、配合方法等
备牵引架于床尾	
患者平卧位,垫治疗巾和弯盘于颌下	● 呕吐时头偏向一侧
清洁、润滑鼻腔,检查鼻腔通畅情况	● 检查有无鼻息肉、鼻甲肥厚和鼻中隔偏曲
穿隔离衣,戴护目镜,戴手套、帽子、口罩	● 安置长度为发际到剑突再延长10 cm(55~65 cm)
测量双囊三腔管安置长度	● 双囊三腔管安置长度置于液状石蜡内充分润滑
液状石蜡润滑双囊三腔管	
同胃管安置法安置双囊三腔管,达所测深度时固定于鼻翼	● 如未抽出胃内容物,需按胃管安置法证实管道位置 ● 必须等胃气囊部完全到达胃内才能注气(注气 250~300 ml、压力 40~60 mmHg)
抽吸胃内容物,必要时胃管内注入药物。生理盐水冲洗胃管,夹闭胃管末端	● 牵引带捆绑三腔管总管处,将三腔管向外牵拉,牵引角度45°,牵引物下沿离地 30 cm
胃气囊注气并测压,牵引双囊三腔管	● 如食管气囊需注气,应在牵引状态下完成(注气 50~100 ml、压力 20~40 mmHg),记录病情、置管时间、气囊注气量及压力
标记置入深度	
撤离弯盘和治疗巾	
观察胃内容物,根据病情必要时向食管气囊注气并测压	

图 2-4-1 双囊三腔管置管流程

第二节 留置双囊三腔管护理

留置双囊三腔管是根据患者病情需要，将双囊三腔管留置患者体内，利用气囊压力，压迫胃底和食管下端曲张静脉以达到止血目的。

一、适用范围

门静脉高压引起的食管下端和胃底静脉曲张破裂大出血患者的止血治疗。

二、目的

保障止血效果，预防并发症。

三、准备

1. 用物准备：换药盘 1 个、换药碗 2 个、50 ml 空针 3 个、纱布 1 张、弯盘 1 个、血压计 1 台（去掉袖带后接玻璃接头）、记录用的笔和纸、剪刀、污物桶。

2. 环境准备：环境宽敞，避免撞击牵引架。

3. 护士准备：评估患者出血量、神志、有无呕吐和窒息、心理状态等。注意职业防护。

4. 患者准备：知情同意，积极配合，取适当体位。

四、操作流程

留置双囊三腔管护理流程详见图 2 - 4 - 2。

五、注意事项

1. 可自胃管做有关治疗（注入止血药）。

2. 保持胃管通畅，每次抽吸及管喂后均应用生理盐水冲管。

3. 气囊（间断）压迫时间一般以 72 小时为限。继续出血者可适当延长。

4. 昏迷患者出血停止后可继续留置管道用于管喂流质饮食、药物。

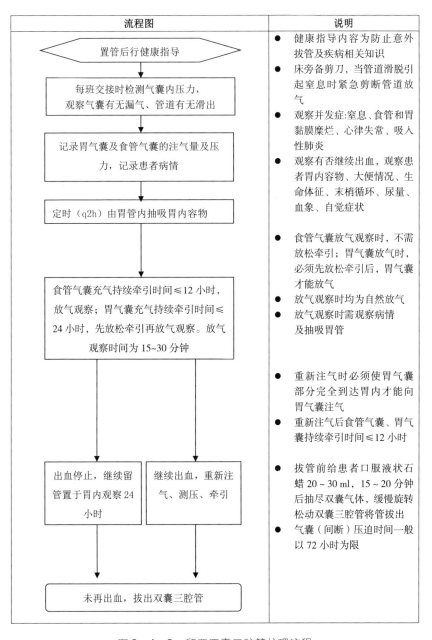

流程图	说明
置管后行健康指导 每班交接时检测气囊内压力，观察气囊有无漏气、管道有无滑出 记录胃气囊及食管气囊的注气量及压力，记录患者病情 定时（q2h）由胃管内抽吸胃内容物 食管气囊充气持续牵引时间≤12小时，放气观察；胃气囊充气持续牵引时间≤24小时，先放松牵引再放气观察。放气观察时间为15~30分钟 出血停止，继续留管置于胃内观察24小时　　继续出血，重新注气、测压、牵引 未再出血，拔出双囊三腔管	● 健康指导内容为防止意外拔管及疾病相关知识 ● 床旁备剪刀，当管道滑脱引起窒息时紧急剪断管道放气 ● 观察并发症:窒息、食管和胃黏膜糜烂、心律失常、吸入性肺炎 ● 观察有否继续出血，观察患者胃内容物、大便情况、生命体征、末梢循环、尿量、血象、自觉症状 ● 食管气囊放气观察时，不需放松牵引；胃气囊放气时，必须先放松牵引后，胃气囊才能放气 ● 放气观察时均为自然放气 ● 放气观察时需观察病情及抽吸胃管 ● 重新注气时必须使胃气囊部分完全到达胃内才能向胃气囊注气 ● 重新注气后食管气囊、胃气囊持续牵引时间≤12小时 ● 拔管前给患者口服液状石蜡20~30 ml，15~20分钟后抽尽双囊气体，缓慢旋转松动双囊三腔管将管拔出 ● 气囊（间断）压迫时间一般以72小时为限

图2-4-2　留置双囊三腔管护理流程

第三节 胃镜检查护理

胃镜检查是应用电子胃镜经口进入上消化道，观察食管、胃、十二指肠黏膜，并采用内镜下活检术留取病变区域组织送病理科行病理学诊断，也可在检查基础上进行胃镜下治疗，是目前上消化道疾病诊断最准确的方法。

胃镜检查的护理操作包含护士对患者胃镜检查前、中、后的护理以及检查中与医生的操作配合。

一、适用范围

1. 有上消化道症状，经各项检查未能确诊者。

2. 上消化道造影检查不能确定病变或症状与钡餐检查结果不符者。

3. 原因不明的急（慢）性上消化道出血，前者可行急诊胃镜检查，以确定病因并进行止血治疗。

4. 须随访的病变，如溃疡病、萎缩性胃炎、癌前病变、术后胃出现症状等。

5. 高危人群（食管癌、胃癌高发区居民）的普查。

6. 适于胃镜下治疗者，如食管和胃内异物、胃息肉、上消化道出血的止血及胃和食管黏膜剥离术等。

7. 常规体检。

二、目的

1. 通过胃镜对食管、胃、十二指肠病变进行诊断和治疗。

2. 可取组织进行病理活检和幽门螺杆菌（*Helicobacter pylori*，Hp）快速检测。

3. 保证胃镜检查的顺利进行和患者的安全。

三、准备

1. 用物准备：内镜主机、胃镜、负压吸引设施、氧气供应系统、活检钳、镊子、利多卡因胶浆、止血药、无菌水、50 ml 空针、纱布、治疗巾、卷纸、牙垫、装有福尔马林溶液的标本瓶、笔、医用清洗剂等，必要时备监护仪、抢救车及其他抢救设备等。

2. 环境准备：安静、安全、清洁、整齐。

3. 护士准备：按照内镜室工作标准预防感染着装。

4. 患者准备：禁饮、禁食 4~6 小时，高血压患者提前 3 小时口服降压药。

四、操作流程

胃镜检查护理流程详见图 2-4-3。

五、注意事项

胃镜检查后需对患者进行健康宣教，内容包括：

1. 一般胃镜检查后约 30 分钟即可进食温凉流质饮食。取活检者，2 小时后先进食温凉流质饮食（如冷牛奶），4 小时后进食半流质饮食。

2. 进行活检术的患者一天内避免进行剧烈活动。

3. 检查后如咽部不适和疼痛，或声音嘶哑，可用淡盐水含漱或含服喉片，一般能得到缓解。不能缓解者可就诊，咨询医生做进一步处理。

4. 注意观察患者有无呕血、便血、腹痛、腹胀等，必要时及时就诊。

5. 无痛胃镜检查后当天患者不得驾驶机动车辆和从事高空、精细作业，且不宜做过重的体力劳动和重大事项的决策。

流程图	说明
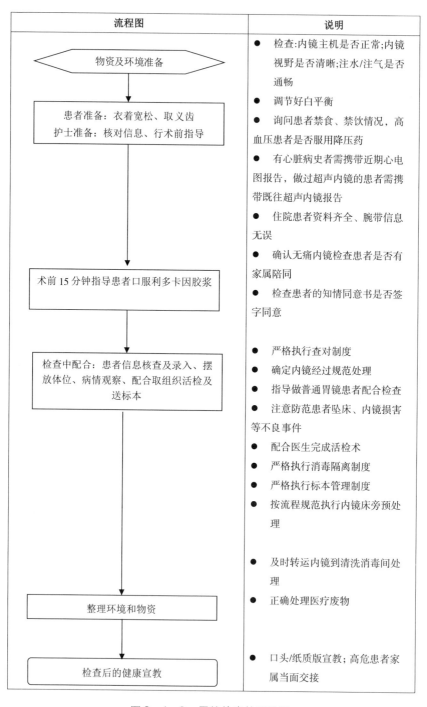	• 检查:内镜主机是否正常;内镜视野是否清晰;注水/注气是否通畅 • 调节好白平衡 • 询问患者禁食、禁饮情况,高血压患者是否服用降压药 • 有心脏病史者需携带近期心电图报告,做过超声内镜的患者需携带既往超声内镜报告 • 住院患者资料齐全、腕带信息无误 • 确认无痛内镜检查患者是否有家属陪同 • 检查患者的知情同意书是否签字同意 • 严格执行查对制度 • 确定内镜经过规范处理 • 指导做普通胃镜患者配合检查 • 注意防范患者坠床、内镜损害等不良事件 • 配合医生完成活检术 • 严格执行消毒隔离制度 • 严格执行标本管理制度 • 按流程规范执行内镜床旁预处理 • 及时转运内镜到清洗消毒间处理 • 正确处理医疗废物 • 口头/纸质版宣教;高危患者家属当面交接

图 2-4-3 胃镜检查护理流程

第四节 肠镜检查护理

肠镜检查是应用电子肠镜经肛或肠造瘘口进入下消化道，观察直肠、结肠黏膜，并采用内镜下活检术留取病变区域组织送病理科行病理学诊断，并在此基础上进行肠镜下治疗及术后随访，是目前下消化道疾病诊断最直接、最准确的方法。

肠镜检查的护理操作包含护士对患者肠镜检查前、中、后的护理以及检查中与医生的操作配合。

一、适用范围

怀疑有结直肠病变且没有肠镜检查禁忌证者。

二、目的

1. 通过肠镜对结直肠病变进行诊断和治疗。

2. 对病变部位取组织进行病理活检。

3. 保证肠镜检查的顺利进行和患者的安全。

三、准备

1. 用物准备：内镜主机、肠镜、负压吸引设施、氧气供应系统、活检钳、镊子、利多卡因胶浆、止血药、无菌水、50 ml 空针、纱布、治疗巾、卷纸、牙垫、装有福尔马林溶液的标本瓶、笔、医用清洗剂等，必要时备监护仪、抢救车及其他抢救设备等。

2. 环境准备：安静、安全、清洁、整齐、独立。

3. 护士准备：按照内镜室工作标准预防感染着装。

4. 患者准备：口服洗肠液至排出清水样便，禁饮 4 小时。高血压患者提前 3 小时口服降压药，术前根据药品性质和治疗需求停服抗凝药。糖尿病患者当日术前停服降糖药。手术当日携带既往内镜报告为医生诊断提供参考。

四、操作流程

肠镜检查护理流程详见图 2-4-4。

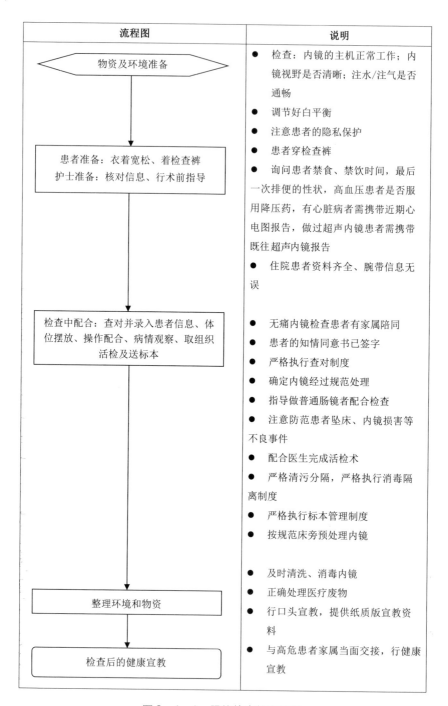

流程图	说明
物资及环境准备	● 检查：内镜的主机正常工作；内镜视野是否清晰；注水/注气是否通畅 ● 调节好白平衡 ● 注意患者的隐私保护
患者准备：衣着宽松、着检查裤 护士准备：核对信息、行术前指导	● 患者穿检查裤 ● 询问患者禁食、禁饮时间，最后一次排便的性状，高血压患者是否服用降压药，有心脏病者需携带近期心电图报告，做过超声内镜患者需携带既往超声内镜报告 ● 住院患者资料齐全、腕带信息无误
检查中配合：查对并录入患者信息、体位摆放、操作配合、病情观察、取组织活检及送标本	● 无痛内镜检查患者有家属陪同 ● 患者的知情同意书已签字 ● 严格执行查对制度 ● 确定内镜经过规范处理 ● 指导做普通肠镜者配合检查 ● 注意防范患者坠床、内镜损害等不良事件 ● 配合医生完成活检术 ● 严格清污分隔，严格执行消毒隔离制度 ● 严格执行标本管理制度 ● 按规范床旁预处理内镜
整理环境和物资	● 及时清洗、消毒内镜 ● 正确处理医疗废物 ● 行口头宣教，提供纸质版宣教资料
检查后的健康宣教	● 与高危患者家属当面交接，行健康宣教

图 2 - 4 - 4　肠镜检查护理流程

五、注意事项

1. 检查前仔细查对患者信息和评估病情。

2. 检查过程中注意观察患者的病情。

3. 双人检查送镜时循腔进镜，禁止粗暴进镜，尽量减轻患者的疼痛感受。

4. 注意保护患者隐私和安全，防坠床。

5. 有严格的清污区别的概念。

6. 检查后注意患者有无腹痛、腹胀等不适。

7. 做好术后健康宣教。

第五章
普通外科护理技术操作

本章主要针对普通外科疾病常见的专科技术操作标准化流程进行介绍,主要包括:造口护理、胃肠减压管的安置、更换腹腔引流袋。

第一节　造口护理

造口即人造的开口,肠造口是通过手术将病变的肠段切除,将一段肠管拉出,翻转缝于腹壁,用于排泄粪便。因此,肠造口并非一种疾病,它是排泄粪便的一个通道。造口的主要目的是肠道排泄物的输出,达到行肠道减压、减轻梗阻、保护远端肠管的吻合或损伤,促进肠道疾病的痊愈,挽救患者的生命的目的。造口患者在经历自身疾病、手术所带来的创伤打击,以及排泄方式改变的身体和心理打击之下,需要有专业的护理人员来辅导并帮助他们度过这一特殊的围手术期。其中,早期开展造口护理有极其重要的意义。

一、适用范围

所有造口患者。

二、目的

1. 保持造口周围皮肤的清洁,增加患者舒适度。

2. 保持造口周围皮肤的完整性。

3. 帮助患者掌握护理造口的方法。

4. 收集排泄物，观察其性质、量及颜色。

三、准备

1. 用物准备：一件式或两件式造口袋、剪刀、测量尺、温水、纸巾、棉球、生理盐水、毛巾、手套、弯盘、治疗巾、速干手消毒剂、医用垃圾袋，必要时准备防漏膏、造口护肤粉和皮肤保护膜等。

2. 环境准备：隐蔽、通风、清洁、安静、安全。

3. 护士准备：着装整洁，洗手。

4. 患者准备：取合适、舒适的体位。

四、操作流程

造口护理流程详见图 2 - 5 - 1。

五、注意事项

1. 指导要点

（1）向患者解释利用造口袋进行造口管理的重要性，强调患者学会操作的必要性。

（2）介绍造口特点以减轻恐惧感，引导其尽快接受造口的现实而主动参与造口自我管理。

（3）引导患者参与造口的自我管理，告知患者及家属更换造口袋的详细操作步骤，小肠造口者选择空腹时更换。

（4）告知患者和家属造口及其周围皮肤并发症的预防和处理方法。

（5）指导患者合理膳食，训练排便。

（6）告知患者避免做增加腹压的运动，以免形成造口旁疝。

2. 观察要点

（1）了解患者或家属对造口护理方法和知识的掌握程度。

（2）辨别造口类型、功能状况、有无并发症，评估周围皮肤状况。

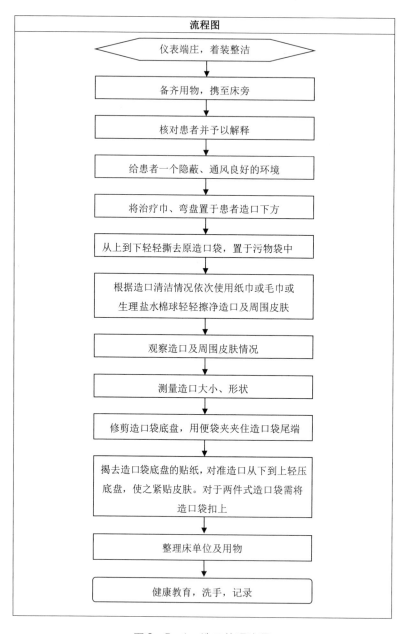

图 2 - 5 - 1 造口护理流程

3. 操作要点

（1）撕离造口袋时注意保护皮肤，防止皮肤损伤，粘贴造口袋前保证造口周围皮肤清洁、干燥。

（2）注意造口与伤口距离，保护伤口，更换造口袋时应当防止袋内容物排出污染伤口。

（3）造口袋裁剪时与实际造口方向相反，不规则造口要注意裁剪方向。

（4）保持造口袋底盘与造口之间的空隙在合适的范围（1~2 mm），空隙过大会导致粪便刺激皮肤引起皮炎；过小，底盘边缘与黏膜摩擦将会导致不适甚至出血。

（5）定期扩张造口，防止狭窄。

（6）使用造口辅助用品前阅读产品说明书或咨询造口医师。

第二节 胃肠减压管的安置

胃肠减压是普通外科重要的治疗措施，其利用负压吸引作用，通过胃管吸出积存于胃肠道的内容物和气体，以减轻胃肠的压力，使胃肠部得到休息，同时改善胃肠管壁的血液循环，促进胃肠功能的恢复。在临床护理中，熟练掌握插管的技术，可有效地减轻患者在治疗过程中的疼痛，减少并发症。

一、适用范围

1. 肠梗阻、急性胃扩张患者。

2. 胃肠道穿孔者。

3. 腹部手术患者。

二、目的

1. 解除或者缓解肠梗阻所致的症状。

2. 进行胃肠道手术的术前准备，以减少胃肠胀气。

3. 术后吸出胃肠内气体和胃内容物，减轻腹胀，减少缝线张力和伤口疼痛，促进伤口愈合，改善胃肠壁血液循环，促进消化功能的恢复。

4. 通过对胃肠减压吸出物的判断，可观察病情变化和协助诊断。

三、准备

1. 用物准备：治疗巾、弯盘、纱布、棉签、清水、润滑油、别针、胶布、听诊器、引流袋或负压引流器、手电筒、压舌板、20 ml空针、镊子、医疗垃圾桶、速干手消毒剂、标签等。

2. 环境准备：清洁、安静、安全。

3. 护士准备：着装整洁，洗手，戴口罩。

4. 患者准备：理解操作，配合置管，鼻孔通畅。

四、操作流程

胃肠减压管的安置流程详见图 2 - 5 - 2。

五、注意事项

1. 指导要点

（1）告知患者胃肠减压的目的和配合方法。

（2）告知患者及家属防止胃管脱出的措施。

2. 观察要点

（1）密切观察引流液的色、质、量。

（2）观察鼻黏膜有无受压、糜烂。

3. 操作要点

（1）给昏迷患者插胃管时，应先撤去枕头，头向后仰，当胃管插入 15 cm 时，将患者头部托起，使下颌靠近胸骨柄以增大咽喉部通道的弧度，便于胃管顺利通过会厌部。

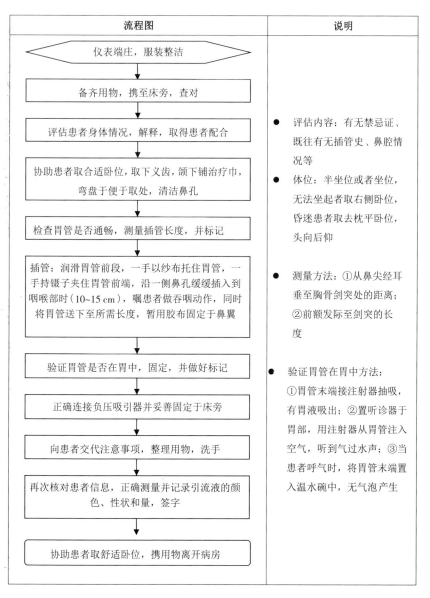

流程图	说明
仪表端庄，服装整洁	
备齐用物，携至床旁，查对	
评估患者身体情况，解释，取得患者配合	● 评估内容：有无禁忌证、既往有无插管史、鼻腔情况等
协助患者取合适卧位，取下义齿，颌下铺治疗巾，弯盘于便于取处，清洁鼻孔	● 体位：半坐位或者坐位，无法坐起者取右侧卧位，昏迷患者取去枕平卧位，头向后仰
检查胃管是否通畅，测量插管长度，并标记	
插管：润滑胃管前段，一手以纱布托住胃管，一手持镊子夹住胃管前端，沿一侧鼻孔缓缓插入到咽喉部时（10~15 cm），嘱患者做吞咽动作，同时将胃管送下至所需长度，暂用胶布固定于鼻翼	● 测量方法：①从鼻尖经耳垂至胸骨剑突处的距离；②前额发际至剑突的长度
验证胃管是否在胃中，固定，并做好标记	● 验证胃管在胃中方法：①胃管末端接注射器抽吸，有胃液吸出；②置听诊器于胃部，用注射器从胃管注入空气，听到气过水声；③当患者呼气时，将胃管末端置入温水碗中，无气泡产生
正确连接负压吸引器并妥善固定于床旁	
向患者交代注意事项，整理用物，洗手	
再次核对患者信息，正确测量并记录引流液的颜色、性状和量，签字	
协助患者取舒适卧位，携用物离开病房	

图 2-5-2　胃肠减压管的安置流程

（2）插管时患者出现恶心，应休息片刻，嘱患者深呼吸再插入；插入不畅时应检查胃管是否盘在口中；出现呛咳、呼吸困难、发绀等情况，立即拔出，待患者休息后重新插入。

（3）妥善固定胃肠减压装置，防止变换体位时加重对咽部的刺激，以及受压、脱出影响减压效果。

（4）观察引流物的颜色、性质、量，并记录 24 小时引流总量。

（5）留置胃管期间应当加强患者的口腔护理；胃肠减压期间，注意观察患者水、电解质及胃肠功能恢复情况。

（6）食管和胃部手术后，冲洗胃管有阻力时不可强行冲洗，通知医生，采取相应措施。

（7）长期胃肠减压者，每个月更换胃管 1 次，每次换一侧鼻孔插入。

第三节　更换腹腔引流袋

腹腔引流是指腹部外科手术后用引流管将人体组织间或体腔中积聚的脓、血、其他液体导引至体外，在患者应用引流管期间，需更换腹腔引流袋，以防止患者发生逆行感染。

一、适用范围

腹部外科手术后安置引流管的患者。

二、目的

1. 防止患者发生逆行感染。

2. 保证引流管通畅，维持引流的有效性。

3. 观察引流液的量、颜色、性状，为诊疗提供依据。

三、准备

1. 用物准备：治疗车、速干手消毒剂及其他消毒剂、医疗废物桶、无菌棉签、大纱布、手套、引流袋、治疗巾、环钳、量杯（或量筒）、标签、PDA、弯盘等。

2. 环境准备：清洁、安静、舒适、隐蔽。

3. 护士准备：衣着整洁、规范，洗手，戴口罩。

4. 患者准备：取适当体位。

四、操作流程

更换腹腔引流袋流程详见图2-5-3。

五、注意事项

1. 指导要点

（1）嘱患者不要随意拔除引流管。

（2）保持引流管在引流管口以下水平。

（3）告知患者出现不适及时通知医护人员。

（4）告知患者更换体位或下床活动时保护引流管的措施。

2. 观察要点

（1）观察引流管口周围伤口情况。

（2）及时观察引流是否通畅，引流液的颜色、性状和量。

3. 操作要点

（1）严格执行无菌操作，以防感染。

（2）动作轻柔，勿用力牵拉引流管。

（3）妥善固定，保持引流管长度适中，在患者翻身活动时防止受压、打折、扭曲、脱出。

流程图	说明

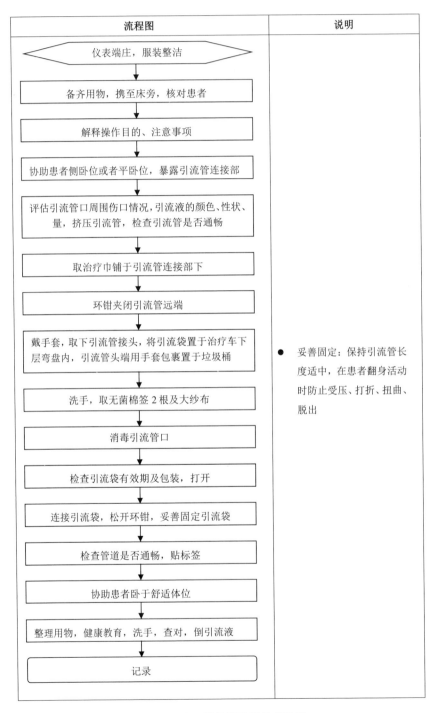

图2-5-3 更换腹腔引流袋流程

第六章

伤口治疗中心护理技术操作

本章主要针对伤口治疗中心常见的专科技术操作标准化流程进行介绍，主要包括：不同类型的伤口换药、拆线等。

第一节　清洁伤口换药

清洁伤口是指未受细菌感染，可达 1 期愈合的伤口。伤口换药又名更换敷料，是对经过初期治疗的伤口（包括手术伤口）做进一步处理的总称，包括检查伤口、去除脓液和分泌物及坏死组织，清洁伤口及覆盖敷料，是预防和控制创面感染，消除妨碍伤口愈合的因素，促进伤口愈合的一项重要外科操作。

一、适用范围

清洁伤口患者。

二、目的

1. 观察伤口。

2. 处理伤口以促进其愈合。

3. 提供对外界污染物的屏障。

4. 保护伤口不受进一步损害。

5. 使用灭菌材料吸收渗出物。

三、准备

1. 用物准备

治疗车上备：

（1）无菌换药包：内含治疗碗或弯盘 1～2 个、换药镊或止血钳 2 把、棉球或棉签、纱布等。

（2）生理盐水、艾力克溶液或其他伤口清洗液，速干手消毒剂。

（3）纱布、脱脂棉和其他伤口护理材料。

（4）无菌器材/器械如剪刀、持物钳。

（5）胶布/绷带。

（6）清洁一次性手套、无菌一次性手套。

注意：每个伤口都不同，需要进行评估来选择适合的伤口护理材料。

2. 环境准备：空气清洁、光线充足、温度适宜，换药前半小时避免打扫卫生及通风。

3. 护士准备：衣着整洁，仪表端庄。

4. 患者准备：如能离床尽量在换药室换药，不能离床者在床边换药。

四、操作流程

清洁伤口换药流程详见图 2－6－1。

五、注意事项

1. 记录内容应包括伤口状况、敷料使用情况。

2. 若伤口情况存在任何异常需告知医生，必要时考虑是否更换伤口护理材料。

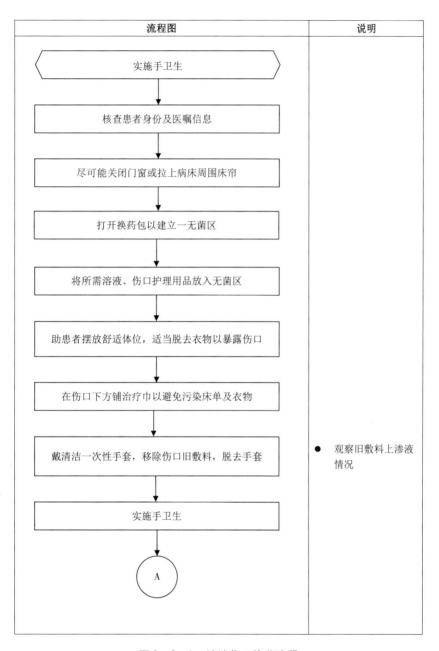

流程图	说明

实施手卫生

核查患者身份及医嘱信息

尽可能关闭门窗或拉上病床周围床帘

打开换药包以建立一无菌区

将所需溶液、伤口护理用品放入无菌区

助患者摆放舒适体位，适当脱去衣物以暴露伤口

在伤口下方铺治疗巾以避免污染床单及衣物

戴清洁一次性手套，移除伤口旧敷料，脱去手套

● 观察旧敷料上渗液情况

实施手卫生

A

图 2-6-1　清洁伤口换药流程

流程图	说明

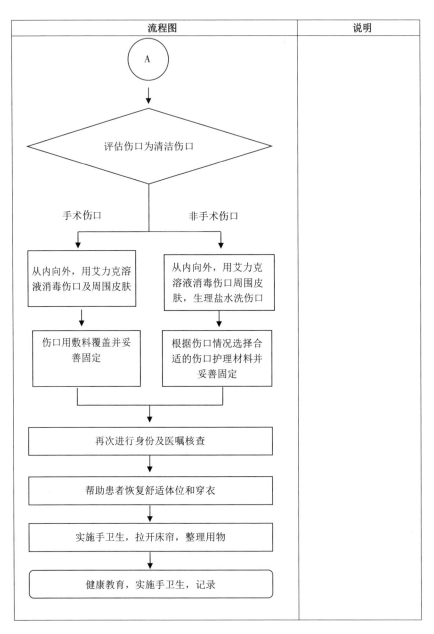

图 2 -6 -1　（续）

第二节 污染/感染伤口换药

污染伤口是指沾染了异物或细菌而未发生感染的伤口，早期处理得当，可达 1 期愈合。感染伤口是指伤口已出现局部或全身感染症状，需充分引流伤口分泌物，去除坏死组织，加强换药处理，减轻感染，促进伤口肉芽组织生长后才能达到 2 期愈合的伤口，包括继发感染的手术切口，损伤后时间较长已发生感染化脓的伤口等。

一、适用范围

污染/感染伤口患者。

二、目的

1. 观察伤口。

2. 处理伤口以促进其愈合。

3. 提供对外界污染物的屏障。

4. 保护伤口不受进一步损害。

5. 使用灭菌敷料吸收伤口渗出物。

三、准备

1. 用物准备

治疗车上备：

（1）无菌换药包：内含治疗碗或弯盘 1~2 个、换药镊或止血钳 2 把、棉球或棉签、纱布等。

（2）生理盐水、艾力克溶液或其他伤口清洗液，速干手消毒剂。

（3）纱布、脱脂棉和其他伤口护理材料。

（4）无菌器材/器械如剪刀、持物钳。

（5）胶布/绷带。

（6）清洁一次性手套、无菌一次性手套。

注意：每个伤口都不同，需要进行评估来选择适合的伤口护理材料。

2. 环境准备：空气清洁、光线充足、温度适宜，换药前半小时避免打扫卫生及通风。

3. 护士准备：衣着整洁，仪表端庄。

4. 患者准备：如能离床尽量在换药室换药，不能离床者在床边换药。

四、操作流程

污染/感染伤口换药流程详见图 2-6-2。

五、注意事项

1. 记录内容应包括伤口状况、敷料使用情况。

2. 若伤口情况存在任何异常需告知医生，必要时考虑是否更换伤口护理材料。

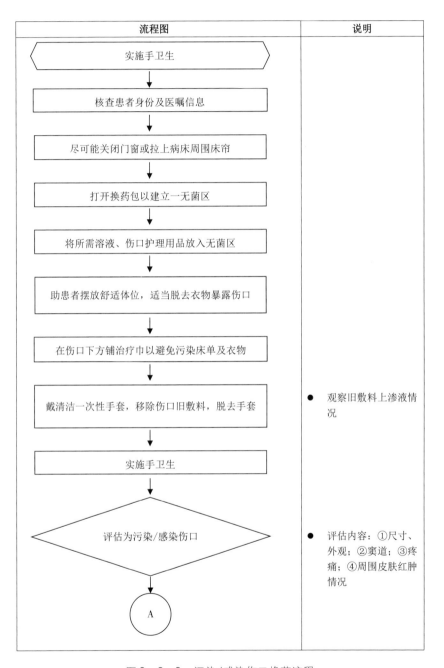

图 2-6-2 污染/感染伤口换药流程

流程图	说明

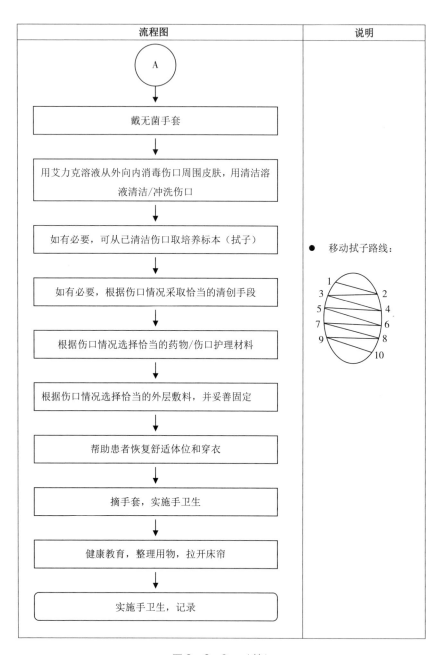

移动拭子路线图旁文字：

● 移动拭子路线：

图 2-6-2 （续）

第三节 伤口拆线

伤口拆线是指拆除闭合手术伤口的皮肤缝线/缝钉。

一、适用范围

需伤口拆线患者。

二、目的

取闭合手术伤口的皮肤缝线/缝钉。

三、准备

1. 用物准备

治疗车上备：

（1）无菌换药包：内含治疗碗或弯盘1~2个、换药镊或止血钳2把、棉球或棉签、灭菌纱布等。

（2）艾力克溶液。

（3）无菌敷贴、无菌小剪刀/取钉器、持物钳。

（4）胶布/绷带。

（5）清洁一次性手套（非灭菌）、无菌一次性手套。

注意：每个伤口都不同，需要进行评估来选择适合的伤口护理材料。

2. 环境准备：空气清洁、光线充足、温度适宜，换药前半小时避免打扫卫生及通风。

3. 护士准备：衣着整洁，仪表端庄。

4. 患者准备：如能离床尽量在换药室换药，不能离床者在床边换药。

四、操作流程

伤口拆线流程详见图2-6-3。

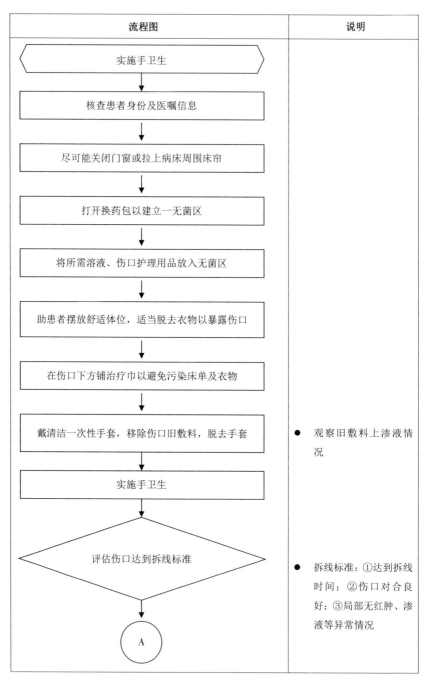

流程图	说明

实施手卫生

核查患者身份及医嘱信息

尽可能关闭门窗或拉上病床周围床帘

打开换药包以建立一无菌区

将所需溶液、伤口护理用品放入无菌区

助患者摆放舒适体位，适当脱去衣物以暴露伤口

在伤口下方铺治疗巾以避免污染床单及衣物

戴清洁一次性手套，移除伤口旧敷料，脱去手套

● 观察旧敷料上渗液情况

实施手卫生

评估伤口达到拆线标准

● 拆线标准：①达到拆线时间；②伤口对合良好；③局部无红肿、渗液等异常情况

A

图 2-6-3 伤口拆线流程

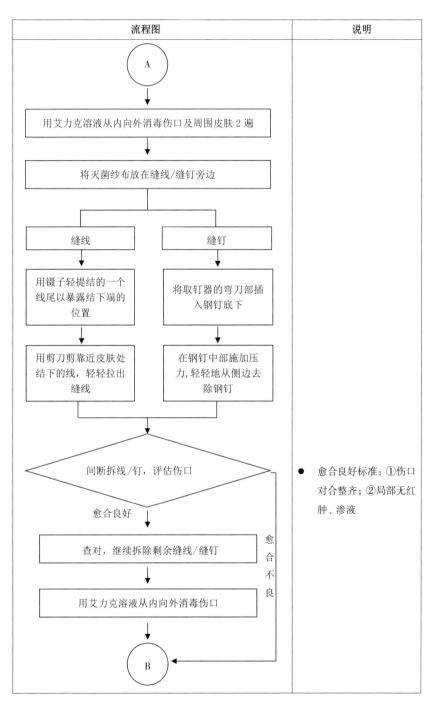

图 2-6-3 （续）

流程图	说明

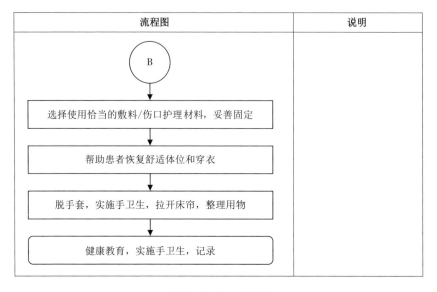

图 2 -6 -3 （续）

五、注意事项

1. 记录内容应包括：缝线/缝钉是完全拆除、部分拆除还是间断拆除；拆除缝线/缝钉后伤口的吻合状况；感染/炎症症状如发红、渗液和/或压痛；使用的敷料类型。若存在渗液，记录其特性如颜色、气味、量和黏稠度。

2. 若伤口情况存在任何异常需告知医生，遵医嘱进行后续伤口处理。

3. 延迟拆线指征

（1）严重贫血、消瘦、轻度恶病质者。

（2）严重失水或水、电解质紊乱尚未纠正者。

（3）老年患者及营养不良患者。

（4）咳嗽没有控制时，胸腹部伤口需适当延迟拆线。

第七章

血液透析中心护理技术操作

本章主要针对血液透析中心常见的专科技术操作标准化流程进行介绍，主要包括：连续性肾脏替代治疗（continuous renal replacement therapy，CRRT）中心静脉留置导管患者上下机、留置导管换药、腹膜透析换液、血液透析管路和透析器预冲、血液透析治疗上下机。

第一节　CRRT 中心静脉留置导管患者上机

CRRT 是指一组体外血液净化的治疗技术，是所有连续、缓慢清除水分和溶质治疗方式的总称，治疗时间为每天 24 小时或接近 24 小时。

中心静脉留置导管是各种血液净化治疗方法的血管通路之一，主要将导管直接送入中心静脉（如颈内静脉、锁骨下静脉和股静脉），具有操作简单易行、不损害血管和反复使用等优点，可立即行血液透析，达到足够的血流量，并保证充分的血液透析，是一种安全、迅速和可靠的血管通路。

一、适用范围

CRRT 患者。

二、目的

1. 建立体外循环。

2. 预冲体外循环管路。

3. 有效清除中大分子。

4. 改善炎症状态。

5. 精准控制容量负荷。

6. 调节免疫功能。

7. 维持患者血流动力学稳定。

三、准备

1. 用物准备：治疗车、CRRT 体外循环管路、生理盐水、置换液、5% 碳酸氢钠、4% 枸橼酸或低分子肝素、10 ml 预冲式导管封管液、消毒剂、无菌换药包、一次性无菌棉签、一次性无菌纱布、透明敷贴、5 ml 注射器、20 ml 注射器、50 ml 注射器、无菌手套、一次性无菌输液器、一次性无菌输液泵管、一次性无菌三通管、容量泵、微量泵、医嘱单、心电监护仪等。

2. 环境准备

（1）保护患者隐私。

（2）保持环境清洁，温、湿度适宜。

（3）无关人员离开操作现场。

3. 护士准备：着装整齐，洗手，戴一次性外科口罩、一次性帽子，必要时戴护目型医用外科口罩或防护面罩或护目镜。

4. 患者准备

（1）患者评估：护士评估患者有无不适，有无发热、寒战、疼痛等症状及程度，评估患者生命体征、水负荷情况。

（2）查对患者身份：护士采用 2 种以上有效方式（姓名、住院号、腕带、开放式询问等）进行识别。

（3）护士向患者解释操作目的、过程及配合事项。

四、操作流程

CRRT 中心静脉留置导管患者上机流程详见图 2 - 7 - 1。

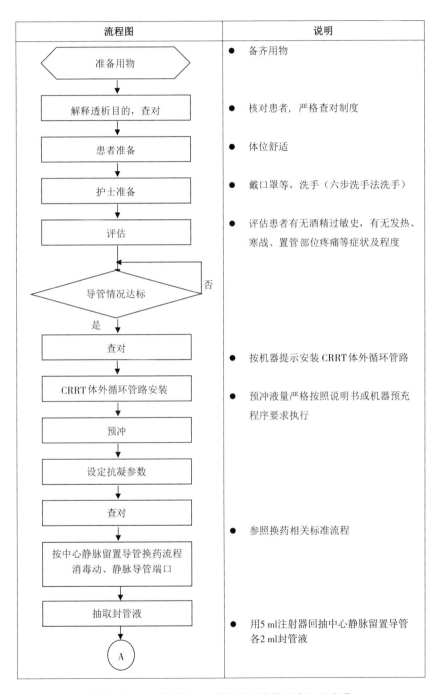

流程图	说明
准备用物	● 备齐用物
解释透析目的，查对	● 核对患者，严格查对制度
患者准备	● 体位舒适
护士准备	● 戴口罩等，洗手（六步洗手法洗手）
评估	● 评估患者有无酒精过敏史，有无发热、寒战、置管部位疼痛等症状及程度
导管情况达标（否／是）	
查对	● 按机器提示安装CRRT体外循环管路
CRRT体外循环管路安装	● 预冲液量严格按照说明书或机器预充程序要求执行
预冲	
设定抗凝参数	
查对	
按中心静脉留置导管换药流程消毒动、静脉导管端口	● 参照换药相关标准流程
抽取封管液	● 用5 ml注射器回抽中心静脉留置导管各2 ml封管液
A	

图 2-7-1 CRRT中心静脉留置导管患者上机流程

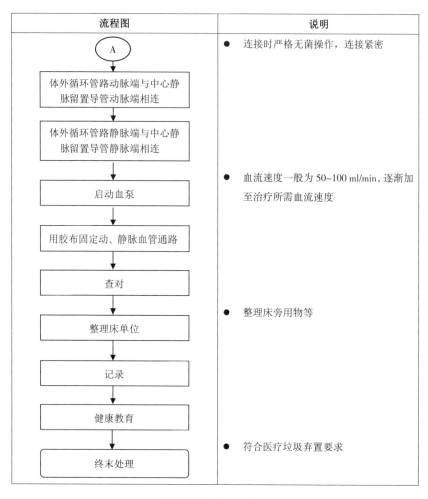

流程图	说明
A → 体外循环管路动脉端与中心静脉留置导管动脉端相连 → 体外循环管路静脉端与中心静脉留置导管静脉端相连 → 启动血泵 → 用胶布固定动、静脉血管通路 → 查对 → 整理床单位 → 记录 → 健康教育 → 终末处理	● 连接时严格无菌操作，连接紧密 ● 血流速度一般为 50~100 ml/min，逐渐加至治疗所需血流速度 ● 整理床旁用物等 ● 符合医疗垃圾弃置要求

图 2 -7 -1   （续）

五、注意事项

1. 患者评估：询问有无酒精过敏史，有无发热、寒战、置管部位疼痛等症状及程度，评估患者生命体征、容量负荷情况。

2. 严格执行查对制度，查对患者身份采用 2 种以上有效方式，杜绝差错事故发生。

3. 向患者解释操作目的、过程及配合事项。

4. 环境准备：保护患者隐私，拉上床旁隔帘或采用屏风遮挡，保持环境清洁，温、湿度适宜，无关人员离开操作现场。

5. 物品准备：检查用物的型号、包装完整性及有效期。

6. 操作人员准备：着装整齐，洗手，戴一次性外科口罩、帽子等。

7. 评估导管情况

（1）评估患者留置导管处有无不适。

（2）观察导管出口处是否有感染征象、导管有无脱出、缝线有无脱落。

（3）置管处周围皮肤有无红、肿，皮肤完整性是否受损。

（4）皮下隧道是否有出血、渗液。

8. 导管消毒：以导管穿刺点为中心由内至外，环形消毒皮肤及导管。

9. 消毒范围直径≥15 cm，至少消毒2遍（严格执行无菌技术）。

10. 在导管标识上填写置管部位、置管日期、导管外露长度、换药日期及换药人，粘贴于透明敷贴上。

11. 按机器提示操作，安装CRRT外循环管路，分别安装动脉管路、血液滤过器、静脉管路、置换液管路、透析液管路、废液管路等，各监测安装到位。

12. 连接置换液，经加温装置后连接于动脉壶（前稀释）或静脉壶（后稀释）。

13. 废液管经漏血检测器连接至废液袋。

14. 开泵预冲，预冲液量严格按照血液滤过器说明书要求执行，预冲通过各项检测。

15. 预冲完毕，根据医嘱设置各项参数，检查各连接点是否紧密。

16. CRRT体外循环管路中的动脉管路与已建立的血管通路动脉端连接，引血速度为50~100 ml/min。

17. 待血液引流至静脉壶时，CRRT体外循环管路中的静脉管路与已建立的血管通路静脉端连接。

18. 开始治疗，根据医嘱调节至治疗所需血流速度。

19. 整理用物，垃圾分类处理（防止医疗废物导致交叉感染及环境污染）。

第二节　CRRT 中心静脉留置导管患者下机

一、适用范围

CRRT 患者。

二、准备

1. 用物准备：治疗车、生理盐水、10 ml 预冲式导管封管液、消毒剂、一次性无菌棉签、一次性无菌纱布、5 ml 注射器、无菌手套、一次性无菌肝素帽、医嘱单、心电监护仪等。

2. 环境准备

（1）保护患者隐私。

（2）保持环境清洁，温、湿度适宜。

（3）无关人员离开操作现场。

3. 护士准备：着装整齐，洗手，戴一次性外科口罩、一次性帽子，必要时戴护目型医用外科口罩或防护面罩或护目镜。

4. 患者准备

（1）患者评估：护士评估患者有无不适，有无发热、寒战、疼痛等症状及程度，评估患者生命体征、水负荷情况。

（2）查对患者身份：护士采用 2 种以上有效方式（姓名、住院号、腕带、开放式询问等）进行识别。

（3）护士向患者解释操作目的、过程及配合事项。

三、操作流程

CRRT 中心静脉留置导管患者下机流程详见图 2 - 7 - 2。

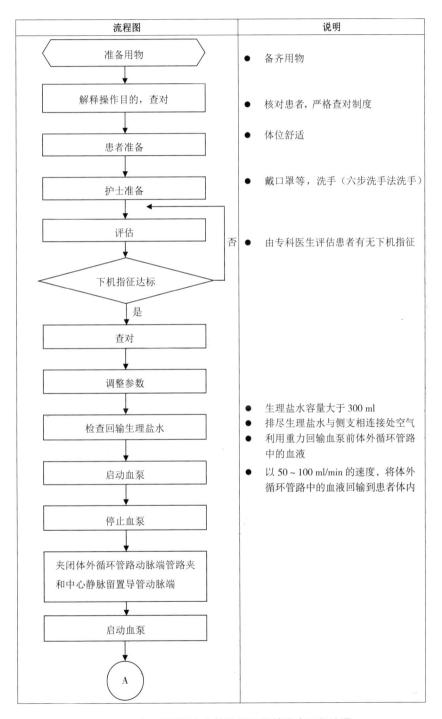

图 2-7-2 CRRT 中心静脉留置导管患者下机流程

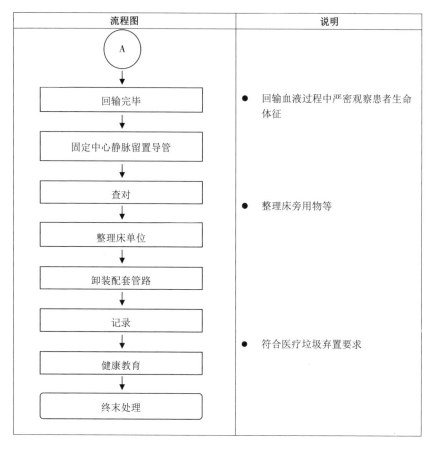

图 2 - 7 - 2   （续）

四、注意事项

1. 严格执行查对制度，查对患者身份采用 2 种以上有效方式，杜绝差错事故发生。

2. 解释操作目的、过程及配合事项。

3. 环境准备：保护患者隐私，拉上床旁隔帘或采用屏风遮挡，保持环境清洁，温、湿度适宜，无关人员离开操作现场。

4. 物品准备：检查用物的型号、包装完整性及有效期。

5. 操作人员准备：着装整齐，洗手，戴一次性外科口罩、帽子等。

6. 按机器提示操作，回输血液包括两个环节：泵前回输血液和全程回输血液（需密闭式回输血液）。

7. 回输血液时，血泵速度为 50 ~ 100 ml/min。

8. 整理用物，垃圾分类处理（防止医疗废物导致交叉感染及环境污染）。

第三节　CRRT 中心静脉留置导管换药

中心静脉是指靠近心脏（循环系统的中心）的静脉，其血流量可达到 5 L/min。在这样的血管里留置导管可以提供满足透析的血流量。常用的穿刺部位为右颈内静脉、股静脉、锁骨下静脉。临时导管用于短期透析（<2 周）的血管通路。

一、适用范围

适用于 CRRT 患者。

二、目的

1. 保持穿刺部位清洁、干燥。

2. 减少导管相关性感染，延长导管寿命。

3. 评估穿刺部位有无红、肿、热、痛等症状。

4. 评估穿刺部位是否皮肤完整性受损。

5. 评估导管有无脱出、缝线有无脱落。

三、准备

1. 用物准备：治疗车、无菌换药包、棉签（棉片）、无菌纱布 3 张、5 ml 注射器 2 个、10 ml 预冲式导管封管液、生理盐水 1 瓶、无菌手套 2 副、清洁手套 1 双、透明敷贴 1 张、碘伏等。

2. 环境准备

（1）保护患者隐私。

（2）保持环境清洁，温、湿度适宜。

（3）无关人员离开操作现场。

3. 护士准备：着装整齐，洗手，戴一次性外科口罩、一次性帽子，必要时戴护目型医用外科口罩或防护面罩或护目镜。

4. 患者准备

（1）患者评估：护士评估患者有无不适，有无发热、寒战、疼痛等症状及程度。

（2）查对患者身份：护士采用2种以上有效方式（姓名、住院号、腕带、开放式询问等）进行识别。

（3）护士向患者解释操作目的、过程及配合事项。

四、操作流程

CRRT 中心静脉留置导管换药流程详见图 2 - 7 - 3。

五、注意事项

1. 患者评估：询问有无酒精过敏史，有无发热、寒战、置管部位疼痛等症状及程度。

2. 严格执行查对制度，查对患者身份采用2种以上有效方式。

3. 解释操作目的、过程及配合事项。

4. 环境准备：保护患者隐私，拉上床旁隔帘或采用屏风遮挡，保持环境清洁，温、湿度适宜，无关人员离开操作现场。

5. 物品准备：检查用物的型号、包装完整性及有效期。

6. 操作人员准备：着装整齐，洗手，戴一次性外科口罩、帽子等。

7. 评估导管情况

（1）评估患者留置导管处有无不适。

（2）观察导管出口处是否有感染征象、导管有无脱出、缝线有无脱落。

（3）置管处周围皮肤有无红、肿、皮肤完整性是否受损。

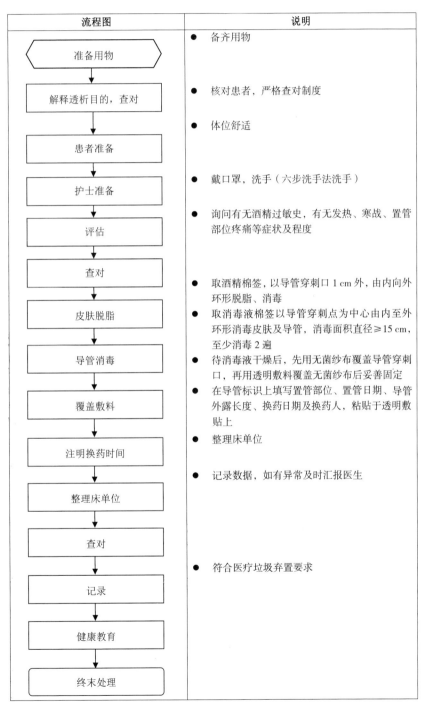

流程图	说明
准备用物	● 备齐用物
解释透析目的，查对	● 核对患者，严格查对制度
患者准备	● 体位舒适
护士准备	● 戴口罩，洗手（六步洗手法洗手）
评估	● 询问有无酒精过敏史，有无发热、寒战、置管部位疼痛等症状及程度
查对	● 取酒精棉签，以导管穿刺口 1 cm 外，由内向外环形脱脂、消毒
皮肤脱脂	● 取消毒液棉签以导管穿刺点为中心由内至外环形消毒皮肤及导管，消毒面积直径≥15 cm，至少消毒 2 遍
导管消毒	● 待消毒液干燥后，先用无菌纱布覆盖导管穿刺口，再用透明敷料覆盖无菌纱布后妥善固定
覆盖敷料	● 在导管标识上填写置管部位、置管日期、导管外露长度、换药日期及换药人，粘贴于透明敷贴上
注明换药时间	● 整理床单位
整理床单位	● 记录数据，如有异常及时汇报医生
查对	
记录	● 符合医疗垃圾弃置要求
健康教育	
终末处理	

图 2-7-3　CRRT 中心静脉留置导管换药流程

（4）皮下隧道是否有出血、渗液。

8. 导管消毒：以导管穿刺点为中心由内至外，环形消毒皮肤及导管。

9. 消毒范围直径≥15 cm，至少消毒 2 遍（严格执行无菌技术）。

10. 在导管标识上填写置管部位、置管日期、导管外露长度、换药日期及换药人，粘贴于透明敷贴上。

11. 整理用物，垃圾分类处理（防止医疗废物导致交叉感染及环境污染）。

第四节　腹膜透析换液

腹膜透析是利用人体腹膜作为半透膜，以腹腔作为交换空间，通过弥散和渗透作用，清除体内过多水分、代谢产物和毒素，达到血液净化、替代肾脏功能的治疗技术。

一、适用范围

适用于急、慢性肾衰竭，高容量负荷，电解质或酸碱平衡紊乱，药物和毒物中毒等疾病，以及肝衰竭的辅助治疗，并可进行经腹腔给药、补充营养等。

二、目的

1. 明确持续非卧床性腹膜透析操作流程和内容。

2. 确保有效清除患者体内过多的水分、代谢产物和毒素。

3. 确保腹膜透析患者换液过程严格无菌操作，保障透析质量与安全，避免腹膜透析感染相关并发症的发生。

4. 为腹膜透析患者释放时间，使其可自由活动或从事日常工作，提高生活质量，促进患者回归社会。

三、准备

1. 用物准备：治疗车、温度适宜的双联透析液、碘伏帽、蓝夹子2个、PDA、速干手消毒剂、腹膜透析液挂柱、放置废液袋的面盆（器具）、盘秤等。

2. 护士准备：着装整洁，修剪指甲，洗手，戴口罩。

3. 患者准备：选择舒适卧位或坐位。

4. 环境准备：清洁、安静、舒适、光线充足、适宜的操作空间。

四、操作流程

腹膜透析换液流程详见图2-7-4。

五、注意事项

1. 注意观察腹膜透析导管情况及导管口周围情况，保持腹膜透析管路通畅。

2. 短管、双联系统、碘伏帽分离和连接时必须严格无菌操作，碘伏帽必须一次性使用。

3. 操作中注意观察患者有无不适，仔细观察腹膜透析液引流、灌入是否通畅，引流液的颜色、性质和引流量是否正常，并认真记录超滤量及尿量。

4. 操作前、操作中、操作后应做好腹膜透析相关健康教育。

5. 透析期间注意观察患者的血压、体重及患者肢体有无水肿。

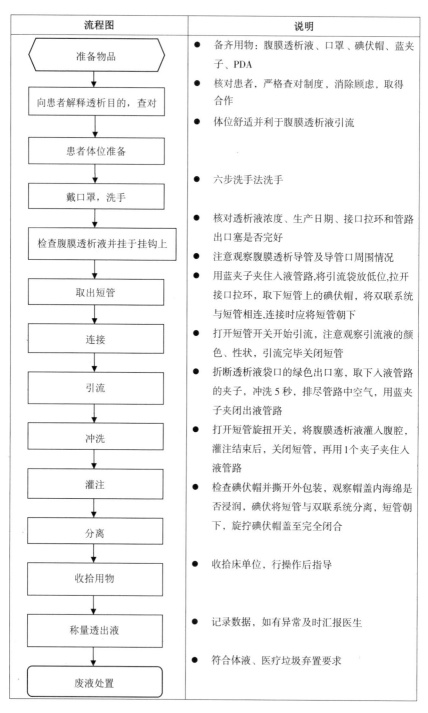

流程图	说明
准备物品	• 备齐用物：腹膜透析液、口罩、碘伏帽、蓝夹子、PDA • 核对患者，严格查对制度，消除顾虑，取得合作 • 体位舒适并利于腹膜透析液引流
向患者解释透析目的，查对	
患者体位准备	
戴口罩，洗手	• 六步洗手法洗手
检查腹膜透析液并挂于挂钩上	• 核对透析液浓度、生产日期、接口拉环和管路出口塞是否完好 • 注意观察腹膜透析导管及导管口周围情况
取出短管	• 用蓝夹子夹住入液管路，将引流袋放低位，拉开接口拉环，取下短管上的碘伏帽，将双联系统与短管相连，连接时应将短管朝下
连接	• 打开短管开关开始引流，注意观察引流液的颜色、性状，引流完毕关闭短管
引流	• 折断透析液袋口的绿色出口塞，取下入液管路的夹子，冲洗5秒，排尽管路中空气，用蓝夹子夹闭出液管路
冲洗	• 打开短管旋扭开关，将腹膜透析液灌入腹腔，灌注结束后，关闭短管，再用1个夹子夹住入液管路
灌注	• 检查碘伏帽并撕开外包装，观察帽盖内海绵是否浸润，碘伏将短管与双联系统分离，短管朝下，旋拧碘伏帽盖至完全闭合
分离	
收拾用物	• 收拾床单位，行操作后指导
称量透出液	• 记录数据，如有异常及时汇报医生
废液处置	• 符合体液、医疗垃圾弃置要求

图2-7-4 腹膜透析换液流程

第五节　血液透析管路、透析器预冲

血液透析管路、透析器预冲：将生理盐水注入血液透析管路、透析器，排尽血液透析管路、透析器中的空气、消毒剂，为血液透析治疗做准备。

一、适用范围

血液透析患者。

二、目的

1. 正确操作血液透析机。

2. 正确安装血液透析管路和透析器。

3. 将生理盐水注入血液透析管路、透析器，排尽血液透析管路、透析器中的空气、消毒剂。

4. 为下一步血液透析治疗做准备。

三、准备

1. 用物准备

（1）透析机连接电源、水源，透析液供给接头清洁、完好；碳酸氢盐透析液。

（2）治疗车上层：透析器、透析管路、1 000 ml 生理盐水、消毒棉签。

（3）治疗车下层：生活及医疗垃圾桶。

2. 环境准备：空气清洁，环境整洁，尽可能避免人员走动。

3. 护士准备：服装、鞋帽整洁，戴口罩、帽子，佩戴护目镜，洗手。

四、操作流程

血液透析管路、透析器预冲流程详见图 2 - 7 - 5。

程序	辅助预冲模式	流程图	手动预冲模式	说明
1. 操作前		开始		
		开机、机器自检		● 透析机消毒时间超过72小时应重新进行消毒后使用
	选择辅助预冲模式	根据机型选择预冲模式	选择手动预冲模式	
2. 操作中		安装透析器，静脉端向上		● 特别注意血泵管路的规格与机器驱动泵的标准匹配
		安装透析管路，动脉壶向下，连接生理盐水		● 生理盐水流向为动脉端、透析器、静脉端，不得逆向预冲
	按压预冲开始键进行体外循环系统预冲（排气、冲洗）	待透析液准备完毕，翻转透析器使透析器膜内空气排净，翻转动脉壶向上，翻转动脉壶向上	按压预冲开始键进行体外循环系统预冲（手动将血流量调至 80~100 ml/min）	● 膜内排气时，透析器所有旁路开口不得打开
		A		

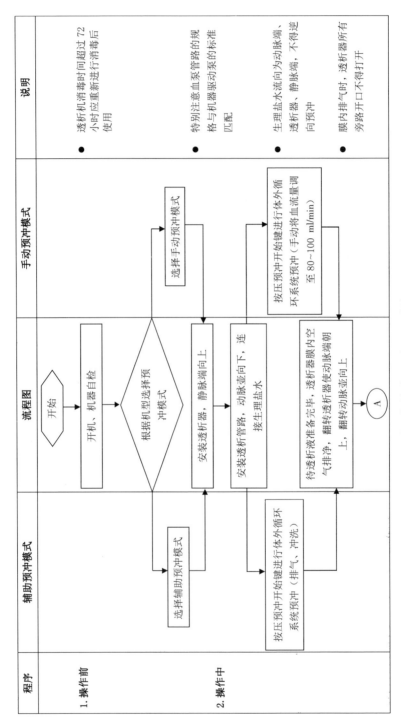

图2-7-5　血液透析管路、透析器预冲流程

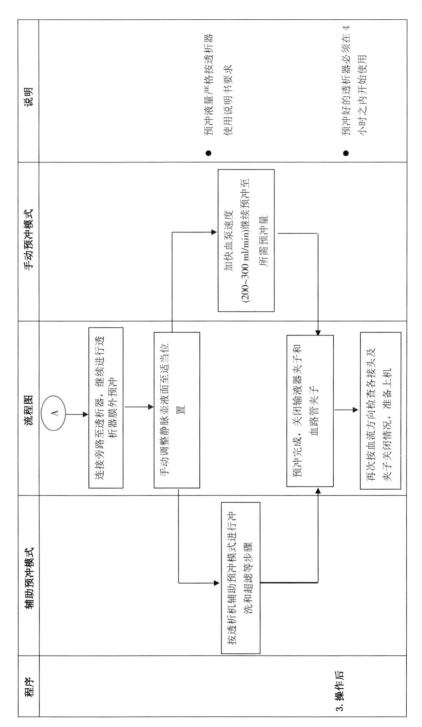

图2-7-5　（续）

程序	辅助预冲模式	流程图	手动预冲模式	说明
		Ⓐ		
		连接旁路至透析器，继续进行透析器膜外预冲		
		手动调整静脉壶液面至适当位置	加快血泵速度(200~300 ml/min)继续预冲至所需预冲量	● 预冲液量严格按透析器使用说明书要求
	按透析机辅助预冲模式进行冲洗和超滤等步骤	预冲完成，关闭输液器夹子和血路管夹子		● 预冲好的透析器必须在4小时之内开始使用
3.操作后		再次按血流方向检查各接头及夹子关闭情况，准备上机		

五、注意事项

1. 质量标准

（1）透析机必须通过自检后方可连接透析液至透析器旁路。

（2）打开包装后不得污染管路和透析器。

（3）静脉管路必须放进气泡监测器和管路夹内，并连接静脉压传感器。

2. 操作要点

（1）在操作过程中，严格执行无菌操作和三查七对制度。

（2）要将动、静脉壶液面充满，防止管路中产生过多的小气泡。

（3）膜内排气时，透析器所有旁路开口不得打开，需使用保护帽保护，避免暴露于空气中。

（4）膜内空气排净后方可进行膜外的连接排气。

（5）预冲完毕后要尽快连接患者，超过 4 小时应重新进行预冲。

第六节　血液透析治疗上机

血液透析是利用弥散、超滤和对流原理清除血液中有害物质和过多水分，是最常用的肾脏替代治疗方法之一，也可用于治疗药物和毒物中毒等。

一、适用范围

血液透析患者。

二、目的

1. 急、慢性肾功能衰竭或中毒等患者得到标准质量流程的血液净化治疗。

2. 保证血液净化治疗过程安全、舒适。

三、准备

1. 用物准备：护理包（内含手套、胶布、无菌敷贴、消毒棉签、黄色垃圾袋等）、治疗盘、肝素空针、穿刺针 2 根、压脉带、血压计等。

2. 环境准备：整洁、整齐、安静、安全。

3. 护士准备：服装、鞋帽整洁，戴口罩、帽子，佩戴护目镜，洗手。

4. 患者准备：着宽松衣物，清洁内瘘侧手臂。

四、操作流程

血液透析治疗上机流程详见图 2-7-6。

五、注意事项

1. 质量标准

（1）正确操作血液透析机，根据医嘱准确设定透析参数。

（2）上机操作准确熟练，无操作失误，无环节遗漏。

（3）保证患者透析安全，透析管路妥善固定。

（4）严格执行无菌操作和查对制度。

2. 操作要点

（1）引血时血流量为 50～100 ml/min，不超过 100 ml/min。

（2）内瘘患者穿刺点要求：动脉穿刺点离瘘口至少 3 cm，动、静脉穿刺点间隔至少 5 cm。

（3）中心静脉留置导管评估包括：①评估患者留置导管处有无不适；②观察导管出口处是否有感染征象、导管有无脱出、缝线有无脱落；③留置导管处周围皮肤有无红、肿，皮肤完整性是否受损；④皮下隧道是否有出血、渗液。

（4）中心静脉置管患者上机时戴口罩，头偏向一侧。

（5）治疗中密切观察机器运行情况，及时处理报警。

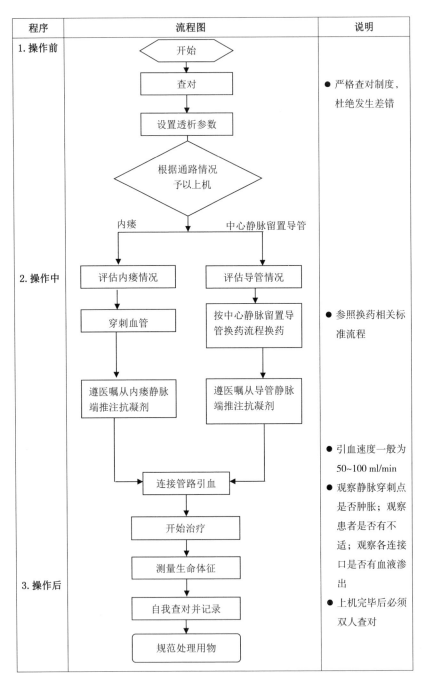

程序	流程图	说明
1.操作前	开始 → 查对 → 设置透析参数 → 根据通路情况予以上机	● 严格查对制度，杜绝发生差错
2.操作中	内瘘：评估内瘘情况 → 穿刺血管 → 遵医嘱从内瘘静脉端推注抗凝剂 中心静脉留置导管：评估导管情况 → 按中心静脉留置导管换药流程换药 → 遵医嘱从导管静脉端推注抗凝剂 连接管路引血	● 参照换药相关标准流程
3.操作后	开始治疗 → 测量生命体征 → 自我查对并记录 → 规范处理用物	● 引血速度一般为50~100 ml/min ● 观察静脉穿刺点是否肿胀；观察患者是否有不适；观察各连接口是否有血液渗出 ● 上机完毕后必须双人查对

图 2-7-6 血液透析治疗上机流程

第七节　血液透析治疗下机

一、适用范围

血液透析患者。

二、目的

1. 安全结束血液透析治疗，将体外循环的血液回输至患者体内。

2. 观察透析器凝血程度，指导临床抗凝药物的使用。

三、准备

1. 用物准备：护理包（内含手套、胶布、止血棉球等）、止血带、血压计、消毒毛巾等。

2. 环境准备：整洁、整齐、安静、安全。

3. 护士准备：服装、鞋帽整洁，戴口罩、帽子，佩戴护目镜，洗手。

4. 患者准备：了解操作的目的并做好配合，体位舒适。

四、操作流程

血液透析治疗下机流程详见图 2 - 7 - 7。

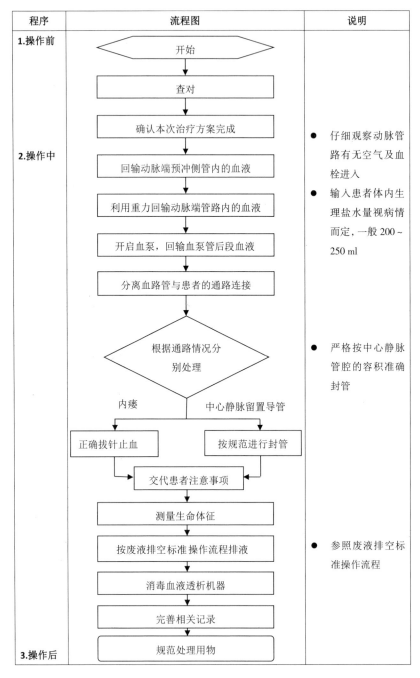

程序	流程图	说明
1.操作前	开始	
2.操作中	查对 确认本次治疗方案完成 回输动脉端预冲侧管内的血液 利用重力回输动脉端管路内的血液 开启血泵，回输血泵管后段血液 分离血路管与患者的通路连接 根据通路情况分别处理 内瘘　中心静脉留置导管 正确拔针止血　按规范进行封管 交代患者注意事项 测量生命体征 按废液排空标准操作流程排液 消毒血液透析机器 完善相关记录	● 仔细观察动脉管路有无空气及血栓进入 ● 输入患者体内生理盐水量视病情而定，一般 200～250 ml ● 严格按中心静脉管腔的容积准确封管 ● 参照废液排空标准操作流程
3.操作后	规范处理用物	

图 2 - 7 - 7　血液透析治疗下机流程

五、注意事项

1. 质量标准

（1）血液透析结束时患者达到单次透析治疗目的。

（2）血液透析结束操作过程安全，无空气栓塞、意外失血等并发症。

（3）掌握透析器回输血液技巧，判断透析器凝血程度分级。

2. 操作要点

（1）严格执行无菌操作和查对制度。

（2）回输血液过程注意力集中，不能离开患者。

（3）根据患者情况调整回输血液流量在 50～100 ml/min，不能超过 100 ml/min。

（4）动脉管路血液靠自然重力回输，严禁先回输血泵管后段的血液，避免动脉管路侧支的血凝块直接进入患者血管内。

（5）应用全程生理盐水回输，严禁使用空气回输，回输血液过程中，严禁使用锤子、止血钳等工具敲打透析器，避免挤压揉搓血路管，操作中密切观察患者病情变化。

3. 中心静脉置管患者下机时戴口罩，头偏向一侧。

4. 拆卸管路时动作轻柔，不可用力拉扯泵管，防止泵轴偏移。

5. 回输血液结束后患者应留观 10～20 分钟，测量生命体征平稳后，评估血管通路无异常后方可离开血液透析室。

【附】透析器凝血判断标准：一级，纤维凝血＜10%；二级，纤维凝血 10%～50%；三级，纤维凝血＞50%。

第八章

放射科和核医学科护理技术操作

本章主要针对放射科和核医学科常见的专科技术操作标准化流程进行介绍，主要包括：增强 CT/MRI 检查静脉注射、高压注射器的使用、PET/CT 静脉注射 ^{18}F-FDG。

第一节　增强 CT/MRI 检查静脉注射

注射术是将一定量的无菌药液或生物制品用无菌注射器注入身体内，使其达到预防、诊断、治疗目的的技术。静脉注射是通过静脉用注射器推注给药的一项技术操作。

一、适用范围

影像检查患者。

二、目的

用于诊断性检查，通过静脉注入对比剂。

三、准备

1. 用物准备：消毒棉签、无菌棉签、弯盘、小枕垫、治疗巾、注射单或医嘱单、输液敷贴/留置针敷贴、胶布、药液（按医嘱备）、无菌注射器（按药量准备）、6~9 号针头、留置针、生理盐水、止血带、无菌手套、分类处理垃圾桶等。

2. 环境准备：清洁、安静、光线充足，符合无菌操作、职业防护要求。

3. 护士准备：衣帽整洁，修剪指甲，洗手，戴口罩，必要时做好职业防护。

4. 患者准备：了解静脉注射的目的、方法、注意事项及配合要点、药物的作用及副作用，取舒适体位，暴露注射部位。

四、操作流程

增强 CT/MRI 检查静脉注射流程详见图 2-8-1。

五、注意事项

1. 消毒时，优先使用含 >0.5% 氯己定的乙醇溶液消毒皮肤，如果患者禁用乙醇氯己定溶液，也可以用碘酒、碘伏或 70% 的乙醇。消毒皮肤时，以穿刺点为中心，沿顺时针、逆时针方向各消毒一次。

2. 四肢静脉注射时，一手拇指绷紧静脉下端皮肤，一手持针，针尖斜面向上，以 15°～30° 自静脉上方或侧方刺入皮肤，见回血，放平针头再顺静脉进针 0.5～1 cm。

3. 穿刺成功后先注入少量生理盐水，证实针头在血管内后再取下注射器，换上一抽有药液的注射器连接后再进行推药。

4. 根据患者的年龄、病情及药物性质，掌握注入对比剂的速度，并随时听取患者的主诉，观察局部及病情变化。

5. 注射对比剂时，若局部疼痛、肿胀、抽吸无回血时，提示针头脱出静脉，应拔出针头，更换部位，重新注射。

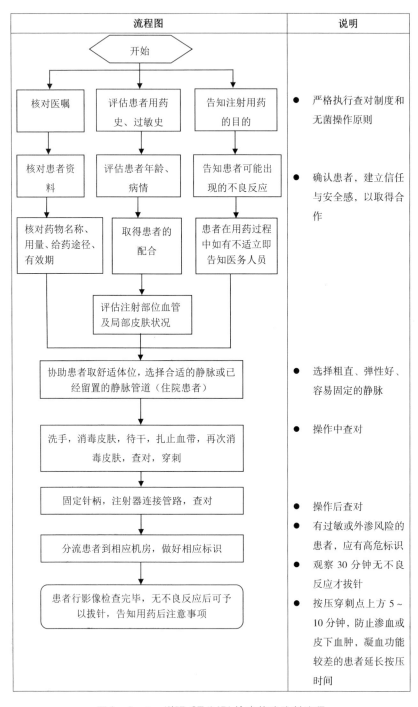

流程图	说明

（流程图内容）

开始

核对医嘱 → 核对患者资料 → 核对药物名称、用量、给药途径、有效期

评估患者用药史、过敏史 → 评估患者年龄、病情 → 取得患者的配合

告知注射用药的目的 → 告知患者可能出现的不良反应 → 患者在用药过程中如有不适立即告知医务人员

评估注射部位血管及局部皮肤状况

协助患者取舒适体位，选择合适的静脉或已经留置的静脉管道（住院患者）

洗手，消毒皮肤，待干，扎止血带，再次消毒皮肤，查对，穿刺

固定针柄，注射器连接管路，查对

分流患者到相应机房，做好相应标识

患者行影像检查完毕，无不良反应后可予以拔针，告知用药后注意事项

说明：

● 严格执行查对制度和无菌操作原则

● 确认患者，建立信任与安全感，以取得合作

● 选择粗直、弹性好、容易固定的静脉

● 操作中查对

● 操作后查对
● 有过敏或外渗风险的患者，应有高危标识
● 观察 30 分钟无不良反应才拔针
● 按压穿刺点上方 5～10 分钟，防止渗血或皮下血肿，凝血功能较差的患者延长按压时间

图 2 - 8 - 1　增强 CT/MRI 检查静脉注射流程

第二节 高压注射器的使用

高压注射器是一种大推力、高速度、压力稳定，可满足 CT/MRI/X 线摄片增强检查及心血管介入治疗设备技术要求的自动推注系统，能精确地控制推注速度和剂量，数秒内将造影剂注入心脏或大血管内，静脉注射对比剂与扫描同步进行，从而获得更佳造影图像。

一、适用范围

1. 介入手术室患者。

2. CT/MRI/DR 检查室患者。

3. 心导管室患者。

二、目的

1. 静脉注射对比剂与扫描同步进行，从而获得更佳的图像效果。

2. 图像质量满足诊断及临床的要求。

三、准备

1. 用物准备：操作台/治疗车、消毒棉签、对比剂、生理盐水、一次性使用高压注射器针筒及附件、胶布、一次性注射用 5 ml/10 ml 空针、手套等。

2. 环境准备：安全、干净、整洁。

3. 护士准备：洗手，佩戴口罩。

4. 患者准备：位于检查床/手术床，暴露静脉留置针/PICC 导管/其他导管的部位。

四、操作流程

高压注射器使用流程详见图 2 - 8 - 2。

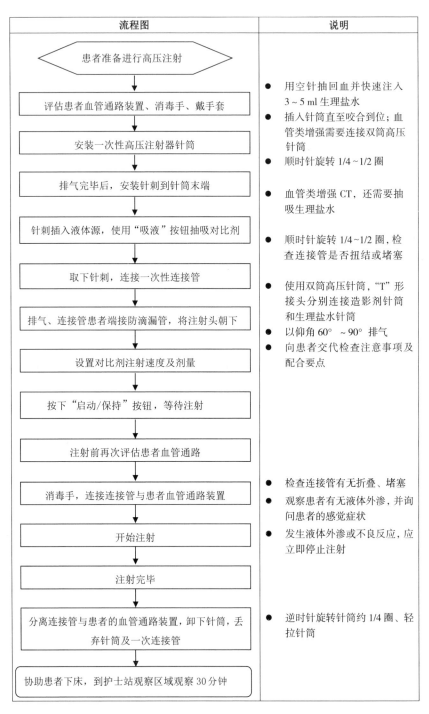

流程图	说明
患者准备进行高压注射	● 用空针抽回血并快速注入 3~5 ml 生理盐水
评估患者血管通路装置、消毒手、戴手套	● 插入针筒直至咬合到位；血管类增强需要连接双筒高压针筒
安装一次性高压注射器针筒	● 顺时针旋转 1/4~1/2 圈
排气完毕后，安装针刺到针筒末端	● 血管类增强 CT，还需要抽吸生理盐水
针刺插入液体源，使用"吸液"按钮抽吸对比剂	● 顺时针旋转 1/4~1/2 圈，检查连接管是否扭结或堵塞
取下针刺，连接一次性连接管	● 使用双筒高压针筒，"T"形接头分别连接造影剂针筒和生理盐水针筒
排气、连接管患者端接防滴漏管，将注射头朝下	● 以仰角 60°~90° 排气 ● 向患者交代检查注意事项及配合要点
设置对比剂注射速度及剂量	
按下"启动/保持"按钮，等待注射	
注射前再次评估患者血管通路	
消毒手，连接连接管与患者血管通路装置	● 检查连接管有无折叠、堵塞 ● 观察患者有无液体外渗，并询问患者的感觉症状
开始注射	● 发生液体外渗或不良反应，应立即停止注射
注射完毕	
分离连接管与患者的血管通路装置，卸下针筒，丢弃针筒及一次连接管	● 逆时针旋转针筒约 1/4 圈、轻拉针筒
协助患者下床，到护士站观察区域观察 30 分钟	

图 2-8-2　高压注射器使用流程

五、注意事项

1. 使用高压注射器推注药物风险较高，检查前患者或家属必须签署知情同意书，高危患者需签署再次沟通表。

2. 在满足影像诊断的前提下，对于血管条件欠佳的患者，可适当降低注射速度。

3. 高压注射过程中用到的所有一次性物品均坚持"一人一用一抛弃"的原则。

第三节 PET/CT 静脉注射 ^{18}F-FDG

PET/CT：是将 PET 与 CT 融为一体，由 PET 提供病灶详尽的功能与代谢等分子信息，CT 提供病灶的精确解剖定位，一次显像获得全身各方位的断层图像，具有灵敏、准确、特异及定位精确等特点，可一目了然地了解全身整体状况，能够早期发现病灶和诊断疾病。

静脉注射是将无菌药液注入静脉的方法。应严格消毒，推注时速度宜慢，注射时防止刺破血管，药液外渗，拔出针头后，应用消毒棉签/球按压针眼。

^{18}F-FDG 是指氟代脱氧葡萄糖，将可以被 PET 探测并形成影像的正电子核素 ^{18}F 标记在葡萄糖上，是目前 PET/CT 显像的主要显像剂。

一、适用范围

核医学科行 PET/CT 检查的患者。

二、目的

通过静脉注射 ^{18}F-FDG，将体内功能代谢及解剖信息融合成像。

三、准备

1. 用物准备：注射用 ^{18}F-FDG、防护设备、生理盐水、放射性防护针筒、一次性塑料手套、一次性橡胶手套、注射器、头皮针、安尔碘消毒棉签、清洁棉签、治疗盘、止血带、胶布、吸水纸、铅异物箱等。

2. 环境准备：干净、整洁、通风，操作间及注射室无杂物。

3. 护士准备：仪表符合要求，衣服整洁，洗手，戴口罩，穿隔离衣，佩戴防护用品（手套、铅衣、铅围裙、铅围脖、铅眼镜等）。

4. 患者准备：禁食及禁止输入或饮入含糖的液体6小时及以上，血糖准备（应控制在 8.3 mmol/L 以下，糖尿病患者可适当放宽至 11.1 mmol/L 以下），检查前 1～2 天禁止做剧烈运动以及高强度锻炼，去除全身饰物或金属物品，1 周内未曾做过肠道准备、钡餐检查等。

四、操作流程

PET/CT 静脉注射 ^{18}F-FDG 流程详见图 2-8-3。

五、注意事项

1. 女性患者检查前应了解是否处于妊娠、哺乳期等。

2. 了解患者有无糖尿病、大小便失禁、躁动、行动不便、意识障碍、幽闭恐惧症等。

3. 告知受检者候检期间到指定房间安静休息，尽量多饮水以充盈胃肠道。

4. 告知患者注射显像剂后注意保暖、放松。

5. 检查前尽可能去除全身饰物或金属物品，避免饰物或金属物品产生伪影，影响影像诊断。

6. 告知受检者注射药物后 8 小时内尽量不要接触婴幼儿及孕妇。

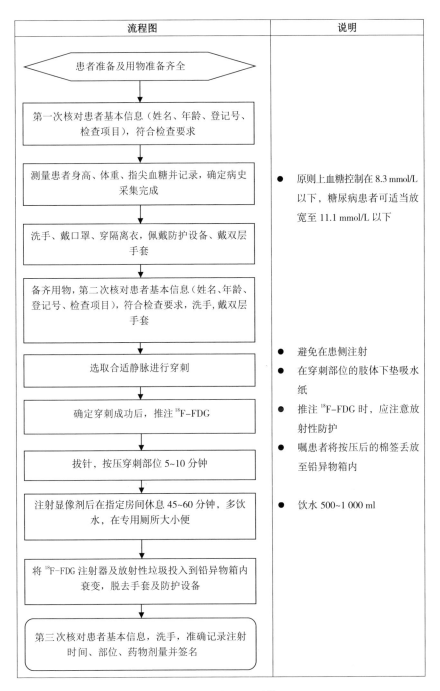

流程图	说明
患者准备及用物准备齐全	
第一次核对患者基本信息（姓名、年龄、登记号、检查项目），符合检查要求	
测量患者身高、体重、指尖血糖并记录，确定病史采集完成	● 原则上血糖控制在 8.3 mmol/L 以下，糖尿病患者可适当放宽至 11.1 mmol/L 以下
洗手、戴口罩、穿隔离衣，佩戴防护设备、戴双层手套	
备齐用物，第二次核对患者基本信息（姓名、年龄、登记号、检查项目），符合检查要求，洗手，戴双层手套	
选取合适静脉进行穿刺	● 避免在患侧注射 ● 在穿刺部位的肢体下垫吸水纸
确定穿刺成功后，推注 ^{18}F-FDG	● 推注 ^{18}F-FDG 时，应注意放射性防护
拔针，按压穿刺部位 5~10 分钟	● 嘱患者将按压后的棉签丢放至铅异物箱内
注射显像剂后在指定房间休息 45~60 分钟，多饮水，在专用厕所大小便	● 饮水 500~1 000 ml
将 ^{18}F-FDG 注射器及放射性垃圾投入到铅异物箱内衰变，脱去手套及防护设备	
第三次核对患者基本信息，洗手，准确记录注射时间、部位、药物剂量并签名	

图 2-8-3　PET/CT 静脉注射 ^{18}F-FDG 流程

第九章

日间穿刺中心护理技术操作

本章主要针对穿刺中心常见的专科技术操作标准化流程进行介绍，主要包括：改良赛丁格技术穿刺 PICC 置管、超声引导下改良赛丁格技术穿刺 PICC 置管。

第一节　改良赛丁格技术穿刺 PICC 置管

改良赛丁格技术穿刺 PICC 置管是通过改良的赛丁格穿刺工具置入 PICC 导管的技术。用不带针芯的小号穿刺针直接经皮穿刺血管，穿刺针穿破血管前壁进入血管，见到血液从针尾流出即停止进针，穿刺成功后由穿刺针将导丝送入血管，保留导丝在血管内将穿刺针撤出，用解剖刀扩皮，沿导丝将扩张器/可撕裂鞘送入，拔出导丝及扩张器针芯，最后通过扩张器将 PICC 导管置入到预定的长度。

一、适用范围

1. 需要长期静脉输液的患者。

2. 缺乏外周静脉通路倾向的患者。

3. 有锁骨下或颈内静脉插管禁忌证的患者。

4. 输注刺激性药物、发疱性药物，如化疗药物等的患者。

5. 输注高渗性或黏稠性液体，如胃肠外营养液、脂肪乳等的患者。

6. 需反复输血或血液制品，或反复采血的患者。

7. 早产儿、低体重新生儿、家庭病床的患者。

二、目的

1. 保护外周静脉，预防化学性静脉炎和药物渗透性损伤。

2. 建立中长期安全静脉通道。

3. 减少患者反复静脉穿刺的痛苦。

4. 减少置管后并发症的发生。

三、准备

1. 用物准备：常规治疗车、一次性治疗巾、无菌手套、无菌生理盐水、20 ml 注射器 2 支、10 ml 注射器 1 支、1 ml 注射器 1 支、2% 利多卡因 1 支（根据需要）、PICC 穿刺包（垫巾、无菌治疗巾、孔巾、直剪、纱布、大棉球、治疗碗、弯盘）、PICC 导管、纸尺、止血带、弹力绷带（根据需要）、微插管鞘、75% 乙醇或安尔碘、聚维酮碘或 2% 葡萄糖酸氯己定、棉签 1 包等。

2. 环境准备：空气清洁，光线充足，温、湿度适宜。

3. 护士准备：衣着整洁，仪表端庄，戴好帽子、口罩，核对医生下 PICC 置管医嘱及 X 线检查单，与患者沟通、交流，嘱患者排便、排尿。

4. 患者准备：置管前护士对患者进行知情宣教，患者签署侵入性操作知情同意书，护士对血管进行评估。

四、操作流程

改良赛丁格技术穿刺 PICC 置管流程详见图 2-9-1。

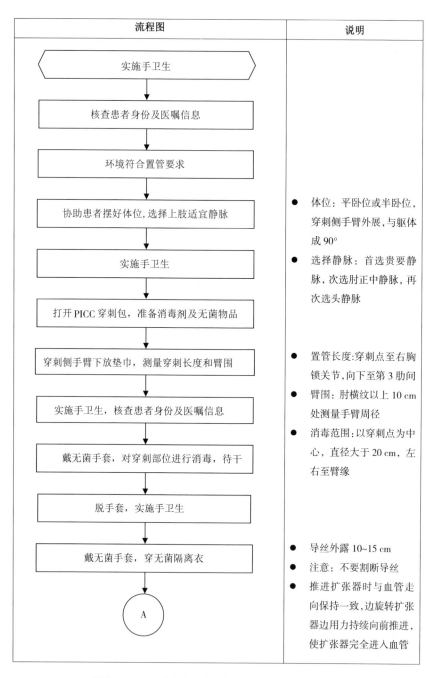

图 2 - 9 - 1　改良赛丁格技术穿刺 PICC 置管流程

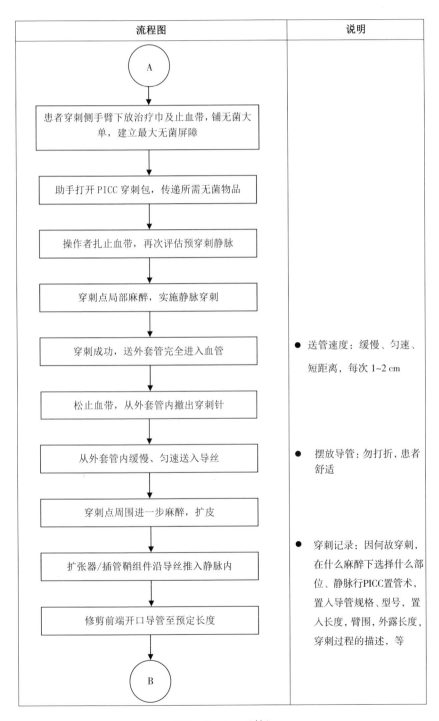

流程图	说明
A 患者穿刺侧手臂下放治疗巾及止血带,铺无菌大单,建立最大无菌屏障 助手打开 PICC 穿刺包,传递所需无菌物品 操作者扎止血带,再次评估预穿刺静脉 穿刺点局部麻醉,实施静脉穿刺 穿刺成功,送外套管完全进入血管 松止血带,从外套管内撤出穿刺针 从外套管内缓慢、匀速送入导丝 穿刺点周围进一步麻醉,扩皮 扩张器/插管鞘组件沿导丝推入静脉内 修剪前端开口导管至预定长度 **B**	● 送管速度:缓慢、匀速、短距离,每次 1~2 cm ● 摆放导管:勿打折,患者舒适 ● 穿刺记录:因何故穿刺,在什么麻醉下选择什么部位、静脉行PICC置管术,置入导管规格、型号,置入长度,臂围,外露长度,穿刺过程的描述,等

图 2-9-1 (续)

流程图	说明

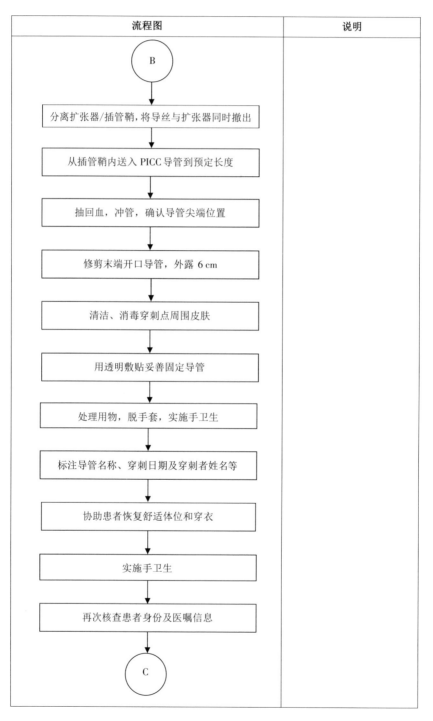

图 2 - 9 - 1 （续）

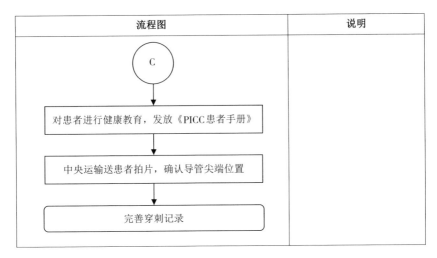

流程图	说明

图 2 - 9 - 1　（续）

五、注意事项

1. 改良赛丁格技术仅穿通血管前壁，进一步减少了对血管壁的损伤，降低了血肿的发生率，减轻疼痛，特别适用于肥胖患者、外周血管条件差的患者，床旁置管成功率85%。

2. PICC 置管需要两个人参与，操作者穿刺送管，助手协助递送无菌物品，抽取生理盐水、利多卡因，做床旁超声等。

第二节　超声引导下改良赛丁格技术穿刺 PICC 置管

超声引导下改良赛丁格技术穿刺 PICC 置管是在超声引导下通过改良的赛丁格穿刺工具置入 PICC 的技术。该技术改变了传统的 PICC 置管部位，由肘窝以下上移到上臂。超声引导下 PICC 穿刺因其可以直观地显示血管的解剖结构，具有实时引导、全程可见、缩短穿刺时间、减少并发症等优势，不仅能减轻穿刺患者的痛苦，提高患者肘部活动的舒适感，同时为护理人员提供了一种安全有效的输液途径。

一、适用范围

1. 需要长期静脉输液的患者。

2. 缺乏外周静脉通路倾向的患者。

3. 有锁骨下或颈内静脉插管禁忌证的患者。

4. 输注刺激性药物、发疱性药物，如化疗药物等的患者。

5. 输注高渗性或黏稠性液体，如胃肠外营养液、脂肪乳等的患者。

6. 需反复输血或血液制品，或反复采血的患者。

7. 早产儿、低体重新生儿、家庭病床的患者。

二、目的

1. 保护外周静脉，预防化学性静脉炎和药物渗透性损伤。

2. 建立中长期安全静脉通道。

3. 减少患者反复静脉穿刺的痛苦。

4. 减少置管后并发症的发生。

三、准备

1. 用物准备：常规治疗车、一次性治疗巾、无菌手套、无菌生理盐水、20 ml 注射器 2 支、10 ml 注射器 1 支、1 ml 注射器 1 支、2% 利多卡因 1 支（根据需要）、PICC 穿刺包（垫巾、无菌治疗巾、孔巾、直剪、纱布、大棉球、治疗碗、弯盘）、PICC 导管、纸尺、止血带、弹力绷带（根据需要）、微插管鞘、超声导引系统、导针器、75% 乙醇或安尔碘、聚维酮碘或 2% 葡萄糖酸氯己定、棉签 1 包等。

2. 环境准备：空气清洁，光线充足，温、湿度适宜。

3. 护士准备：衣着整洁，仪表端庄，戴好帽子、口罩，核对医生下 PICC 置管医嘱及 X 线检查单，与患者沟通、交流，嘱患者排便、排尿。

4. 患者准备：护士在置管前对患者进行知情宣教，患者签署侵入性操作知情同意书，护士对血管进行评估。

四、操作流程

超声引导下改良赛丁格技术穿刺 PICC 置管流程详见图 2 - 9 - 2。

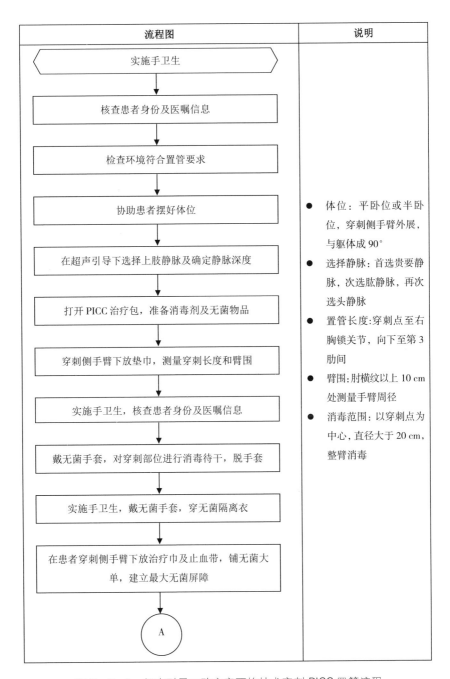

流程图	说明
实施手卫生 核查患者身份及医嘱信息 检查环境符合置管要求 协助患者摆好体位 在超声引导下选择上肢静脉及确定静脉深度 打开PICC治疗包，准备消毒剂及无菌物品 穿刺侧手臂下放垫巾，测量穿刺长度和臂围 实施手卫生，核查患者身份及医嘱信息 戴无菌手套，对穿刺部位进行消毒待干，脱手套 实施手卫生，戴无菌手套，穿无菌隔离衣 在患者穿刺侧手臂下放治疗巾及止血带，铺无菌大单，建立最大无菌屏障 A	● 体位：平卧位或半卧位，穿刺侧手臂外展，与躯体成90° ● 选择静脉：首选贵要静脉，次选肱静脉，再次选头静脉 ● 置管长度：穿刺点至右胸锁关节，向下至第3肋间 ● 臂围：肘横纹以上10 cm处测量手臂周径 ● 消毒范围：以穿刺点为中心，直径大于20 cm，整臂消毒

图2-9-2　超声引导下改良赛丁格技术穿刺PICC置管流程

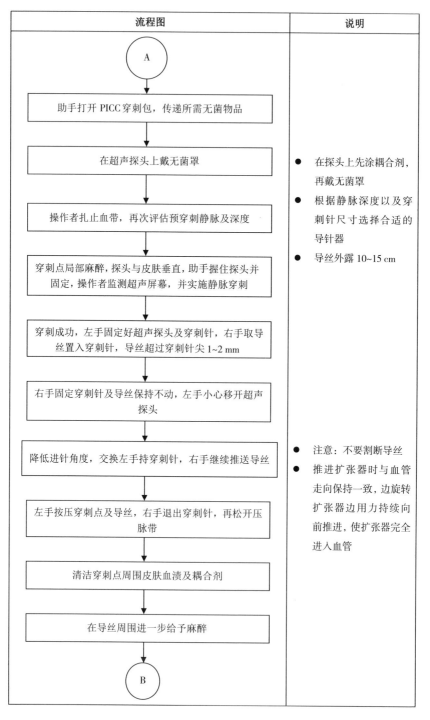

流程图	说明
（A）→ 助手打开 PICC 穿刺包，传递所需无菌物品 → 在超声探头上戴无菌罩 → 操作者扎止血带，再次评估预穿刺静脉及深度 → 穿刺点局部麻醉，探头与皮肤垂直，助手握住探头并固定，操作者监测超声屏幕，并实施静脉穿刺 → 穿刺成功，左手固定好超声探头及穿刺针，右手取导丝置入穿刺针，导丝超过穿刺针尖 1~2 mm → 右手固定穿刺针及导丝保持不动，左手小心移开超声探头 → 降低进针角度，交换左手持穿刺针，右手继续推送导丝 → 左手按压穿刺点及导丝，右手退出穿刺针，再松开压脉带 → 清洁穿刺点周围皮肤血渍及耦合剂 → 在导丝周围进一步给予麻醉 →（B）	● 在探头上先涂耦合剂，再戴无菌罩 ● 根据静脉深度以及穿刺针尺寸选择合适的导针器 ● 导丝外露 10~15 cm ● 注意：不要割断导丝 ● 推进扩张器时与血管走向保持一致，边旋转扩张器边用力持续向前推进，使扩张器完全进入血管

图 2－9－2 （续）

流程图	说明

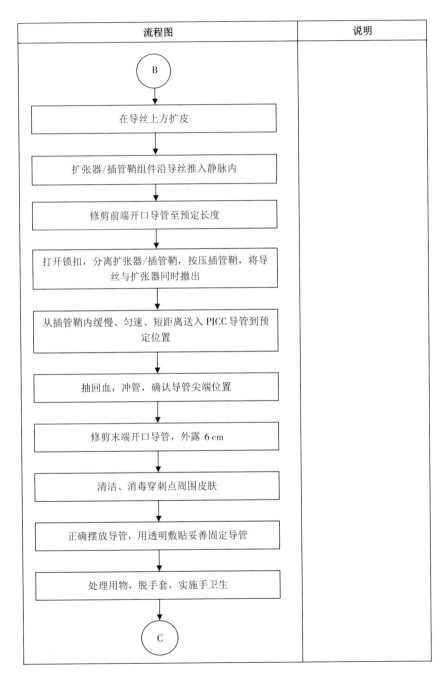

图 2-9-2 （续）

流程图	说明

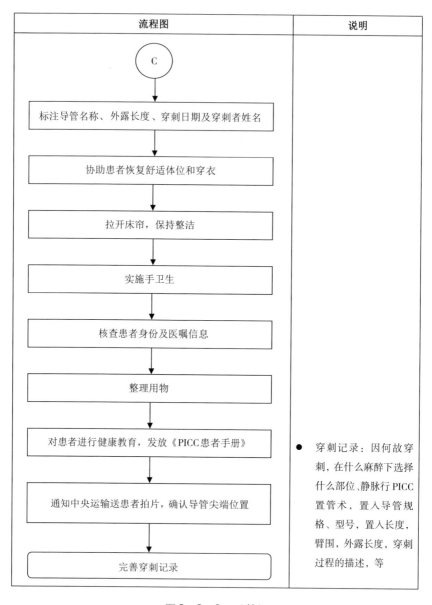

流程图部分：

C

标注导管名称、外露长度、穿刺日期及穿刺者姓名

协助患者恢复舒适体位和穿衣

拉开床帘，保持整洁

实施手卫生

核查患者身份及医嘱信息

整理用物

对患者进行健康教育，发放《PICC患者手册》

通知中央运输送患者拍片，确认导管尖端位置

完善穿刺记录

说明部分：

● 穿刺记录：因何故穿刺，在什么麻醉下选择什么部位，静脉行PICC置管术，置入导管规格、型号，置入长度，臂围，外露长度，穿刺过程的描述，等

图2-9-2 （续）

五、注意事项

1. 记录内容包括 PICC 导管的规格、型号，穿刺静脉的名称，穿刺长度，外露长度，臂围，穿刺过程的描述，等。

2. 对于反复化疗、水肿、肥胖，以及长期输液等患者，外周血管不可见、不能触摸到，超声引导下 PICC 置管是最佳的选择，床旁置管成功率在98%以上。

3. PICC 置管需要两个人参与，操作者穿刺送管，助手协助递送无菌物品，抽取生理盐水、利多卡因，做床旁超声等。

第十章

介入/心导管室护理技术操作

本章主要针介入/心导管室常见的专科技术操作标准化流程进行介绍，主要包括：介入手术安全核查、主动脉内球囊反搏术、经皮冠状动脉介入诊疗护理、急性心包压塞护理、高风险介入手术护理、人工心脏永久起搏器安置术护理。

第一节　介入手术安全核查

手术安全核查是指由具有执业资质的手术医生、麻醉医生和手术室护士三方，分别在麻醉实施前、手术开始前和患者离开手术室前，共同对患者身份和手术部位等内容进行核查的工作。

一、适用范围

介入治疗的患者。

二、目的

1. 保证患者诊疗安全。

2. 保证护理工作质量，预防发生差错事故。

三、准备

1. 用物准备：病历、手术通知单。

2. 环境准备：清洁、干净、整齐，严格控制室内人员数量，参与人数不得超过 3 人。

3. 护士准备：更衣，戴好口罩、帽子。

4. 患者准备：规范佩戴腕带。神志不清和婴幼儿患者需监护人陪同。

四、操作流程

介入手术安全核查流程详见图 2－10－1。

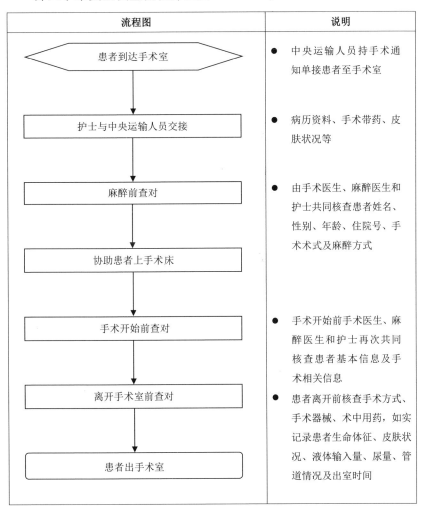

流程图	说明
患者到达手术室	● 中央运输人员持手术通知单接患者至手术室
护士与中央运输人员交接	● 病历资料、手术带药、皮肤状况等
麻醉前查对	● 由手术医生、麻醉医生和护士共同核查患者姓名、性别、年龄、住院号、手术术式及麻醉方式
协助患者上手术床	
手术开始前查对	● 手术开始前手术医生、麻醉医生和护士再次共同核查患者基本信息及手术相关信息
离开手术室前查对	● 患者离开前核查手术方式、手术器械、术中用药，如实记录患者生命体征、皮肤状况、液体输入量、尿量、管道情况及出室时间
患者出手术室	

图 2－10－1　介入手术安全核查流程

五、注意事项

1. 患者基本信息核查方式：询问＋腕带。对于神志不清和婴幼儿患者核查方式为腕带＋询问监护人。

2. 麻醉开始前及患者离开手术室前注意查看患者皮肤状况并如实填写。

第二节　主动脉内球囊反搏术

主动脉内球囊反搏（intra-aortic balloon pump，IABP）：由驱动控制系统（IABP 机器）和气囊导管两部分组成，而驱动控制系统又由电源、驱动系统（氦气）、监测系统、调节系统和触发系统等组成。主动脉内气囊通过与心动周期同步充放气，增加大脑、冠状动脉及外周血流灌注。

一、适用范围

安置 IABP 患者。

二、目的

1. 规范 IABP 安置术的流程，提升急危重患者的抢救效率。

2. 培养护士专业素养。

三、准备

1. 用物准备：IABP 机器、气囊导管套盒、电极片、肝素液、无菌布类、无菌器械等。

2. 环境准备：清洁、干净、整齐，严格控制室内人员数量，参与人数不得超过 3 人。

3. 护士准备：更衣，戴好口罩、帽子。

4. 患者准备：会阴部及腹股沟皮肤准备。

四、操作流程

IABP 操作流程详见图 2－10－2。

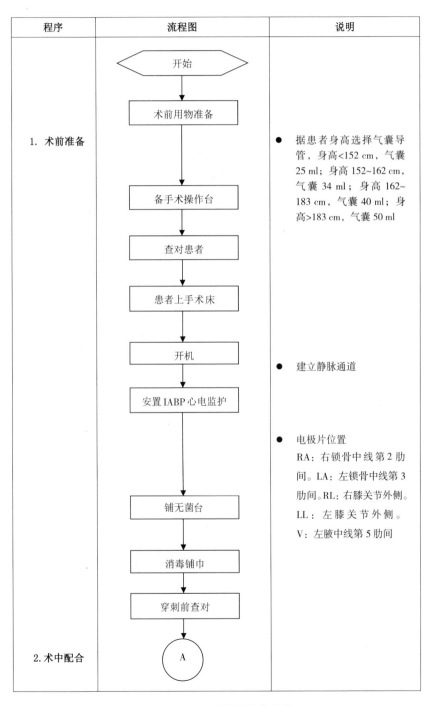

程序	流程图	说明
1. 术前准备	开始 → 术前用物准备 → 备手术操作台 → 查对患者 → 患者上手术床 → 开机 → 安置 IABP 心电监护 → 铺无菌台 → 消毒铺巾 → 穿刺前查对	● 据患者身高选择气囊导管，身高<152 cm，气囊25 ml；身高 152~162 cm，气囊 34 ml；身高 162~183 cm，气囊 40 ml；身高>183 cm，气囊 50 ml ● 建立静脉通道 ● 电极片位置 RA：右锁骨中线第 2 肋间。LA：左锁骨中线第 3 肋间。RL：右膝关节外侧。LL：左膝关节外侧。V：左腋中线第 5 肋间
2. 术中配合	A	

图 2-10-2　IABP 操作流程

程序	流程图	说明
3.术后护理	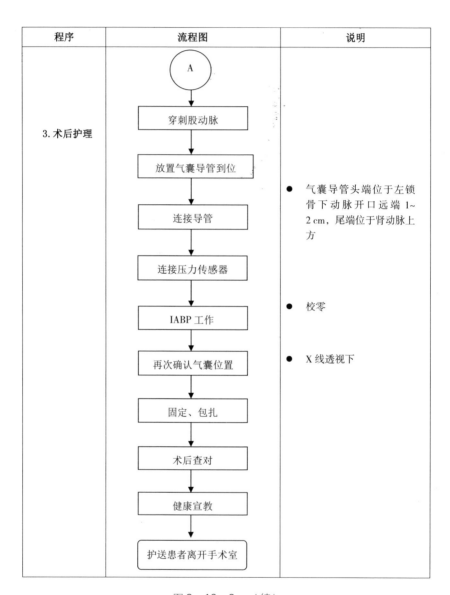	● 气囊导管头端位于左锁骨下动脉开口远端 1~2 cm，尾端位于肾动脉上方 ● 校零 ● X线透视下

图 2 -10 -2 （续）

五、注意事项

1. 急危重患者，可先 IABP 工作，后校零。

2. 健康宣教包括向患者讲解 IABP 的治疗目的、反搏原理，术后平/侧卧位，术侧肢体制动等。

3. 加压稀释盐水（生理盐水 500 ml + 肝素 3 000 U）冲管，10 ~ 15 ml/h，确保管道通畅。

4. 术中站位见图 2 - 10 - 3。

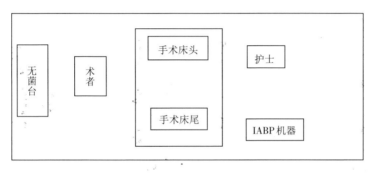

图 2 - 10 - 3 术中站位示意图

第三节 经皮冠状动脉介入诊疗护理

经皮冠状动脉介入诊疗指经皮穿刺周围动脉（桡动脉、股动脉等），沿动脉向心脏送入导管、球囊、支架等器械至冠状动脉目标部位，对其进行诊断和治疗。现在常用的技术有：冠状动脉造影、血管内超声显像（IVUS）、经皮冠状动脉成形术（PTCA）、冠状动脉支架植入术、冠状动脉旋磨术等。

经皮冠状动脉介入诊疗护理指在经皮冠状动脉介入诊疗过程中，护士术前准备物品和药品，术中、术后观察了解患者病情，配合医生治疗，为患者提供生理、心理支持，做好健康教育。

一、适用范围

冠状动脉介入诊疗患者。

二、目的

1. 规范经皮冠状动脉介入诊疗护理的流程及内容，提升护理质量及满意度。

2. 确保患者治疗与护理的连续性，保障护理质量与安全。

3. 培养护士专业素养。

三、准备

1. 用物准备：无菌物品、操作台、高值耗材、药品、仪器、设备等。

2. 环境准备：清洁、干净、整齐，严格控制室内人员数量，参与人数不得超过 3 人。

3. 护士准备：更衣，戴好口罩、帽子。

4. 患者准备：会阴部及腹股沟皮肤准备，不戴戒指、手镯、项链等首饰。

四、操作流程

经皮冠状动脉介入诊疗护理流程详见图 2 - 10 - 4。

五、注意事项

1. 高值耗材要班班交接，使用时严格查对。

2. 术中用药严格查对。

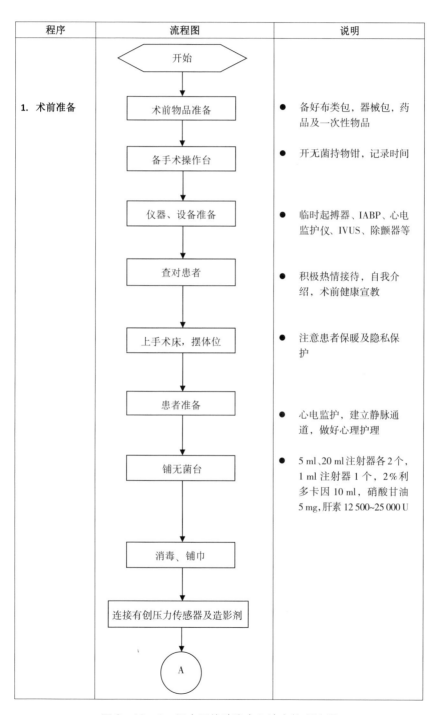

程序	流程图	说明
1. 术前准备	开始	
	术前物品准备	● 备好布类包，器械包，药品及一次性物品
	备手术操作台	● 开无菌持物钳，记录时间
	仪器、设备准备	● 临时起搏器、IABP、心电监护仪、IVUS、除颤器等
	查对患者	● 积极热情接待，自我介绍，术前健康宣教
	上手术床，摆体位	● 注意患者保暖及隐私保护
	患者准备	● 心电监护，建立静脉通道，做好心理护理
	铺无菌台	● 5 ml、20 ml注射器各2个，1 ml注射器1个，2%利多卡因10 ml，硝酸甘油5 mg，肝素12 500~25 000 U
	消毒、铺巾	
	连接有创压力传感器及造影剂	
	A	

图 2 -10 -4 经皮冠状动脉介入诊疗护理流程

程序	流程图	说明
2.术中护理 **3.术后护理**	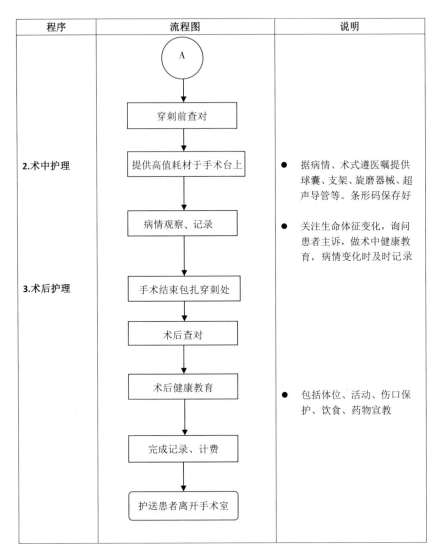	● 据病情、术式遵医嘱提供球囊、支架、旋磨器械、超声导管等。条形码保存好 ● 关注生命体征变化，询问患者主诉，做术中健康教育，病情变化时及时记录 ● 包括体位、活动、伤口保护、饮食、药物宣教

图 2 -10 -4 　（续）

第四节　急性心包压塞护理

心包即心包膜，为覆盖在心脏表面的纤维浆膜囊。心包分为壁层和脏层，两层之间形成一个密闭的腔隙，称为心包腔。心包液为心包腔内含有的少量液体，是血清的滤出液，含少量的蛋白质。心包压塞指心包腔内液体增长的速度过快，积液过多，压迫心脏而限制心肌舒张，降低心排血量的现象。

一、适用范围

介入诊疗术中引起的心包压塞患者。

二、目的

1. 规范操作，优化流程，提高护理质量，降低手术风险，提高患者、医生的满意度。

2. 迅速减少心包腔内液体，恢复心脏功能。

3. 抢救患者生命，降低死亡率。

4. 促进介入护理学科的发展。

三、准备

1. 用物准备：5 F/6 F 导管鞘、中心静脉置管包、器械包、高值耗材、IABP 等。

2. 环境准备：消毒机提前行手术间消毒 1 小时。

3. 护士准备：更换洗手衣，戴好口罩、帽子。

4. 患者准备：制动。

四、操作流程

急性心包压塞护理流程详见图 2 - 10 - 5。

流程图	说明

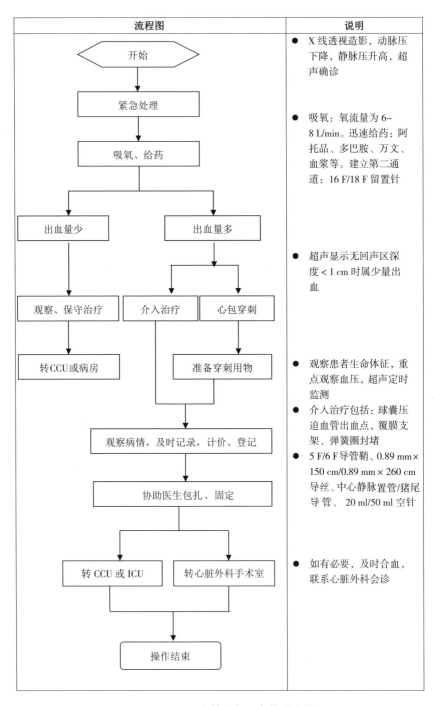

说明栏内容：

- X 线透视造影，动脉压下降，静脉压升高，超声确诊

- 吸氧：氧流量为 6~8 L/min。迅速给药：阿托品、多巴胺、万文、血浆等。建立第二通道：16 F/18 F 留置针

- 超声显示无回声区深度 < 1 cm 时属少量出血

- 观察患者生命体征，重点观察血压，超声定时监测
- 介入治疗包括：球囊压迫血管出血点、覆膜支架、弹簧圈封堵
- 5 F/6 F 导管鞘、0.89 mm × 150 cm/0.89 mm × 260 cm 导丝、中心静脉置管/猪尾导管、20 ml/50 ml 空针

- 如有必要，及时合血，联系心脏外科会诊

图 2 -10 -5　急性心包压塞护理流程

五、注意事项

1. 尽可能使用心脏超声辅助确诊、穿刺、监测。

2. 患者取仰卧位，严格卧床制动，避免情绪激动。

3. 术中若使用了肝素，确诊心包压塞后立即中和肝素。

4. 准确记录引流量和回输血量。

5. 除准备心包引流的耗材外，必要时备临时起搏器。

第五节　高风险介入手术护理

高风险患者指病情疑难、危重、虚弱、意识障碍等一类具有较大医疗风险的患者。

介入手术是在医学影像设备的引导下，将特制的导管、导丝等精密器械引入人体，对体内病态进行诊断和局部治疗的微创手术。

一、适用范围

1. 非血管介入：取活检、经皮胆道引流、经皮椎体成形等。

2. 血管介入：血管形态的重塑，肿瘤供给血管的栓塞，疑难微血管出血的栓塞，心脏瓣膜的重塑，先天性心脏房、室间隔缺损的封堵等。

二、目的

1. 规范操作，优化流程，提高护理质量，降低手术风险，提高患者、医生的满意度。

2. 促进介入护理学科的发展。

三、准备

1. 用物准备：抢救药品、设备、器械、布类、介入耗材。

2. 环境准备：消毒机行手术间消毒，调至最佳温度和湿度，减少手术间内人员走动。

3. 护士准备：戴好口罩、帽子，准备好手术台/床，做好查对工作。

4. 患者准备：配合医务人员采取最佳手术体位，心态平和。

四、操作流程

高风险介入手术护理流程详见图 2 - 10 - 6。

五、注意事项

1. 管路保护：转移患者时注意患者身上的各种管路情况，包括伤口引流管、输液通路、导尿管、胃管等，在搬运过程中勿牵拉，以免导致其脱出、移位。转运完成后，做好各种管路的清理工作，使各管路通畅、正常工作。

2. 患者安全：手术过程中有条不紊，做好核查，确保患者生命安全，杜绝不良事件。

3. 提前准备好抢救用药、手术相关的特殊用药，备齐手术相关特殊高值耗材。

4. 人员储备：设置机动护士，一旦需要，立即参与手术配合。

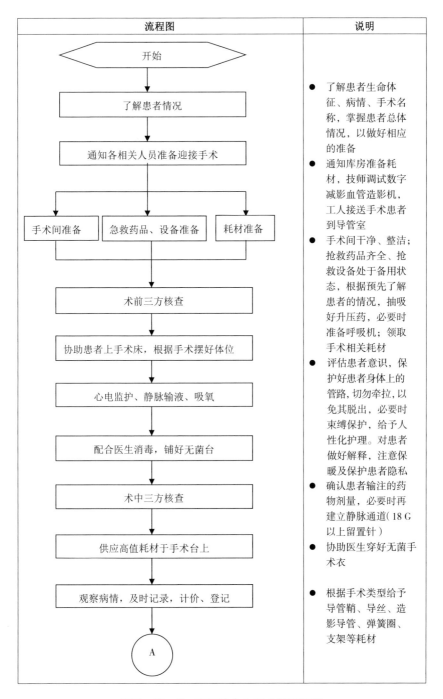

图 2-10-6 高风险介入手术护理流程

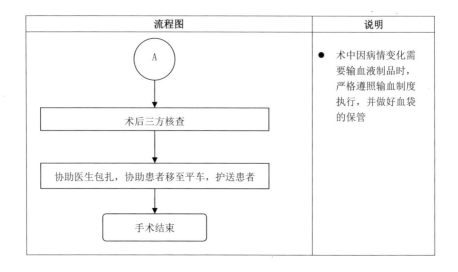

图 2 -10 -6　（续）

第六节　人工心脏永久起搏器安置术护理

　　心脏起搏器是一种植入体内的电子治疗仪，主要由脉冲发生器和电极导线组成。

　　心脏起搏治疗是应用脉冲发生器发放脉冲电流，刺激心脏产生动作电位，模拟心脏的冲动发生和传导，从而代替心脏起搏点控制心脏按一定节律收缩。

一、适用范围

1. 窦房结功能不全患者。

2. 获得性房室传导阻滞患者。

3. 慢性双分支阻滞的患者。

4. 急性心肌梗死伴房室传导阻滞患者。

5. 颈动脉窦过敏和心脏神经性晕厥患者。

二、目的

1. 规范操作，优化流程，提高护理质量，降低手术风险，提高患者、医生的满意度。

2. 促进介入护理学科的发展。

三、准备

1. 用物准备：高值耗材、敷料包、器械包、一次性物品、抢救药品、设备等。

2. 环境准备：消毒机消毒手术间 1 小时，控制人员进入，调节适宜室内温度。

3. 护士准备：更衣，戴好口罩、帽子。

4. 患者准备：心态平和，皮肤准备，更换病员服；护士为患者建立静脉通道、输注术前抗菌药物。

四、操作流程

人工心脏永久起搏器安置术护理流程详见图 2－10－7。

五、注意事项

1. 针对不同类型的起搏器，准备不同的高值耗材。

2. 术中禁用可疑污染物品。

3. 根据手术进程给予相应的术中用品和耗材，不提前给。

4. 术后伤口给予加压包扎，术侧肢体制动，可以按摩术侧肢体促进血液循环。

5. 定期随访，嘱患者有不适随时就诊。

6. 嘱患者在术后 1～3 个月不剧烈活动，随身携带起搏器植入卡。

7. 嘱患者不可靠近工业用电磁感应炉、磁铁、大型电机、电弧焊接设备、雷达天线、广播电视发射站的限制区域、高压设备与电力传输场所、发电站限制区等。

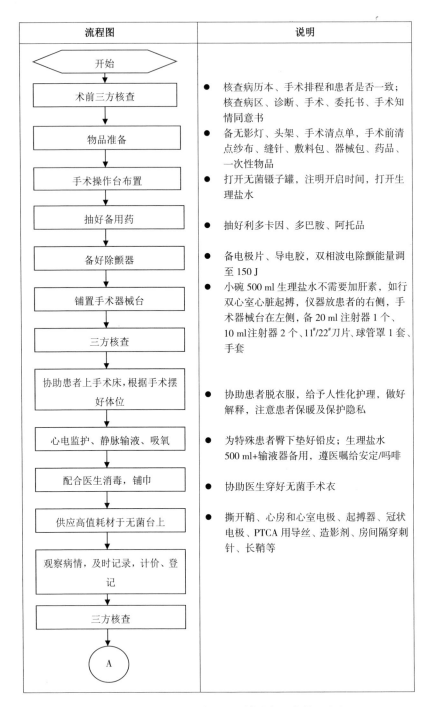

图 2-10-7　人工心脏永久起搏器安置术护理流程

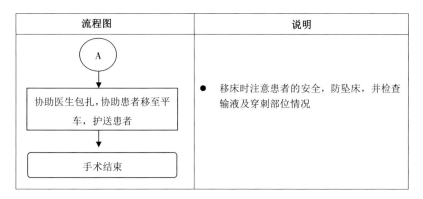

流程图	说明
A 协助医生包扎,协助患者移至平车,护送患者 手术结束	● 移床时注意患者的安全，防坠床，并检查输液及穿刺部位情况

图 2 -10 -7　　（续）

第十一章
手术室护理技术操作

本章主要针对手术室常见的专科技术操作标准化流程进行介绍，主要包括：铺无菌台、穿无菌手术衣、无接触式自戴无菌手套、无接触式协助戴无菌手套、不同体位安置、单极电刀使用、腔镜仪器使用、手术安全核查。

第一节　铺无菌台

无菌技术是指在医疗、护理操作中，防止一切微生物侵入人体和防止无菌物品、无菌区域被污染的操作技术。无菌区域是指经过灭菌处理且未被污染的区域。无菌单是指经过灭菌处理后，未被污染的手术单。无菌包是指经过灭菌处理后，未被污染的手术包。无菌持物钳是指经过灭菌处理后，用于夹取或传递无菌物品的钳子。化学指示物是指根据暴露于某种灭菌工艺所产生的化学或物理变化，在一个或多个预定过程变量上显现变化的检验装置。

一、适用范围

手术相关科室。

二、目的

使用无菌单建立无菌区域、建立无菌屏障，防止无菌手术器械及敷料污染，最大限度地减少微生物由非无菌区域转移至无菌区域。

三、准备

1. 用物准备：根据手术备齐所需的无菌包。

2. 环境准备：清洁、干燥的器械车放置于手术床周围区域，环境清洁、宽敞。

3. 护士准备：衣帽整洁，着装规范。

四、操作流程

铺无菌台流程详见图 2-11-1。

五、注意事项

1. 无菌台需保证 4~6 层棉布质地铺巾或相当的其他材质铺巾，四周无菌单垂于车缘下 30 cm 以上，并保证无菌单下缘在回风口以上。

2. 遵守无菌操作原则，不得跨越无菌区。

3. 无菌台面为无菌区，手术器械、物品不可超出无菌台边缘。

4. 保持无菌台及手术区整洁、干燥。无菌巾如果被浸湿，应及时更换或重新加盖无菌单。

流程图	说明

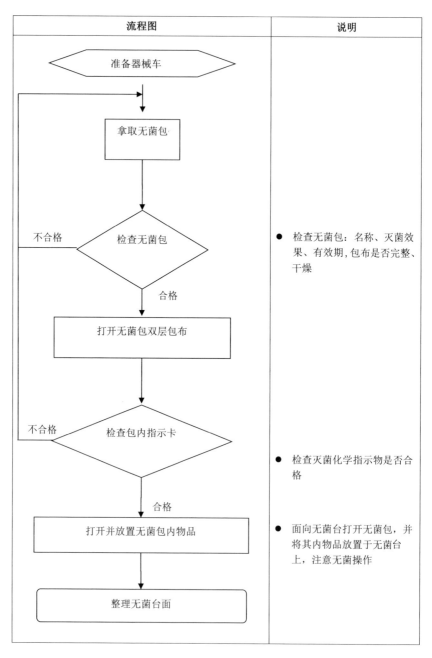

图 2 -11 -1　铺无菌台流程

第二节 穿无菌手术衣

无菌手术衣：是指用于手术室规范环境下的无菌服装。遮背式无菌手术衣有三对系带：领口一对系带；左叶背部与右叶内侧腋下各一系带组成一对；右叶宽大，能包裹术者背部，其上一系带与腰部前方的腰带组成一对。

无菌器械台：是指手术过程中存放无菌物品、手术器械等物品的操作区域。

无接触式戴无菌手套：是指手术人员在穿无菌手术衣时手不露出袖口独自完成或由他人协助完成戴手套的方法。

无菌物品：是指经过物理或化学方法灭菌后，未被污染的物品。

一、适用范围

各级各类手术，其他无菌操作均可参照执行。

二、目的

避免和预防手术过程中医护人员衣物上的细菌污染手术切口。

保障手术人员安全，预防职业暴露。

三、准备

1. 用物准备：铺好的无菌器械台、无菌手术衣一包、无菌手套一双。

2. 环境准备：清洁、宽敞、明亮，定期消毒。

3. 护士准备：衣帽整洁，着装规范，戴好口罩，外科手消毒。

四、操作流程

穿无菌手术衣流程详见图 2 – 11 – 2。

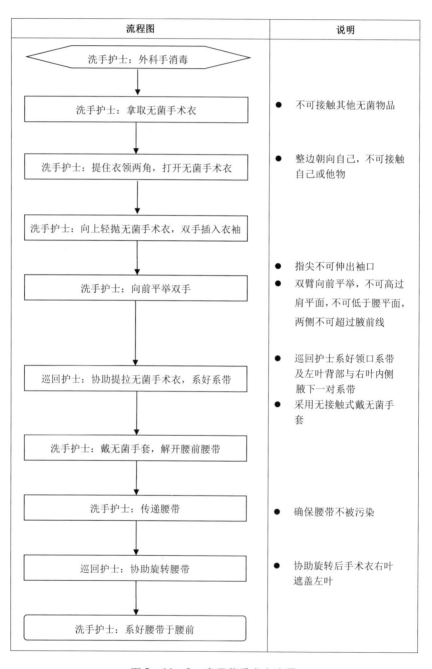

图2-11-2　穿无菌手术衣流程

五、注意事项

1. 穿无菌手术衣必须在相应操作环境中进行，不可穿无菌手术衣穿过非限制区。

2. 无菌手术衣不可触及非无菌区域，如有疑问立即更换。

3. 无菌手术衣破损或可疑污染时立即更换。

4. 巡回护士向后拉衣领时，不可触及无菌手术衣外面。

5. 穿无菌手术衣人员必须戴好手套后，方可解开腰间活结或接取腰带，未戴手套的手不可拉衣袖或触及其他部位。

6. 无菌手术衣的无菌区范围为肩以下、腰以上及两侧腋前线之间。

第三节　无接触式自戴无菌手套

无接触式自戴无菌手套是指手术人员在穿无菌手术衣时手不露出袖口独自完成戴手套的方法。

一、适用范围

1. 医务人员进行严格的无菌操作时。

2. 接触患者破损的皮肤、黏膜时。

二、目的

1. 预防病原微生物通过医务人员的手传播疾病和污染环境。

2. 预防病原微生物从患者破损的皮肤、黏膜或污染环境污染医务人员的手。

三、准备

1. 用物准备：无菌手套一双。

2. 环境准备：操作环境清洁、宽敞、明亮，定期消毒。

3. 护士准备：衣帽整洁，着装规范，戴外科口罩，外科手消毒，穿好无菌手术衣。

四、操作流程

无接触式自戴无菌手套流程详见图 2 - 11 - 3。

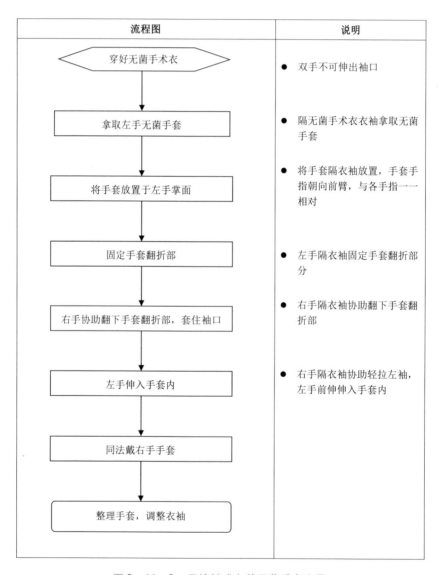

图 2 - 11 - 3　无接触式自戴无菌手套流程

五、注意事项

1. 严格遵循无菌操作原则。

2. 选择合适尺码的手套；修剪指甲以防刺破手套。

3. 向近心端拉衣袖时用力不可过猛，袖口拉到拇指关节处即可。

4. 未戴手套的手不能露于衣袖外。

5. 戴手套时，将翻折的手套口翻转过来包裹住袖口，不可将腕部裸露。

6. 戴手套后双手应始终保持在肩部以下、腰部以上或操作台面以上视线范围内的水平；如发现手套有破损或可疑污染应立即更换。

7. 感染、骨科等手术时手术人员应戴双层手套（穿孔指示系统），有条件的选择内层为彩色的手套。

第四节　无接触式协助戴无菌手套

无接触式协助戴无菌手套是指手术人员在穿无菌手术衣时手不露出袖口由他人协助完成戴手套的方法。

一、适用范围

1. 医务人员进行严格的无菌操作时。

2. 接触患者破损的皮肤、黏膜时。

二、目的

1. 预防病原微生物通过医务人员的手传播疾病和污染环境。

2. 预防病原微生物从患者破损的皮肤、黏膜或污染环境污染医务人员的手。

三、准备

1. 用物准备：无菌手套一双。

2. 环境准备：清洁、宽敞、明亮、定期消毒。

3. 护士准备：衣帽整洁，着装规范，戴外科口罩，外科手消毒，穿好无菌手术衣。

四、操作流程

无接触式协助戴无菌手套流程详见图 2 - 11 - 4。

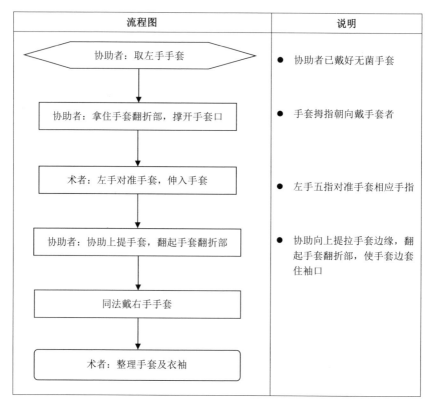

图 2 - 11 - 4　无接触式协助戴无菌手套流程

五、注意事项

1. 严格遵循无菌操作原则。

2. 选择合适尺码的手套；修剪指甲以防刺破手套。

3. 向近心端拉衣袖时用力不可过猛，袖口拉到拇指关节处即可。

4. 术者未戴手套的手不可触及无菌手术衣及无菌手套的外面。

5. 戴手套时，将翻折的手套口翻转过来包裹住袖口，不可将腕部裸露。

6. 戴手套后双手应始终保持在肩部以下、腰部或操作台面以上视线范围内的水平；如发现手套有破损或可疑污染应立即更换。

7. 感染、骨科等手术时手术人员应戴双层手套（穿孔指示系统），有条件的选择内层为彩色的手套。

第五节　仰卧位安置

仰卧位：是指头部放于枕上，两臂置于身体两侧或自然伸开，两腿自然伸直的一种体位。根据手术部位及手术方式的不同摆放各种特殊的仰卧位，包括头（颈）后仰卧位、头高脚低仰卧位、头低脚高仰卧位、人字分腿仰卧位等。特殊仰卧位都是在标准仰卧位的基础上演变而来。

骨筋膜室综合征：因动脉受压，继而血供进行性减少而导致的一种病理状态。临床表现为肿胀、运动受限、血管损伤和严重疼痛、感觉丧失等。

仰卧位低血压综合征：是由于妊娠晚期孕妇在仰卧时，增大的子宫压迫下腔静脉及腹主动脉，下腔静脉受压后导致全身静脉血回流不畅，回心血量减少，心排血量随之减少，而出现头晕、恶心、呕吐、胸闷、面色苍白、出冷汗、心跳加快及不同程度血压下降，当改变卧姿（左侧卧位）时，患者腹腔大血管受压减轻，回心血量增加，上述症状即减轻或消失的一组综合症状。

甲状腺手术体位综合征：在颈部极度后仰的情况下，使椎间孔周围韧带变形向内压迫颈神经根及椎动脉，而引起的一系列临床症状，表现为术中不适、烦躁不安，甚至呼吸困难，术后头痛、头晕、恶心、呕吐等症状。

体位垫：是用于保护受压点的一系列不同尺寸、外形的衬垫，如头枕、膝枕、肩垫、胸垫、足跟垫等。

一、适用范围

水平仰卧位适用：头颈部、颜面部、胸腹部、四肢等手术或操作。

二、目的

为头颈部、颜面部、胸腹部、四肢手术提供充分的手术视野。

三、准备

1. 用物准备：头枕，上下肢约束带。根据评估情况备肩垫、膝枕、足跟垫等。

2. 环境准备：室温调节为 22～25℃，注意保暖，关闭门窗。

3. 护士准备：衣帽整洁，着装规范。

4. 患者准备：充分遮盖患者，保护患者隐私，适当约束，保证安全。

四、操作流程

仰卧位安置流程详见图 2－11－5。

五、注意事项

1. 肩关节外展不超过 90°，以免损伤臂丛神经，远端关节略高于近端关节，有利于上肢肌肉韧带放松和静脉回流。

2. 根据需要在骨突处（枕后、肩胛、骶尾、肘部、足跟等）垫体位垫，以防局部组织织受压。

3. 上肢固定不宜过紧，预防骨筋膜室综合征。

4. 防止颈部过度扭曲，牵拉臂丛神经引起损伤。

5. 妊娠晚期孕妇在仰卧时需适当左侧卧，以预防仰卧位低血压综合征的发生。

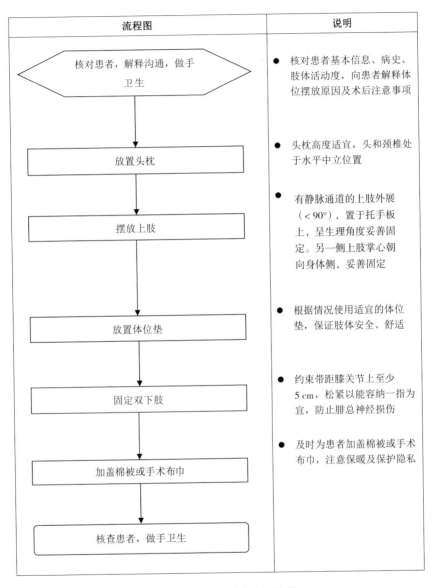

流程图	说明
核对患者,解释沟通,做手卫生	● 核对患者基本信息、病史、肢体活动度,向患者解释体位摆放原因及术后注意事项
放置头枕	● 头枕高度适宜,头和颈椎处于水平中立位置
摆放上肢	● 有静脉通道的上肢外展(<90°),置于托手板上,呈生理角度妥善固定。另一侧上肢掌心朝向身体侧,妥善固定
放置体位垫	● 根据情况使用适宜的体位垫,保证肢体安全、舒适
固定双下肢	● 约束带距膝关节上至少5 cm,松紧以能容纳一指为宜,防止腓总神经损伤
加盖棉被或手术布巾	● 及时为患者加盖棉被或手术布巾,注意保暖及保护隐私
核查患者,做手卫生	

图 2-11-5 仰卧位安置流程

第六节　截石位安置

截石位：是指仰卧，双腿放置于腿架上，臀部移至床边，最大限度地暴露会阴部，多用于肛肠手术和妇科手术。

体位设备与用品：患者体位和（或）最大限度暴露手术野的用物。

手术床：是一种在手术室或操作室内使用的，带有相关附属配件，可根据手术需要调节患者体位，以适应各种手术操作的床。

手术床配件：包括各种固定设备、支撑设备及安全带等，如托手板、腿架、各式固定挡板、肩托、头托以及上下肢约束带等。

一、适用范围

会阴部及腹会阴联合手术或操作。

二、目的

为会阴部及腹会阴联合手术或操作提供充分的手术视野。

三、准备

1. 用物准备：体位垫、约束带、截石位腿架、托手板等。

2. 环境准备：室温调节为 22~25℃，注意保暖，关闭门窗。

3. 护士准备：衣帽整洁，着装规范。

4. 患者准备：脱去病员裤，充分遮盖患者，保护患者隐私，适当约束，保证安全。

四、操作流程

截石位安置流程详见图 2 - 11 - 6。

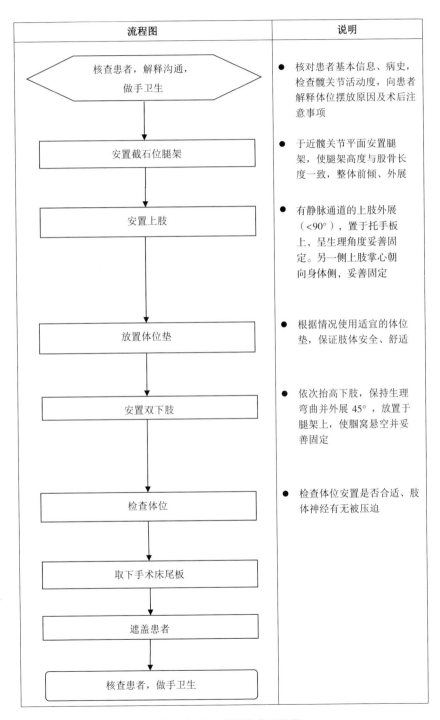

流程图	说明
核查患者，解释沟通，做手卫生	● 核对患者基本信息、病史，检查髋关节活动度，向患者解释体位摆放原因及术后注意事项
安置截石位腿架	● 于近髋关节平面安置腿架，使腿架高度与股骨长度一致，整体前倾、外展
安置上肢	● 有静脉通道的上肢外展（<90°），置于托手板上，呈生理角度妥善固定。另一侧上肢掌心朝向身体侧，妥善固定
放置体位垫	● 根据情况使用适宜的体位垫，保证肢体安全、舒适
安置双下肢	● 依次抬高下肢，保持生理弯曲并外展45°，放置于腿架上，使腘窝悬空并妥善固定
检查体位	● 检查体位安置是否合适、肢体神经有无被压迫
取下手术床尾板	
遮盖患者	
核查患者，做手卫生	

图2-11-6 截石位安置流程

五、注意事项

1. 腿架应安置于近髋关节平面，使腿架高度与股骨长度一致，整体前倾、外展。

2. 下肢摆放时应注意腘窝悬空，避免腓总神经损伤。

3. 肩关节外展不超过90°，以免损伤臂丛神经。

4. 必须确保体位架固定牢靠。

5. 足尖、膝盖与对侧肩峰保持呈一条直线。

6. 当需要头低脚高位时，可加用肩托，以防止患者向头端滑动。

7. 必要时，臀部下方垫体位垫，以减轻局部压迫，同时臀部也得到相应抬高，便于手术操作。

第七节　侧卧位安置

侧卧位：是指向一侧自然侧卧，头部侧向健侧，双下肢自然屈曲，前后分开放置，双臂自然向前伸展，脊柱处于一条直线上，保持生理弯曲的一种手术体位。在此基础上，根据手术部位及手术方式不同，摆放各种特殊侧卧位。

一、适用范围

1. 适用于手术室、心导管室、内镜室、介入室及其他实施有创治疗的部门。

2. 颞部、肺、食管、侧胸壁、髋关节等部位的手术。

二、目的

在减少对患者生理功能影响的前提下，充分显露手术野，保护患者隐私。

三、准备

1. 用物准备：头枕、胸垫、固定挡板、下肢支撑垫、托手板及可调节拖手架、上下肢约束带、适量包布、速干手消毒剂、病历等。

2. 环境准备：干净、整洁、宽敞、明亮，定期消毒，室温调节为 22～25℃。

3. 护士准备：衣帽整洁、着装规范，操作前手卫生。

四、操作流程

侧卧位安置流程详见图 2-11-7。

五、注意事项

1. 手术体位安置原则

（1）保持人体正常的生理弯曲及生理轴线，维持各肢体、关节的生理功能体位，防止过度牵拉、扭曲及血管和神经损伤。

（2）保持患者呼吸通畅、循环稳定。

（3）注意分散压力，防止局部长时间受压，保护患者皮肤完整性。

（4）正确约束患者，松紧度适宜（以能容纳一指为宜），维持体位稳定，防止术中移位、坠床。

2. 侧卧位安置注意事项

（1）注意对患者心肺功能的保护。

（2）注意保护骨突部：根据病情及手术时间建议使用抗压软垫及敷料，预防压力性损伤。

（3）标准侧卧位安置后，评估患者脊柱是否在一条直线上，脊椎生理弯曲是否变形，下侧肢体及腋窝处是否悬空，颅脑手术患者侧卧时肩部肌肉牵拉是否过紧。

（4）防止健侧眼睛、耳郭及男性患者外生殖器受压；避免固定挡板压迫腹股沟，导致下肢缺血或深静脉血栓形成。

（5）下肢固定带需避开膝外侧，距膝关节上方或下方 5 cm，防止损伤腓总神经。

（6）术中调节手术床时需密切观察，防止体位移动，导致重要器官受压。

流程图	说明

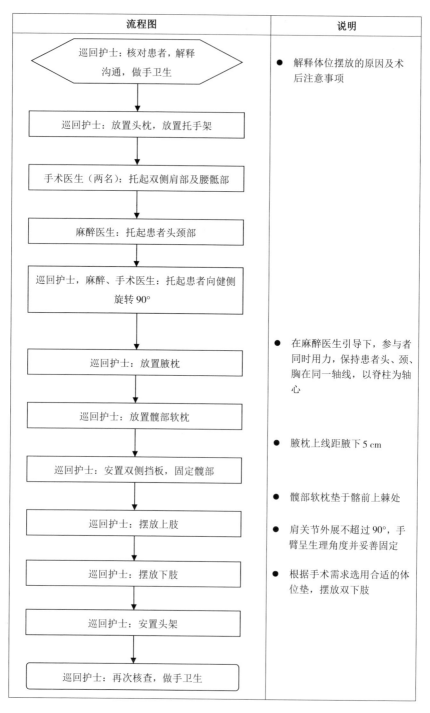

流程图栏内容：

巡回护士：核对患者，解释沟通，做手卫生

↓

巡回护士：放置头枕，放置托手架

↓

手术医生（两名）：托起双侧肩部及腰骶部

↓

麻醉医生：托起患者头颈部

↓

巡回护士，麻醉、手术医生：托起患者向健侧旋转90°

↓

巡回护士：放置腋枕

↓

巡回护士：放置髋部软枕

↓

巡回护士：安置双侧挡板，固定髋部

↓

巡回护士：摆放上肢

↓

巡回护士：摆放下肢

↓

巡回护士：安置头架

↓

巡回护士：再次核查，做手卫生

说明栏内容：

● 解释体位摆放的原因及术后注意事项

● 在麻醉医生引导下，参与者同时用力，保持患者头、颈、胸在同一轴线，以脊柱为轴心

● 腋枕上线距腋下5 cm

● 髋部软枕垫于髂前上棘处

● 肩关节外展不超过90°，手臂呈生理角度并妥善固定

● 根据手术需求选用合适的体位垫，摆放双下肢

图 2 -11 -7　侧卧位安置流程

（7）髋部手术侧卧位，评估患者胸部及下侧髋部固定的稳定性，避免手术中体位移动，影响术后两侧肢体长度对比。

（8）体位安置完毕及拆除挡板时妥善固定患者，防止坠床。

（9）安置肾脏、输尿管等腰部手术侧卧位时，手术部位对准手术床背板与腿板折叠处，腰下置腰垫，调节手术床呈"⌒"形，使患者凹陷的腰区逐渐变平，腰部肌肉拉伸，肾区显露充分。双下肢屈曲约45°错开放置，下侧在前，上侧在后，两腿间垫软枕，约束带固定肢体。缝合切口前及时将腰桥复位。

（10）安置45°侧卧位时，患者仰卧，手术部位下沿手术床纵轴平行垫胸垫，使术侧胸部垫高约45°；健侧手臂外展置于托手板上，术侧手臂用棉垫保护后屈肘呈功能位固定于头架上；术侧下肢用大软枕支撑，健侧大腿上端用挡板固定。保护术侧上肢，避免肢体直接接触金属物品，导致电烧伤；手指外露以观察血运；保持前臂稍抬高，避免肘关节过度屈曲或上举，防止损伤桡神经、尺神经。

第八节　单极电刀使用

单极电刀：即高频电刀，是在一个回路中利用频率大于200 kHz的高频电流作用于人体所产生的热能和放电对组织进行切割、止血的电外科设备。

回路负极板：在电外科手术中与单极电刀主机配套使用，可为电外科电流提供安全的返回路径。回路负极板的使用能有效降低电流密度，增加散热，分散电流，防止热损伤。

一、适用范围

实施创伤性诊疗的区域如手术室、门诊室、心导管室、内镜室、放射科等。

二、目的

1. 切割组织，快速止血，方便手术。

2. 防止细菌感染。

三、准备

1. 用物准备：单极电刀主机、回路负极板、电刀笔、电刀连接线、病历资料、薄膜手套等。

2. 环境准备：避免潜在的富氧环境，同时避免可燃、易燃消毒剂在手术野集聚或浸湿布类敷料，床单位保持干燥。

3. 护士准备：衣帽整洁、着装规范，操作前洗手。

4. 患者准备：皮肤清洁干燥、完整，无金属饰品，体内无各类医疗设备及其他植入物，患者身体与导电金属物品无直接接触。

四、操作流程

单极电刀使用流程详见图 2 - 11 - 8。

五、注意事项

1. 回路负极板的使用

（1）严格遵从生产厂家提供的使用说明：若使用通用电外科设备，应配备回路负极板接触质量检测仪或电外科设备本身配有的自检功能。

（2）选择合适的回路负极板

①宜选用高质量带双箔回路的软质回路负极板，一次性回路负极板严禁复用、剪裁。

②选择大小合适的回路负极板，成人和儿童均有专用回路负极板。

③对于烧伤患者、新生儿等无法粘贴回路负极板及有金属植入物等患者宜选择双极电凝，也可选择电容式回路板垫。

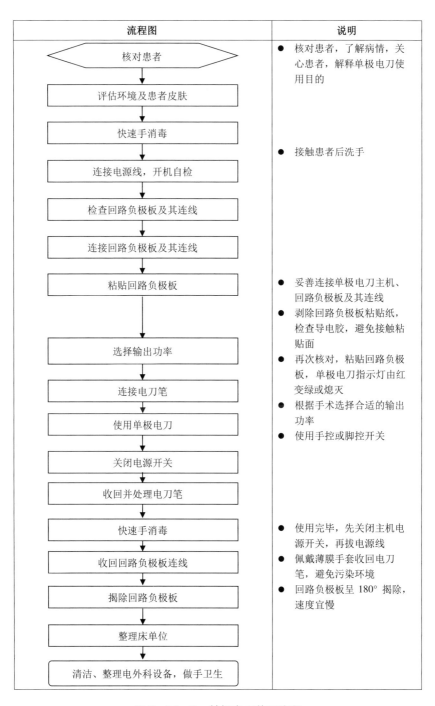

流程图	说明
核对患者 → 评估环境及患者皮肤 → 快速手消毒 → 连接电源线，开机自检 → 检查回路负极板及其连线 → 连接回路负极板及其连线 → 粘贴回路负极板 → 选择输出功率 → 连接电刀笔 → 使用单极电刀 → 关闭电源开关 → 收回并处理电刀笔 → 快速手消毒 → 收回回路负极板连线 → 揭除回路负极板 → 整理床单位 → 清洁、整理电外科设备，做手卫生	● 核对患者，了解病情，关心患者，解释单极电刀使用目的 ● 接触患者后洗手 ● 妥善连接单极电刀主机、回路负极板及其连线 ● 剥除回路负极板粘贴纸，检查导电胶，避免接触粘贴面 ● 再次核对，粘贴回路负极板，单极电刀指示灯由红变绿或熄灭 ● 根据手术选择合适的输出功率 ● 使用手控或脚控开关 ● 使用完毕，先关闭主机电源开关，再拔电源线 ● 佩戴薄膜手套收回电刀笔，避免污染环境 ● 回路负极板呈180°揭除，速度宜慢

图 2-11-8 单极电刀使用流程

④婴幼儿或小儿应根据体重选择合适的回路负极板，禁止剪裁负极板，且要求负极板黏性强并容易撕脱。

⑤使用前检查其有效性、完整性，有无瑕疵、变色、附着物以及干燥程度；过期、损坏或水基凝胶变干的回路负极板禁止使用；回路负极板不得叠放，打开包装后宜立即使用。

（3）回路负极板粘贴部位：选择易于观察、肌肉血管丰富、皮肤清洁干燥的区域（毛发丰富的区域不易粘贴）。靠近手术切口部位，距离手术切口 >15 cm；距离心电图电极 >15 cm，避免回路中电流近距离通过心电图电极和心脏。

（4）回路负极板粘贴和揭除：粘贴前先清洁粘贴部位皮肤，以减少阻抗。粘贴时，将回路负极板的长边与高频电流流向垂直（回路负极板粘贴方向与身体纵轴垂直），并与皮肤粘贴紧密。术毕，从边缘沿皮纹方向缓慢地将回路负极板整片水平自患者身体上揭除，揭除后观察并清洁局部皮肤。

（5）回路负极板应远离加温设备。

（6）报警提示：使用过程中若出现报警，应及时停止使用，检查回路负极板是否移位、脱落，粘贴是否均匀、牢固，必要时关机更换或重新粘贴回路负极板。

2. 电外科设备使用注意事项

（1）使用电外科设备前、后应评估和记录患者的皮肤状况。

（2）安装心脏起搏器或有金属植入物的患者，禁用或慎用单极电刀（应在厂家或心内科医生指导下使用），或改用双极电凝。

①如需使用单极电刀，应采用最低有效功率、最短的时间。

②回路负极板粘贴位置应靠近手术部位；选择回路负极板粘贴位置，让电流主回路避开金属植入物。

③加强监护，严密观察患者病情。对安装心脏起搏器的患者，应在专业人员指导下优先使用双极电凝并低功率操作，避免回路电流通

过心脏和起搏器，尽量使导线远离心脏起搏器及其导线。

（3）每次使用单极电刀时，原则上应避免长时间连续操作，因回路负极板不能及时分散电流，易致皮肤灼伤。

（4）输出功率大小应根据切割或凝固组织类型进行选择，以满足手术效果为宜，应从小到大逐渐调试。

（5）使用含乙醇的消毒剂消毒皮肤时，应避免消毒剂积聚于手术床，消毒后应待乙醇挥发后再启用单极电刀，以免因电火花遇易燃液体而致患者皮肤烧伤。肠道手术禁忌使用甘露醇灌肠，肠梗阻患者慎用电刀。

（6）电刀笔连线不能缠绕金属物体，会导致漏电的发生，引发意外。

（7）应将工作提示音调到工作人员清晰听到的音量。

（8）回路负极板应尽量靠近手术切口部位（但不小于 15 cm），避免越过身体的交叉线路，以便使电流通过的路径最短。

（9）腔镜手术使用带电凝功能的器械前，应检查绝缘层的完整性，防止漏电发生，损伤邻近脏器。

（10）仪器应定期检测及保养。

第九节　腔镜仪器的使用

腔镜仪器：由摄像系统、光源系统、气腹系统、冲洗吸引系统、图像传输和保存系统等仪器组成的一套应用于微创手术的仪器设备。

一、适用范围

微创手术、检查。

二、准备

1. 用物准备：腔镜仪器等。

2. 环境准备：手术间布局合理。

3. 护士准备：衣帽整洁，着装规范，操作前洗手。

三、操作流程

腔镜仪器使用流程详见图 2 - 11 - 9。

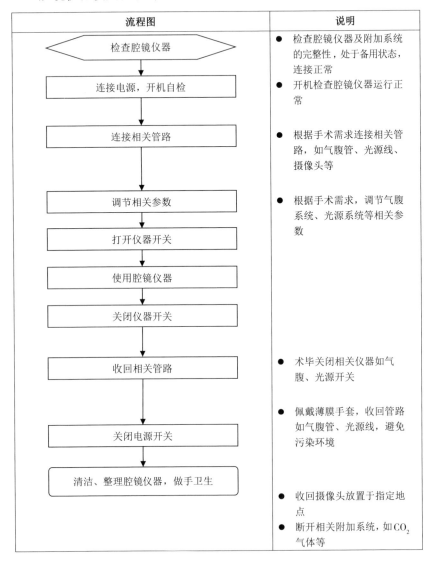

流程图	说明
检查腔镜仪器	● 检查腔镜仪器及附加系统的完整性，处于备用状态，连接正常
连接电源，开机自检	● 开机检查腔镜仪器运行正常
连接相关管路	● 根据手术需求连接相关管路，如气腹管、光源线、摄像头等
调节相关参数	● 根据手术需求，调节气腹系统、光源系统等相关参数
打开仪器开关	
使用腔镜仪器	
关闭仪器开关	
收回相关管路	● 术毕关闭相关仪器如气腹、光源开关
关闭电源开关	● 佩戴薄膜手套，收回管路如气腹管、光源线，避免污染环境
清洁、整理腔镜仪器，做手卫生	● 收回摄像头放置于指定地点 ● 断开相关附加系统，如 CO_2 气体等

图 2 -11 -9　腔镜仪器使用流程

四、注意事项

1. 光源系统注意事项

（1）开机时确认光源主机的亮度调至最低。

（2）保证光源主机通风处通畅，避免长时间照射同一部位，防止镜头过热烫伤患者或医务人员，或引起物体燃烧引发火灾。

（3）注意光源主机灯泡的使用寿命。

（4）术毕，先关闭光源亮度开关再关闭电源。

2. 气腹系统注意事项

（1）操作之前对主机功能进行测试。

（2）确保气腹管与气腹机紧密连接。

（3）严格按照操作规程调节气腹参数，一般成人气腹压力为 12~15 mmHg，儿童不超过 12 mmHg，婴幼儿不超过 8 mmHg。

（4）建立气腹时，应先以低流量（1~2 L/min）进气，如患者无不良反应再给予中、高流量，流速 12~15 L/min。

（5）使用过程中严密监测气腹压力。

（6）术毕，先拔出高压气管和气腹管放尽余气，避免机器长时间处于高压状态，降低机器的使用寿命。

3. 摄像系统注意事项

（1）操作之前务必对主机功能进行测试。

（2）连接前检查腔镜镜头端、目镜端和光源连接口有无污物，腔镜镜头有无划痕，目视检查图像有无模糊、暗影。

（3）腔镜镜头的消毒灭菌、储存需放置在专业消毒盒内并妥善固定，防止腔镜镜头与盒体发生碰撞和摩擦。

（4）腔镜镜头和摄像头数据线在使用时要防止相互碰撞，同时防止数据线打折，在清洗、消毒灭菌、储存时要保持摄像头数据线环形盘绕（盘绕时线圈直径约 20 cm 为宜）。

（5）镜头和摄像头按照说明书要求选择合适的消毒方法。

（6）摄像主机需放置在湿度合适的专用房间内。

第十节　手术安全核查

一、适用范围

各级各类手术，其他有创操作可参照执行。

二、目的

确认患者身份及手术相关信息，严格防止手术患者、手术部位及手术方式等信息发生错误，保障每位手术患者的安全。

三、准备

1. 用物准备：病历等。

2. 环境准备：宽敞、明亮、整洁。

3. 护士准备：衣帽整洁，着装规范。

4. 患者准备：佩戴腕带。

四、操作流程

手术安全核查流程详见图 2 - 11 - 10。

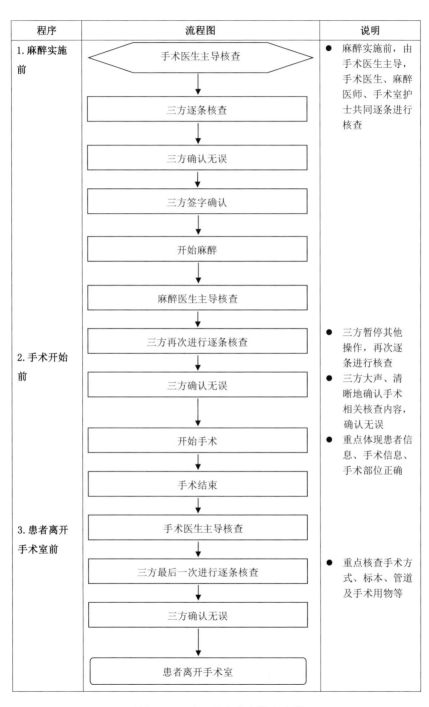

程序	流程图	说明
1.麻醉实施前	手术医生主导核查 三方逐条核查 三方确认无误 三方签字确认 开始麻醉 麻醉医生主导核查	● 麻醉实施前，由手术医生主导，手术医生、麻醉医师、手术室护士共同逐条进行核查
2.手术开始前	三方再次进行逐条核查 三方确认无误 开始手术 手术结束	● 三方暂停其他操作，再次逐条进行核查 ● 三方大声、清晰地确认手术相关核查内容，确认无误 ● 重点体现患者信息、手术信息、手术部位正确
3.患者离开手术室前	手术医生主导核查 三方最后一次进行逐条核查 三方确认无误 患者离开手术室	● 重点核查手术方式、标本、管道及手术用物等

图 2 -11 -10　手术安全核查流程

五、注意事项

1. 手术患者均应佩戴腕带以便核查。

2. 手术安全核查由手术医生或麻醉医生主导，三方共同执行并逐项填写《手术安全核查表》。

3. 手术安全核查必须按照上述步骤依次进行，每一步核查无误后方可进行下一步操作，不得提前填写表格。

4. 涉及活体器官移植，待器官捐献者与接受者身份符合活体器官移植有关规定后方可执行手术。

5. 手术前未核查清楚，医院授予手术室护士不传递刀片给手术医生的权限。

6. 术中用药、输血由麻醉医生或手术医生根据情况需要下达医嘱，由手术室护士与麻醉医生共同核查后实施并做好相应记录。

7. 手术科室、麻醉科与手术室的负责人是本科室实施手术安全核查制度的第一责任人。

8. 住院患者的《手术安全核查表》《手术风险评估用表》应归入病历中保管。非住院患者的《手术安全核查表》《手术风险评估用表》由手术室负责保存一年。

9. 各手术科室、手术室严格执行手术部位识别标示、手术安全核查制度。医教部、护理部对执行情况进行监督与管理，定期分析监管结果并提出改进意见，持续改进质量。

第十二章

洗浆消毒供应中心护理技术操作

本章主要针对洗浆消毒供应中心常见的专科技术操作标准化流程进行介绍，主要包括：手术器械的回收、临床器械的回收、胃肠镜的清洗、特殊感染器械和器具的处理、硬式内镜的清洗、三磷酸腺苷（ATP）荧光检测、闭合式包装、环氧乙烷灭菌、压力蒸汽灭菌的生物监测、临床无菌物品发放。

第一节　手术器械的回收

回收是指收集污染的可重复使用的诊疗器械、器具和物品的工作过程。回收工作是洗浆消毒供应中心的器械处理流程中的起点。

一、适用范围

洗浆消毒供应中心。

二、目的

1. 清点手术器械的数量，查看性能及规格，保证器械的正确和完好性。

2. 对器械进行初步保护，防止损伤。

3. 集中做回收处理，避免污染扩散。

三、准备

1. 用物准备：回收车辆、器械筐、塑料箱、信息追溯系统（电脑、鼠标、扫描枪)、各类清单本等。

2. 环境准备：干净整洁，空间开阔。

3. 护士准备：佩戴职业防护用具(口罩、帽子、手套、隔离衣、防水胶鞋)，穿戴整齐。

四、操作流程

手术器械的回收流程详见图 2-12-1。

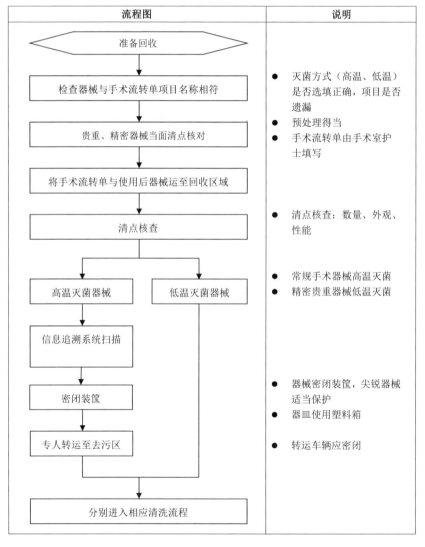

图 2-12-1　手术器械的回收流程

五、注意事项

1. 与手术室护士交接应严格遵查对制度，发现问题及时汇报并处理。

2. 由使用者进行预处理，应不可见明显、大面积血迹与污渍。

3. 贵重、尖锐器械进行包裹性保护，防止损坏。

第二节 临床器械的回收

一、适用范围

洗浆消毒供应中心。

二、目的

1. 清点临床器械的数量，查看性能及规格，保证器械的正确和完好性。

2. 对器械进行初步筛检，缺损器械应及时补充。

3. 集中做回收处理，避免污染扩散。

三、准备

1. 用物准备：回收车辆、器械筐、塑料箱、信息追溯系统（电脑、鼠标、扫描枪）、各类清单本等。

2. 环境准备：干净整洁，空间开阔。

3. 护士准备：佩戴职业防护用具（口罩、帽子、手套、隔离衣、防水胶鞋），穿戴整齐。

四、操作流程

临床器械的回收流程详见图 2－12－2。

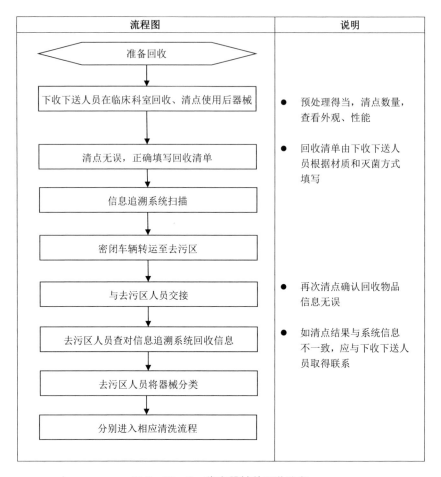

图 2 - 12 - 2 临床器械的回收流程

五、注意事项

1. 回收时严格遵守查对制度，发现问题及时联系临床科室。

2. 由使用者进行预处理，应不可见明显污物。

3. 易损器械应使用保护套及带盖器械盒回收，防止运输途中损坏。

第三节 胃肠镜的清洗

清洗：去除医疗器械、器具和物品上污物的全过程，流程包括冲洗、洗涤、漂洗和终末漂洗。

冲洗：使用流动水去除器械、器具和物品表面污物的过程。

洗涤：使用含有化学清洗剂的清洗用水，去除器械、器具和物品表面污物的过程。

漂洗：用流动水冲洗洗涤后器械、器具和物品上残留物的过程。

终末漂洗：用经纯化的水对漂洗后的器械、器具和物品进行最终的处理过程。

一、适用范围

洗浆消毒供应中心。

二、目的

1. 去除器械表面有机或者无机污染物，降低生物危害。

2. 为患者提供安全可靠的诊疗器械。

3. 对胃肠镜进行维护保养，延长其使用寿命，降低成本。

三、准备

1. 用物准备：专用管腔刷、纱布、清洗筐、专用多酶液、高压水枪、清洗槽、高压气枪、测漏仪、20 ml 针筒等。

2. 环境准备：干净、整洁，空间开阔，无污染源、杂物。

3. 护士准备：佩戴职业防护用具（口罩、帽子、手套、隔离衣、防水胶鞋、防护面罩/护目镜），穿戴整齐。

四、操作流程

胃肠镜清洗流程详见图 2 - 12 - 3。

流程图	说明

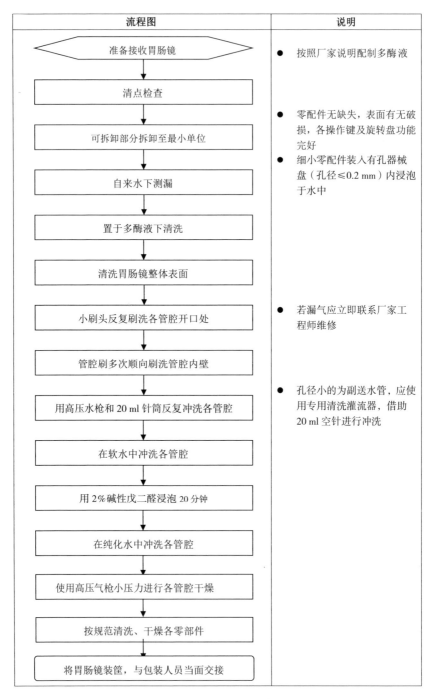

流程图：

准备接收胃肠镜
↓
清点检查
↓
可拆卸部分拆卸至最小单位
↓
自来水下测漏
↓
置于多酶液下清洗
↓
清洗胃肠镜整体表面
↓
小刷头反复刷洗各管腔开口处
↓
管腔刷多次顺向刷洗管腔内壁
↓
用高压水枪和 20 ml 针筒反复冲洗各管腔
↓
在软水中冲洗各管腔
↓
用 2% 碱性戊二醛浸泡 20 分钟
↓
在纯化水中冲洗各管腔
↓
使用高压气枪小压力进行各管腔干燥
↓
按规范清洗、干燥各零部件
↓
将胃肠镜装筐，与包装人员当面交接

说明：

- 按照厂家说明配制多酶液

- 零配件无缺失，表面有无破损，各操作键及旋转盘功能完好
- 细小零配件装入有孔器械盘（孔径≤0.2 mm）内浸泡于水中

- 若漏气应立即联系厂家工程师维修

- 孔径小的为副送水管，应使用专用清洗灌流器，借助20 ml 空针进行冲洗

图 2 -12 -3　胃肠镜清洗流程

五、注意事项

1. 测漏前应先检查测漏仪是否正常。

2. 《软式内镜清洗消毒技术规范（WS 507—2016）》明确提出结核病患者使用后的内镜要在 2% 戊二醛溶液中浸泡 45 分钟，灭菌需浸泡 10 小时。

3. 使用高压气枪干燥时可垫白色纱布以观察清洗质量，若纱布有可见污物，则从"小刷头反复刷洗各管腔开口处"重复操作，直至纱布无可见污物。

4. 清洗零部件时，用小刷头顺纹路刷洗，用压力水枪在水下反复进行孔隙间冲洗。

5. 整个过程重点保护功能端，避免受损。

第四节　特殊感染器械和器具的处理

特殊感染：气性坏疽、朊毒体以及突发原因不明的感染。

一、适用范围

被朊毒体、气性坏疽或突发原因不明的传染病污染的医疗器械、器具和物品。

二、目的

1. 规范处理特殊感染的器械和器具，使其达到无害化。

2. 防止职业暴露，保护操作者安全。

三、准备

1. 用物准备：回收车辆、器械筐、含氯制剂或氢氧化钠消毒剂、测试纸、浸泡池、登记本、医疗垃圾桶等。

2. 环境准备：干净整洁，空间开阔。

3. 护士准备：佩戴职业防护用具（口罩、帽子、橡胶手套、隔离衣、护目镜或防护面罩、防水胶鞋），穿戴整齐。

四、操作流程

特殊感染器械、器具处理流程详见图 2 - 12 - 4。

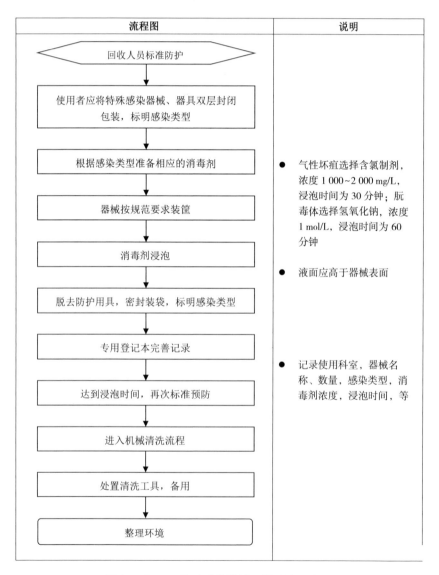

流程图	说明
回收人员标准防护	
使用者应将特殊感染器械、器具双层封闭包装，标明感染类型	
根据感染类型准备相应的消毒剂	● 气性坏疽选择含氯制剂，浓度 1 000~2 000 mg/L，浸泡时间为 30 分钟；朊毒体选择氢氧化钠，浓度 1 mol/L，浸泡时间为 60 分钟
器械按规范要求装筐	
消毒剂浸泡	● 液面应高于器械表面
脱去防护用具，密封装袋，标明感染类型	
专用登记本完善记录	● 记录使用科室，器械名称、数量，感染类型，消毒剂浓度，浸泡时间，等
达到浸泡时间，再次标准预防	
进入机械清洗流程	
处置清洗工具，备用	
整理环境	

图 2 - 12 - 4 特殊感染器械、器具处理流程

五、注意事项

1. 严格职业防护，操作完毕后立即更换防护用具并洗手、消毒。

2. 使用的清洗剂和消毒剂及应现配现用，每次更换。

3. 发现异常或特殊事件应及时汇报，便于处理。

第五节　硬式内镜的清洗

一、适用范围

洗浆消毒供应中心。

二、目的

1. 去除器械表面有机或者无机污染物，降低生物危害。

2. 为患者提供安全可靠的诊疗器械。

3. 对内镜进行维护保养，延长其使用寿命，降低成本。

三、准备

1. 用物准备：各型管腔刷，软毛刷、纱布、75% 乙醇、清洗筐、专用多酶液、镜头擦拭纸、高压水枪、清洗槽、专用烘干柜、高压气枪等。

2. 环境准备：干净、整洁，空间开阔，无污染源、杂物。

3. 护士准备：佩戴职业防护用具（口罩、帽子、手套、隔离衣、防水胶鞋、防护面罩/护目镜），穿戴整齐。

四、操作流程

硬式内镜的清洗标准化流程详见图 2 - 12 - 5。

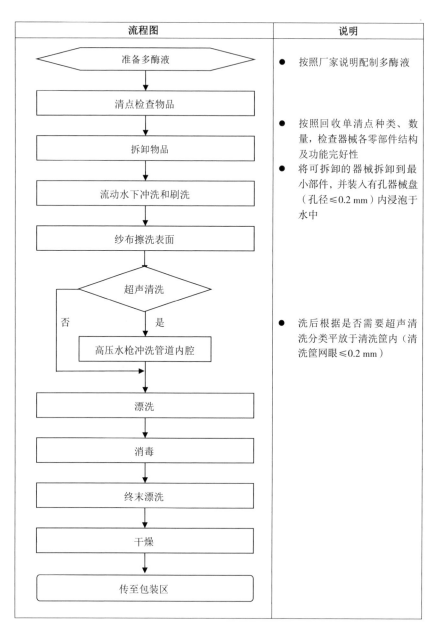

图 2 -12 -5　硬式内镜的清洗标准化流程

五、注意事项

1. 与手术室护士交接应严格遵查对制度，发现问题及时汇报并处理。

2. 由使用者进行预处理，应不可见明显、大面积血迹与污渍。

3. 贵重、尖锐器械进行包裹性保护，防止损坏。

第六节　ATP 荧光检测

ATP 荧光检测：ATP 荧光检测仪基于萤火虫发光原理，利用"荧光素酶—荧光素体系"快速检测 ATP。由于所有生物活细胞中含有恒量的 ATP，所以 ATP 含量可以清晰地表明样品中微生物与其他生物残余的多少，用于判断卫生状况。

一、适用范围

洗浆消毒供应中心。

二、目的

用于器械、器具清洗质量检测，是一种客观量化的检测。

三、准备

1. 用物准备：ATP 快速荧光检测仪，采样棒，清洁的器械、器具或物品。

2. 环境准备：干净整洁，空间开阔。

3. 护士准备：穿戴整齐，六步洗手法洗手。

四、操作流程

ATP 荧光检测流程详见图 2 - 12 - 6。

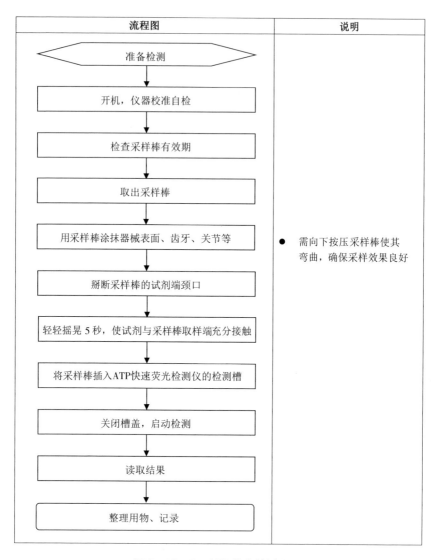

流程图	说明
准备检测	
开机，仪器校准自检	
检查采样棒有效期	
取出采样棒	
用采样棒涂抹器械表面、齿牙、关节等	● 需向下按压采样棒使其弯曲，确保采样效果良好
掰断采样棒的试剂端颈口	
轻轻摇晃 5 秒，使试剂与采样棒取样端充分接触	
将采样棒插入ATP快速荧光检测仪的检测槽	
关闭槽盖，启动检测	
读取结果	
整理用物、记录	

图 2 -12 -6　ATP 荧光检测流程

五、注意事项

1. 待检器械表面，尤其是难清洗部位，采样棒应在采样区域来回多次涂抹，并且在涂抹过程中同时转动。

2. 整个过程中，ATP 快速荧光检测仪应垂直放置，不得晃动，以免影响检测结果。

3. 最终结果应参考厂家推荐值。

4. 采样棒应按厂家说明规范存储。

第七节 闭合式包装

包装：为在流通过程中保护产品、方便贮运、促进销售，按一定技术方法而采用的容器、材料及辅助物等的总体名称，也指为了达到上述目的而采用容器、材料和辅助物的过程中施加一定技术方法等的操作活动。在洗浆消毒供应中心，包装包括装配、包装、封包、注明标识等步骤。器械与敷料应分室包装。

包装完好性：包装未受到物理损坏的状态。

闭合：关闭包装而没有形成密封的方法。例如反复折叠，以形成一弯曲路径。

闭合完好性：闭合条件能确保该闭合至少与包装上的其他部分具有相同的阻碍微生物进入的程度。

一、适用范围

洗浆消毒供应中心。

二、目的

1. 屏蔽细菌，防止物品灭菌后的再污染。

2. 有利于灭菌因子的穿透和空气的排除。

3. 有利于无菌物品的储存。

4. 方便操作者使用。

5. 保证器械在运输过程中不受损。

三、准备

1. 用物准备：速干手消毒剂，包布，包内标签或装配指南，条形码外标签，标准器械篮筐，清洗消毒后的器械，包内辅助物品如纱布、纱球、针线等，化学指示卡，化学指示胶带，吸湿巾，无纺布，等。

2. 环境准备：环境整洁、干净、无污染。

3. 人员准备：人员穿戴整齐、六步洗手法洗手。

四、操作流程

闭合式包装流程详见图 2 - 12 - 7。

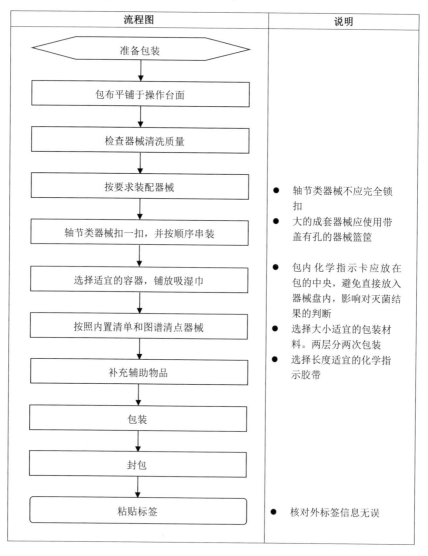

图 2 - 12 - 7   闭合式包装流程

五、注意事项

1. 灭菌包体积要求：下排气压力蒸汽灭菌器灭菌包不宜超过30 cm×30 cm×25 cm，脉动预真空压力蒸汽灭菌器灭菌包不宜超过30 cm×30 cm×50 cm，敷料包的重量不宜超过5 kg，金属包的重量不宜超过7 kg。

2. 有盖的器皿应开盖，有孔的容器应将孔打开，所有器皿的开口方向一致。

3. 盘、盆、碗叠放时均用吸湿巾、纱布或医用吸水纸隔开。

4. 布类包布一用一洗，新包布脱浆后使用。

5. 管道类应盘绕放置，避免90°弯曲，防止受压变形，并保持管腔通畅，精密器械、锐利器械等应采取保护措施。

6. 无纺布、医用纸、医用纸塑袋、医用皱纹纸均应一次性使用。

7. 注意包装技巧及封口胶带的有效使用，确保闭合完好性。

第八节　环氧乙烷灭菌

灭菌：杀灭或清除医疗器械、器具和其他物品上一切微生物的处理。

一、适用范围

洗浆消毒供应中心。

二、目的

1. 正确使用环氧乙烷灭菌器，完成物品的灭菌工作。

2. 判断灭菌有效性，确保灭菌质量。

三、准备

1. 用物准备：灭菌锅架、篮筐、环氧乙烷气罐、生物监测包等。

2. 环境准备：干净整洁，空间开阔。

3. 人员准备：圆帽、工作服、手套、专用鞋，穿戴整齐。

四、操作流程

环氧乙烷灭菌流程详见图2-12-8。

流程图	说明

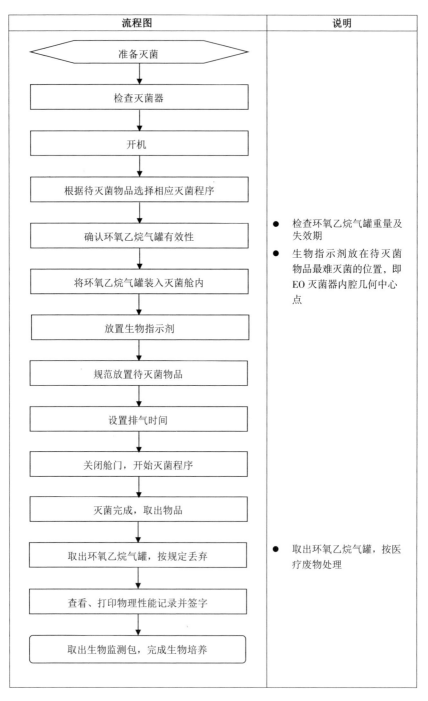

图 2 −12 −8 环氧乙烷灭菌流程

五、注意事项

1. 环氧乙烷灭菌器及气罐应远离火源并防止静电。

2. 定期对灭菌设备进行清洁保养和维修调试。

3. 对操作人员进行专业知识和紧急事故处理的培训。

4. 遇特殊情况及时通知厂家工程师。

第九节　压力蒸汽灭菌的生物监测

生物监测是唯一含有活的微生物（芽孢）对灭菌过程进行监测和挑战的监测技术，能够直接反映灭菌过程对微生物的杀灭能力和效果，是最重要的监测手段。

一、适用范围

洗浆消毒供应中心。

二、目的

1. 反映微生物的杀灭程度，是灭菌过程的最终监测。

2. 属于监视性监测，为追溯和记录提供数据和资料。

三、准备

1. 用物准备：乳胶手套、口罩、护目镜、16 条 41 cm × 66 cm 的全棉毛巾、指示胶带、嗜热脂肪杆菌芽孢培养管或成品测试包、生物培养锅（快速）等。

2. 环境准备：环境整洁、干净、无污染。

3. 人员准备：六步洗手法洗手、戴护目镜、戴口罩、戴乳胶手套。

四、操作流程

压力蒸汽灭菌的生物监测流程详见图 2 - 12 - 9。

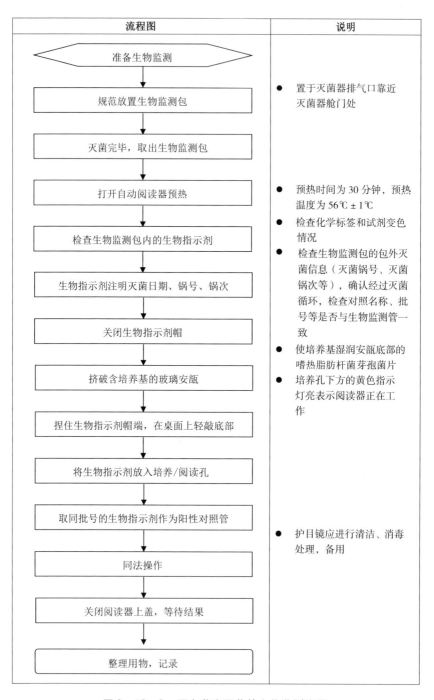

图 2 -12 -9　压力蒸汽灭菌的生物监测流程

五、注意事项

1. 操作者的手不能触摸生物指示剂的化学标签，以免影响荧光检测。

2. 一旦生物指示剂放置进入一个培养/阅读孔后不要移动或者变换地方，否则会导致结果丢失或者测试失败。

3. 如果在培养过程结束前生物指示剂被不小心取出，必须在10秒钟内将生物指示剂放回原位，否则结果会丢失。

4. 压碎生物指示剂时要戴护目镜，不要用手指压碎生物指示剂以及在手指间滚动湿润嗜热脂肪杆菌芽孢菌片，避免手指刺伤。

5. 如果一天内进行多次生物监测，且生物指示剂为同一批号，则只设一次阳性对照即可。

第十节 临床无菌物品发放

发放：将物资发给需要的部门或单位。

一、适用范围

洗浆消毒供应中心。

二、目的

1. 保证无菌物品的灭菌质量，避免不合格物品的发出。

2. 正确合理地发放物品，保障临床使用及安全。

三、准备

1. 用物准备：发放车架、转运车、发放台及发放垫、发放清单或信息追溯系统。

2. 环境准备：环境整洁、干净、无污染。

3. 护士准备：人员穿戴整齐、六步洗手法洗手或进行手消毒。

四、操作流程

临床无菌物品发放流程详见图 2-12-10。

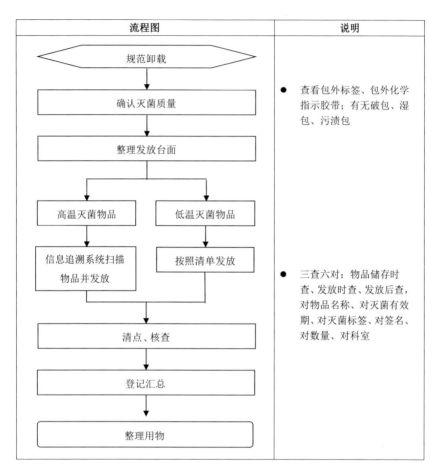

流程图	说明
规范卸载 → 确认灭菌质量 → 整理发放台面 → 高温灭菌物品 / 低温灭菌物品 → 信息追溯系统扫描物品并发放 / 按照清单发放 → 清点、核查 → 登记汇总 → 整理用物	● 查看包外标签、包外化学指示胶带；有无破包、湿包、污渍包 ● 三查六对：物品储存时查、发放时查、发放后查，对物品名称、对灭菌有效期、对灭菌标签、对签名、对数量、对科室

图 2 - 12 - 10　临床无菌物品发放流程

五、注意事项

1. 无菌物品发放时，应遵循先进先出的原则。

2. 无菌物品一经发出，即使未使用过，一律不得返回无菌物品存放区。

3. 发放时严格执行消毒隔离及查对制度。

第十三章
管道标准化固定方法

护理工作中常需安置和维护各类管道，管道的安全是确保医疗护理工作的正常实施的前提。非计划性拔管，又称意外拔管，是指患者有意造成或任何意外所致的拔管，即非医护人员计划范畴内的拔管。通常包含以下几种情况：①未经医护人员同意，患者自行拔除的导管；②各种原因导致的管道滑脱；③因导管质量问题及导管堵塞等情况需要提前拔除的导管。非计划性拔管可影响患者治疗、疾病转归甚至威胁患者的生命。

管道的固定是预防非计划性拔管的重要一环，临床护理人员应熟悉相关管道的固定方法，保证患者的安全和治疗的顺利进行。

第一节　成人胃管的固定方法——工字法

胃管是指经鼻插入胃内，给患者提供必需的食物、水分和药物，或通过负压将胃肠道内积气、积液吸引出达到胃肠减压目的的管道。此固定方法也适用于成人鼻肠管、鼻胆管等固定。

一、适用范围

全院各科室。

二、目的

1. 妥善固定管道，确保治疗和护理的顺利进行。

2. 预防医疗设备相关性压力损伤和医用黏胶相关性皮肤损伤。

三、准备

1. 用物准备：3M 棉性胶布（7.5 cm×3 cm）两条，湿纱布，速干手消毒剂 1 瓶，必要时备手套、液体敷料。7.5 cm×3 cm 胶布如图 2 - 13 - 1 剪开，将中间部分的离型纸撕开，对折粘牢（图 2 - 13 - 2），形成不具有黏性的观察区（图 2 - 13 - 3）。

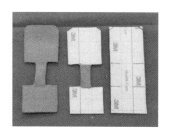　　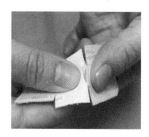

图 2 - 13 - 1　剪开胶布　　　　　图 2 - 13 - 2　胶布对折粘牢

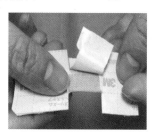

图 2 - 13 - 3　观察区

2. 环境准备：空气清洁、光线适宜、环境安静。

3. 护士准备：着装整洁，洗手，戴口罩。

4. 患者准备：了解安置胃管的目的，胃管固定的方法、注意事项和配合要点；取舒适卧位，头偏向护士一侧。

四、操作流程

成人胃管固定流程（工字法）详见图 2 - 13 - 4。

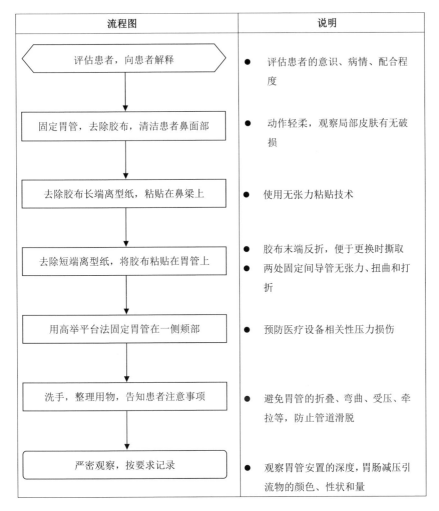

流程图	说明
评估患者，向患者解释	● 评估患者的意识、病情、配合程度
固定胃管，去除胶布，清洁患者鼻面部	● 动作轻柔，观察局部皮肤有无破损
去除胶布长端离型纸，粘贴在鼻梁上	● 使用无张力粘贴技术
去除短端离型纸，将胶布粘贴在胃管上	● 胶布末端反折，便于更换时撕取 ● 两处固定间导管无张力、扭曲和打折
用高举平台法固定胃管在一侧颊部	● 预防医疗设备相关性压力损伤
洗手，整理用物，告知患者注意事项	● 避免胃管的折叠、弯曲、受压、牵拉等，防止管道滑脱
严密观察，按要求记录	● 观察胃管安置的深度，胃肠减压引流物的颜色、性状和量

图2-13-4 成人胃管固定流程（工字法）

五、注意事项

1. 采用无张力粘贴技术、高举平台法和末端反折法，预防压力性和医用黏胶相关性皮肤损伤。

2. 胶布每周至少更换2次，根据胶布的污损、松脱程度调整更换频率。

3. 患者皮肤出现水肿、敏感、轻微破损时，可在粘贴部位使用液体敷料进行保护；勿将胶布粘贴在患者头发和胡须处。

4. 更换鼻部胶布时，应妥善固定胃管，先取下胃管端胶布，再取下鼻部胶布，防止管道滑脱。

5. 观察胃管安置深度，胃肠减压引流物的颜色、性状和量；胃管使用前后需冲管，注入的食物、药物需充分研磨，避免堵管。

6. 告知患者管道安置的重要性和注意事项，避免发生非计划性拔管。

第二节 小儿胃管的固定方法——人字法

一、适用范围

全院各科室≤14岁儿童。

二、目的

1. 妥善固定管道，确保治疗和护理的顺利进行。

2. 预防医疗设备相关性压力损伤和医用黏胶相关性皮肤损伤。

三、准备

1. 用物准备：3 cm×2 cm 3M 棉性胶布 1 条，薄膜敷料，湿纱布，快速手消毒剂 1 瓶，必要时备手套、3M 液体敷料。3 cm×2 cm 胶布如图 2 - 13 - 5 剪开。

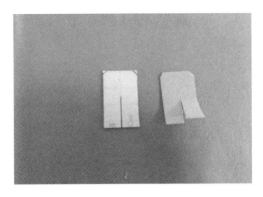

图 2 -13 -5 胶布剪开示意

2. 环境准备：空气清洁、光线适宜、环境安静。

3. 护士准备：着装整洁，洗手，戴口罩。

4. 患者准备：年长儿取平卧位，了解安置胃管的目的，固定的方法、注意事项和配合要点；小儿，尤其是 1 岁以下小儿配合度低，必要时需约束双上肢。

四、操作流程

固定流程详见图 2 -13 -6。

五、注意事项

1. 采用无张力粘贴技术、高举平台法和末端反折法，取下胶布时动作应轻柔，预防患儿出现压力性和医用黏胶相关性皮肤损伤。

2. 胶布大小根据患儿适宜调整，以上端粘贴至鼻根，两侧不超过鼻翼中点为宜。

3. 胶布每周至少更换 2 次，根据胶布的污损、松脱程度调整更换频率。

4. 更换鼻部胶布时，应妥善固定胃管，必要时予以约束。先取下胃管端，再取下鼻部胶布，防止管道滑脱。

5. 告知患儿及家长管道安置的重要性和注意事项，避免发生非计划性拔管。

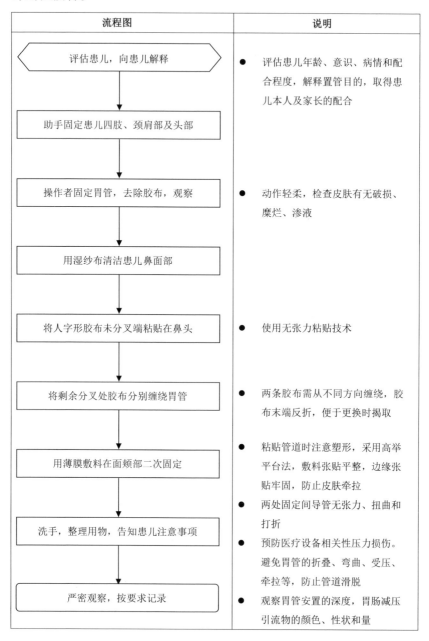

流程图	说明
评估患儿，向患儿解释	● 评估患儿年龄、意识、病情和配合程度，解释置管目的，取得患儿本人及家长的配合
助手固定患儿四肢、颈肩部及头部	
操作者固定胃管，去除胶布，观察	● 动作轻柔，检查皮肤有无破损、糜烂、渗液
用湿纱布清洁患儿鼻面部	
将人字形胶布未分叉端粘贴在鼻头	● 使用无张力粘贴技术
将剩余分叉处胶布分别缠绕胃管	● 两条胶布需从不同方向缠绕，胶布末端反折，便于更换时揭取
用薄膜敷料在面颊部二次固定	● 粘贴管道时注意塑形，采用高举平台法，敷料张贴平整，边缘张贴牢固，防止皮肤牵拉 ● 两处固定间导管无张力、扭曲和打折
洗手，整理用物，告知患儿注意事项	● 预防医疗设备相关性压力损伤。避免胃管的折叠、弯曲、受压、牵拉等，防止管道滑脱
严密观察，按要求记录	● 观察胃管安置的深度，胃肠减压引流物的颜色、性状和量

图 2-13-6　固定流程（人字法）

第三节　气管插管的固定方法——系带法

机械通气是指在患者自然通气和（或）氧合功能出现障碍时，运用器械（主要是呼吸机）使患者恢复有效通气并改善氧合的方法，根据是否建立人工气道，分为有创机械通气和无创机械通气。常见的人工气道包括口/鼻咽通气管、喉罩、气管插管、气管切开等。气管插管有经口或经鼻两种途径，经口气管插管因其较为简便而适用于抢救，有管腔大、气道阻力小、便于吸痰等优势，在临床上更为常见。其通畅及有效与否可直接影响患者的生命安全，而妥善固定是维持其安全、有效的前提。

一、适用范围

全院各科室。

二、目的

1. 妥善固定管道，确保治疗和护理的顺利进行。

2. 预防医疗设备相关性压力损伤和呼吸机相关性肺炎。

三、准备

1. 用物准备：棉带一根（长 70～80 cm）、绢胶布两条（长 20～25 cm，宽约 1.5 cm）、湿纸巾、牙垫一个、橡胶手套两双。

2. 环境准备：空气清洁、光线适宜、环境安静。

3. 护士准备：着装整洁，洗手，戴口罩。

4. 患者准备：仰卧，维持中立位。清醒患者了解气管插管的目的、注意事项及配合方法；意识障碍的患者镇静适宜，根据病情做好约束。

四、操作流程

固定流程详见图 2-13-7。

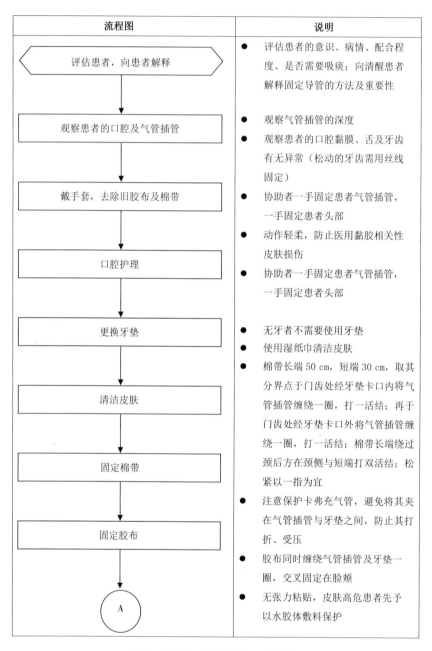

流程图	说明
评估患者，向患者解释	● 评估患者的意识、病情、配合程度、是否需要吸痰；向清醒患者解释固定导管的方法及重要性
观察患者的口腔及气管插管	● 观察气管插管的深度 ● 观察患者的口腔黏膜、舌及牙齿有无异常（松动的牙齿需用丝线固定）
戴手套，去除旧胶布及棉带	● 协助者一手固定患者气管插管，一手固定患者头部 ● 动作轻柔，防止医用黏胶相关性皮肤损伤
口腔护理	● 协助者一手固定患者气管插管，一手固定患者头部
更换牙垫	● 无牙者不需要使用牙垫 ● 使用湿纸巾清洁皮肤
清洁皮肤	● 棉带长端 50 cm，短端 30 cm，取其分界点于门齿处经牙垫卡口内将气管插管缠绕一圈，打一活结；再于门齿处经牙垫卡口外将气管插管缠绕一圈，打一活结；棉带长端绕过颈后方在颈侧与短端打双活结；松紧以一指为宜
固定棉带	● 注意保护卡弗充气管，避免将其夹在气管插管与牙垫之间，防止其打折、受压
固定胶布	● 胶布同时缠绕气管插管及牙垫一圈，交叉固定在脸颊 ● 无张力粘贴，皮肤高危患者先予以水胶体敷料保护
A	

图 2 −13 −7　固定流程（系带法）

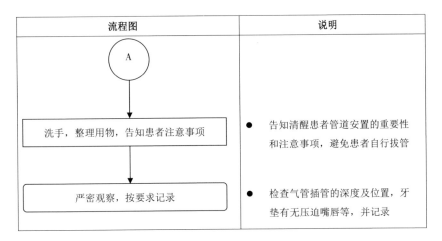

图 2 - 13 - 7 （续）

五、注意事项

1. 助手需妥善固定好患者头部及气管插管，避免管道的脱出和移位。

2. 棉带固定时注意松紧度以插入一指为宜，如压迫患者的面部及耳部，可在局部使用泡沫敷料减压。

3. 胶布固定时，应采用无张力粘贴技术，取下胶布时动作应轻柔，避免出现医用黏胶相关性皮肤损伤。

4. 胶布无需常规更换，根据胶布的污损、松脱程度确定更换频率。

5. 告知清醒患者管道安置的重要性和注意事项，避免发生非计划性拔管。

第四节 气管插管的固定方法——双 H 法

一、适用范围

全院各科室。

二、目的

1. 妥善固定管道，确保治疗和护理的顺利进行。

2. 预防医疗设备相关性压力损伤和呼吸机相关性肺炎。

3. 减少导管移位，预防导管意外脱落，保护患者。

4. 便于清洁口腔及保护口唇黏膜，提高患者舒适度。

三、准备

1. 用物准备：绑扎胶布两条（长 16～18 cm，宽 3 cm）、湿纸巾、牙垫一个、橡胶手套两双等。16 cm × 3 cm～18 cm × 3 cm 胶布如图 2-13-8 剪开（两端分别剪成两等份，中间保留 2～3 cm 不要剪开）。

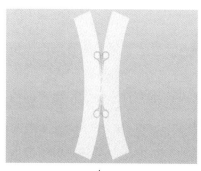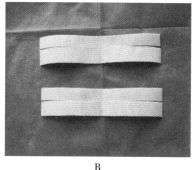

A   B

图 2-13-8   剪开胶布

2. 环境准备：空气清洁、光线适宜、环境安静。

3. 护士准备：着装整洁，洗手，戴口罩。

4. 患者准备：仰卧，维持中立位。清醒患者了解气管插管的目的、注意事项及配合方法；意识障碍的患者镇静适宜，根据病情做好约束。

四、操作流程

固定流程详见图 2-13-9。

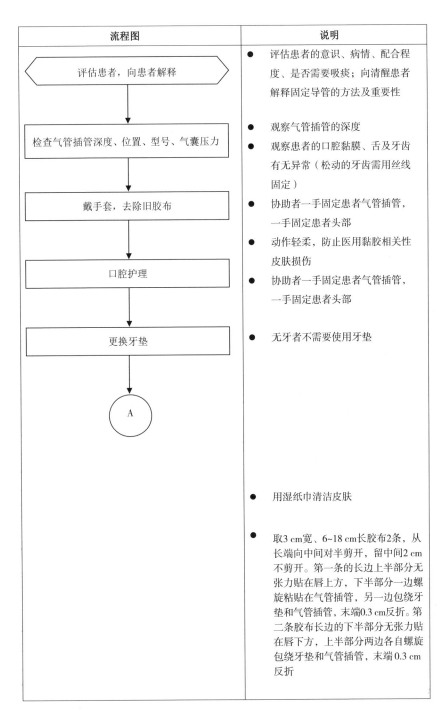

流程图	说明
评估患者，向患者解释	● 评估患者的意识、病情、配合程度、是否需要吸痰；向清醒患者解释固定导管的方法及重要性
检查气管插管深度、位置、型号、气囊压力	● 观察气管插管的深度 ● 观察患者的口腔黏膜、舌及牙齿有无异常（松动的牙齿需用丝线固定）
戴手套，去除旧胶布	● 协助者一手固定患者气管插管，一手固定患者头部 ● 动作轻柔，防止医用黏胶相关性皮肤损伤
口腔护理	● 协助者一手固定患者气管插管，一手固定患者头部
更换牙垫	● 无牙者不需要使用牙垫
A	● 用湿纸巾清洁皮肤 ● 取3 cm宽、6~18 cm长胶布2条，从长端向中间对半剪开，留中间2 cm不剪开。第一条的长边上半部分无张力贴在唇上方，下半部分一边螺旋粘贴在气管插管，另一边包绕牙垫和气管插管，末端0.3 cm反折。第二条胶布长边的下半部分无张力贴在唇下方，上半部分两边各自螺旋包绕牙垫和气管插管，末端0.3 cm反折

图 2 -13 -9　固定流程（双 H 法）

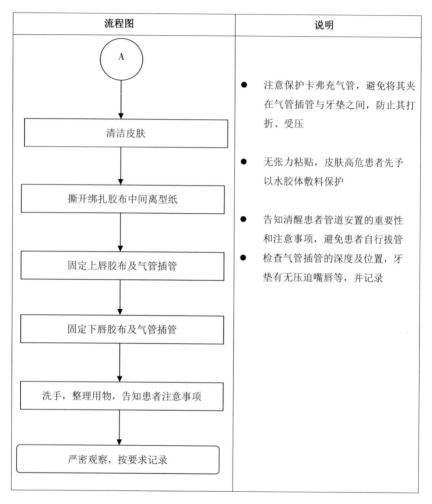

图2-13-9 （续）

五、注意事项

1. 助手需妥善固定好患者头部及气管插管，避免管道的脱出和移位。

2. 胶布固定时，应采用无张力粘贴技术，取下胶布时动作应轻柔，避免出现医用黏胶相关性皮肤损伤。

3. 胶布无需常规更换，根据胶布的污损、松脱程度确定更换频率。

4. 告知清醒患者管道安置的重要性和注意事项，避免发生非计划性拔管。

第五节　中心静脉置管的固定方法

中心静脉导管置管部位通常选择锁骨下静脉、颈内静脉、股静脉等，其末端位于上腔静脉下 1/3 段与右心房交界处，用于中长期治疗，可输注静脉高营养或化疗药物、大量输血补液和测量中心静脉压。其固定方法有思乐扣固定法和胶布固定法两种。

一、适用范围

全院各科室。

二、目的

1. 妥善固定管道，确保治疗和护理的顺利进行。

2. 预防医疗设备相关性压力损伤、医用黏胶相关性损伤和感染。

三、准备

1. 用物准备：3M 一次性使用中心静脉置管换药包 1 个（包括消毒用品和 3M 薄膜敷料）、思乐扣 1 个/7.5 cm×6 cm 3M 棉性胶布一条（如图 2-13-10）、速干手消毒剂 1 瓶、手套 2 双等。

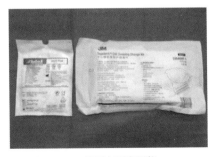
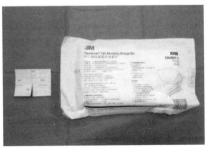

思乐扣固定用物　　　　　　　　胶布固定用物

图 2-13-10　固定用物

2. 环境准备：空气清洁、光线适宜、环境安静。

3. 护士准备：着装整洁，洗手，戴口罩。

4. 患者准备：仰卧位，头偏向置管的对侧，了解置管的目的、注意事项及配合方法。

四、操作流程

中心静脉置管固定流程详见图 2 − 13 − 11。

五、注意事项

1. 消毒范围为以穿刺点为中心，消毒直径 20 cm 以上，消毒后需完全干燥，方可粘贴敷料。

2. 粘贴敷料时，可按需使用液体敷料并采用无张力粘贴技术；取下敷料时动作应轻柔，避免出现医用黏胶相关性皮肤损伤。

3. 注意管道塑形，避免皮肤压伤。

4. 二次固定位置合理，应为患者非活动处。

5. 如穿刺点出现红肿、硬结、疼痛，需及时处理。

6. 标识清晰，透明敷贴每周至少更换 1 次，如有渗血、渗液及松脱应及时更换。

7. 告知清醒患者管道安置的重要性和注意事项，避免发生非计划性拔管。

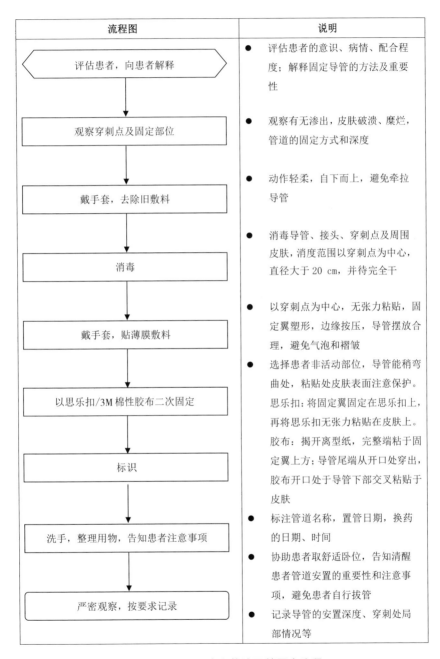

流程图	说明
评估患者，向患者解释	● 评估患者的意识、病情、配合程度；解释固定导管的方法及重要性
观察穿刺点及固定部位	● 观察有无渗出，皮肤破溃、糜烂，管道的固定方式和深度
戴手套，去除旧敷料	● 动作轻柔，自下而上，避免牵拉导管
消毒	● 消毒导管、接头、穿刺点及周围皮肤，消度范围以穿刺点为中心，直径大于 20 cm，并待完全干
戴手套，贴薄膜敷料	● 以穿刺点为中心，无张力粘贴，固定翼塑形，边缘按压，导管摆放合理，避免气泡和褶皱
以思乐扣/3M 棉性胶布二次固定	● 选择患者非活动部位，导管能稍弯曲处，粘贴处皮肤表面注意保护。思乐扣：将固定翼固定在思乐扣上，再将思乐扣无张力粘贴在皮肤上。胶布：揭开离型纸，完整端粘于固定翼上方；导管尾端从开口处穿出，胶布开口处于导管下部交叉粘贴于皮肤
标识	● 标注管道名称，置管日期，换药的日期、时间
洗手，整理用物，告知患者注意事项	● 协助患者取舒适卧位，告知清醒患者管道安置的重要性和注意事项，避免患者自行拔管
严密观察，按要求记录	● 记录导管的安置深度、穿刺处局部情况等

图 2-13-11 中心静脉置管固定流程

第六节　引流管的固定方法——胶布法

引流管通常是手术中为了引流伤口和创腔内的积气、积血、积液而留置，常见的引流管包括脑室引流管、胸腔闭式引流管、腹腔引流管、T管、创腔引流管、肾造瘘管等，因其具有较为类似的固定方法，故统一归纳为引流管的固定。

一、适用范围

全院各科室。

二、目的

1. 妥善固定管道，确保引流通畅，使治疗和护理顺利进行。

2. 预防医疗设备相关性压力损伤、医用黏胶相关性皮肤损伤和感染。

三、准备

1. 主要用物准备：7.5 cm×10 cm 3M 棉性胶布 1 条，一分为二，裁剪成 3.75 cm×10 cm 胶布，速干手消毒剂 1 瓶。

2. 环境准备：空气清洁、光线适宜、环境安静。

3. 护士准备：着装整洁，洗手，戴口罩。

4. 患者准备：根据管道位置取合适体位，了解引流管的安置目的、注意事项及配合方法。

四、操作流程

胶布法固定引流管流程详见图 2 - 13 - 12。

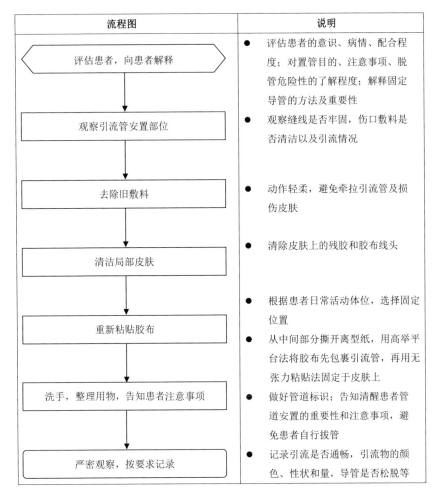

图 2-13-12 胶布法固定引流管流程

五、注意事项

1. 高举平台法固定管道时，注意管道塑形，避免皮肤压伤；采用无张力粘贴，避免皮肤损伤。

2. 固定位置合理，利于患者引流，且管道于伤口处的固定无折叠和扭曲。

3. 如伤口出现红肿、硬结、疼痛，引流液突然减少，或出现颜色、性状的改变，需及时通知医生处理。

4. 标识清晰，胶布每周更换 2 次，如有渗血、渗液及松脱应及时更换。

5. 告知患者管道安置的重要性和注意事项，避免发生非计划性拔管。

第七节　引流管的固定方法——系带法

当患者手术或外伤创面较大、伤口渗液较多、管道较多、带管时间较长时，不宜采用胶布进行固定，此时，可按照管道位置分组以系带法进行固定。

一、适用范围

伤口渗液较多、腹部多根引流管、骨科的创腔引流、带管时间较长的 T 管或其他不宜采用胶布固定管道的情况。

二、目的

1. 妥善固定管道，确保引流通畅，保证治疗和护理的顺利进行。

2. 预防医疗设备相关性压力损伤、医用黏胶相关性皮肤损伤和感染。

三、准备

1. 用物准备：制作好的伤口敷贴（如图 2 - 13 - 13，8 cm × 10 cm，沿长边对折，在对折端剪两个 1 cm 的小口，将棉带穿过小口）、速干手消毒剂等。

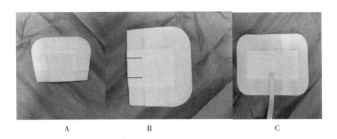

图 2 - 13 - 13　伤口敷贴

2. 环境准备：空气清洁、光线适宜、环境安静。

3. 护士准备：着装整洁，洗手，戴口罩。

4. 患者准备：根据管道位置取合适体位（创腔在胸腹部，保持平卧位；创腔在腰背部，保持侧卧位；创腔在四肢肢体，需要暴露创腔引流皮肤端），了解引流管的安置目的、注意事项及配合方法。

四、操作流程

系带法固定引流管流程详见图 2 - 13 - 14。

五、注意事项

1. 采用无张力粘贴技术，取下敷贴时动作应轻柔，避免出现医用黏胶相关性皮肤损伤。

2. 固定位置合理，应避开创腔引流口，防止两处敷贴重叠；利于患者活动；长度合适；固定后两处管道间无扭曲和折叠。

3. 如伤口出现红肿、硬结、疼痛，引流液突然减少，或出现颜色、性状的改变，需及时通知医生处理。

4. 标注清晰，注意伤口敷贴处有无皮疹、瘙痒等过敏症状，如无异常，无需常规更换敷贴，如有渗血、渗液及松脱应及时更换。

5. 告知清醒患者管道安置的重要性和注意事项，避免发生非计划性拔管。

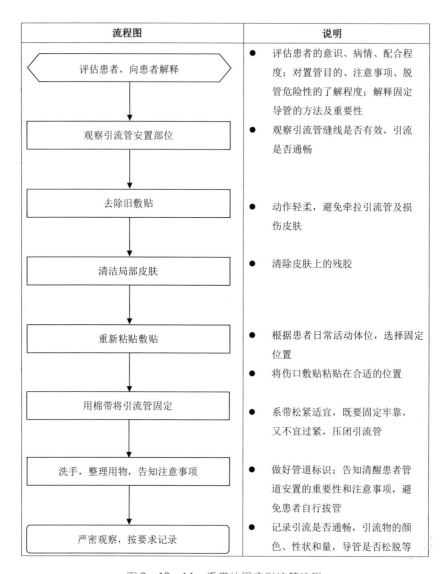

流程图	说明
评估患者，向患者解释	● 评估患者的意识、病情、配合程度；对置管目的、注意事项、脱管危险性的了解程度；解释固定导管的方法及重要性
观察引流管安置部位	● 观察引流管缝线是否有效，引流是否通畅
去除旧敷贴	● 动作轻柔，避免牵拉引流管及损伤皮肤
清洁局部皮肤	● 清除皮肤上的残胶
重新粘贴敷贴	● 根据患者日常活动体位，选择固定位置 ● 将伤口敷贴粘贴在合适的位置
用棉带将引流管固定	● 系带松紧适宜，既要固定牢靠，又不宜过紧，压闭引流管
洗手，整理用物，告知注意事项	● 做好管道标识；告知清醒患者管道安置的重要性和注意事项，避免患者自行拔管
严密观察，按要求记录	● 记录引流是否通畅，引流物的颜色、性状和量，导管是否松脱等

图 2－13－14　系带法固定引流管流程

第十四章
其他专科护理技术操作

本章操作包括更换头部引流管、脑电治疗、保护性约束、中心静脉压监测。

第一节　更换头部引流管

头部引流管包括脑室引流管、皮下引流管、创腔引流管、硬膜下引流管、硬膜外引流管。

一、适用范围

神经外科安置头部引流管的患者。

二、目的

1. 保持引流管通畅，观察引流液的颜色、性质、量。

2. 防止逆行感染。

3. 妥善固定，维持有效引流。

三、准备

1. 用物准备：治疗巾、消毒剂、棉签、引流袋、标签、无菌纱布、手套、环钳等。

1. 环境准备：明亮、干净、整洁、空间开阔。

2. 护士准备：洗手、戴口罩。

3. 患者准备：干净、整洁、舒适。

四、操作流程

更换头部引流管流程详见图 2 - 14 - 1。

五、注意事项

1. 保证引流管引流通畅，防止逆行感染，妥善固定。

2. 保持引流管长度适宜，翻身活动时防止管道受压、扭曲、堵塞和脱落。

3. 护理质量管理重点

（1）引流管连接处皮肤要求清洁，伤口敷料无渗血、渗液，保持清洁、干燥。

（2）引流液的性质、颜色、量需有记录。

（3）引流管需有管道名称标识，与引流管连接的引流袋（瓶）需有安置和更换的日期、时间标识，安置和更换引流管时有记录。

（4）观察及保护管道周围皮肤，如有渗液时可选择合适的敷料或使用氧化锌软膏保护。

（5）观察患者生命体征的变化，如有发热、伤口部位疼痛、分泌物渗漏等，应及时报告医生。

4. 引流袋（瓶）放置高度要求

根据引流量动态调节引流管高度，若引流过快过多，应适当抬高引流袋（瓶）减慢引流速度；若引流量过少，应适当放低引流袋（瓶），增加压力梯度以利引流。头部创腔引流、皮下引流、硬膜外引流：平于创腔。脑室引流：高于侧脑室 10～15 cm。硬膜下引流：低于创腔 30 cm。

5. 引流袋（瓶）更换时间要求

引流袋（瓶）每日更换 1 次，如遇管道堵塞或引流不畅应及时通知医生处理，禁止冲洗管道。

6. 有出现引流管、袋（瓶）脱落意外事件，应立即通知医生并按照头部导管脱落紧急处理措施进行处理。

7. 认真做好患者及家属的管道护理健康教育。

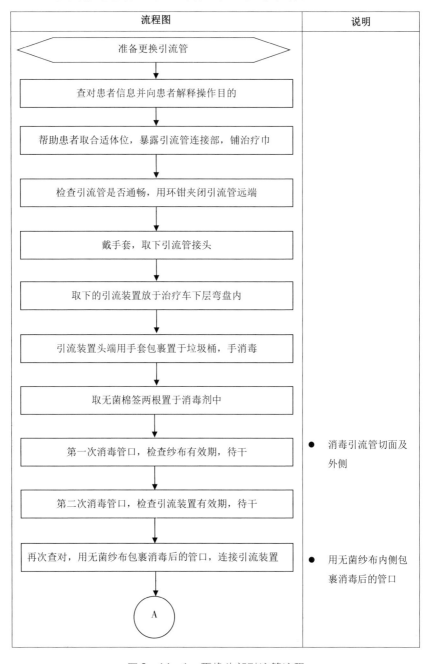

| 流程图 | 说明 |

准备更换引流管

查对患者信息并向患者解释操作目的

帮助患者取合适体位，暴露引流管连接部，铺治疗巾

检查引流管是否通畅，用环钳夹闭引流管远端

戴手套，取下引流管接头

取下的引流装置放于治疗车下层弯盘内

引流装置头端用手套包裹置于垃圾桶，手消毒

取无菌棉签两根置于消毒剂中

第一次消毒管口，检查纱布有效期，待干　　● 消毒引流管切面及外侧

第二次消毒管口，检查引流装置有效期，待干

再次查对，用无菌纱布包裹消毒后的管口，连接引流装置　　● 用无菌纱布内侧包裹消毒后的管口

A

图 2-14-1　更换头部引流管流程

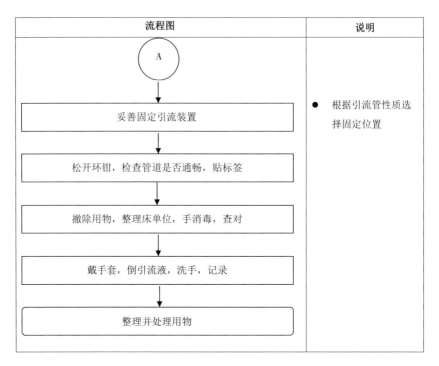

图 2 -14 -1 （续）

第二节 脑电治疗

脑电仿生电刺激仪是一种通过直接数字频率合成（direct digital synthesis，DDS）技术合成脑电仿真低频生物电流，通过粘贴于两耳侧乳突、太阳穴或风池穴部位表皮的电极，用仿生物电自颅外无创伤地穿透颅骨屏障刺激小脑顶核区（fastigial nucleus，FN）的电疗设备。

一、适用范围

1. 认知功能障碍、阿尔茨海默病、抑郁症、焦虑症。

2. 失眠。

3. 脑供血不足（颈椎病导致椎动脉供血不足等）、偏头痛。

4. 中风：脑梗死各期、脑出血恢复期。

5. 眼底动脉缺血、眼疲劳。

二、目的

改善头部血液循环，缓解患者抑郁、焦虑情绪。

三、准备

1. 用物准备：脑电仿生电刺激仪、治疗车、乙醇棉签（生理盐水棉签）、电极片。

2. 环境准备：干净、整洁、空间开阔。

3. 护士准备：佩戴口罩，仪表端庄。

四、操作流程

脑电治疗流程详见图 2 - 14 - 2。

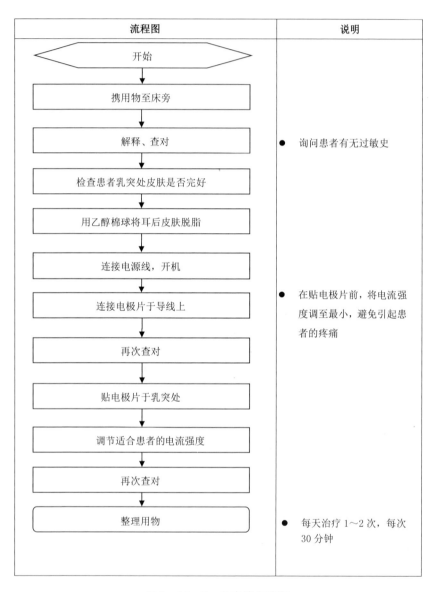

图 2 - 14 - 2   脑电治疗流程

第三节　保护性约束

保护性约束的概念：保护性约束是指在精神科医疗过程中，医护人员针对患者病情的特殊情况，对其紧急实施的一种强制性的最大限度限制其行为活动的医疗保护措施，它是精神科特殊患者护理方法之一。

一、适用范围

1. 精神病患者，对自身、他人或周围环境存在危害性，或已发生危害。

2. 严重躯体疾病伴意识障碍者。

二、目的

1. 为了防止精神病患者的兴奋、冲动行为或严重消极等导致个人或他人的伤害。

2. 为了保证不合作患者的治疗和护理操作能顺利进行。

3. 防止意识障碍、谵妄、躁动患者坠床。

三、准备

1. 用物准备：护理车、保护性约束知情同意书、约束工具、PDA。

2. 环境准备：干净、整洁、安全、布局合理。

3. 护士准备：仪表端庄，着装整齐，佩戴口罩，七步洗手法洗手。

4. 患者准备：护士评估患者、家属情况，对随身物品做安全检查。

四、操作流程

约束患者的流程见图 2 - 14 - 3。

解除约束的流程见图 2 - 14 - 4。

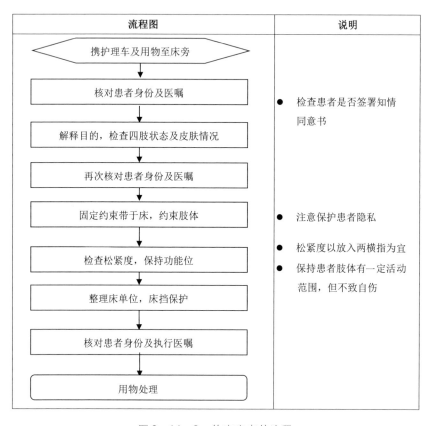

图 2 - 14 - 3   约束患者的流程

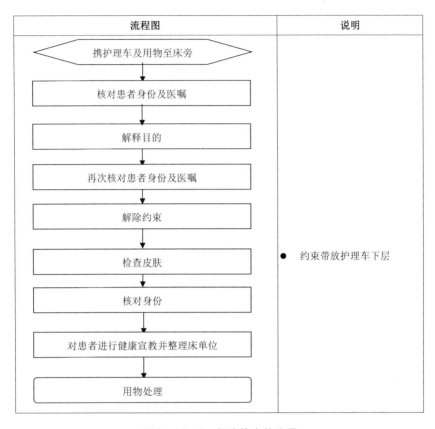

流程图	说明
携护理车及用物至床旁 → 核对患者身份及医嘱 → 解释目的 → 再次核对患者身份及医嘱 → 解除约束 → 检查皮肤 → 核对身份 → 对患者进行健康宣教并整理床单位 → 用物处理	● 约束带放护理车下层

图 2 -14 -4　解除约束的流程

五、注意事项

1. 约束的实施应该在充分评估患者的情况下，确认约束对患者的生命收益更大才能进行。

2. 约束患者的过程中注意每班观察并记录患者的肢端血液循环、约束带的位置等。

第四节　中心静脉压监测

中心静脉压（CVP）是指胸腔内上、下腔静脉进入右心房处的压力，是反映循环血容量、右心室充盈压变化及右心功能改变的指标。

一、适用范围

适用于重症监护患者。

二、目的

1. 了解有效血容量、心功能和周围循环阻力的情况。

2. 鉴别不明原因的急性循环衰竭、患者少尿或无尿的原因。

3. 观察血容量的动态变化，有无循环超负荷的危险，以指导临床补充血容量或液体。

4. 大手术的患者监测 CVP，以使血容量维持在最佳水平。

三、准备

1. 用物准备：治疗巾、PDA、速干手消毒剂等。

2. 环境准备：清洁、安静、舒适、安全。

3. 护士准备：着装整洁，洗手，戴口罩、帽子。

4. 患者准备：病情及配合度评估。

四、操作流程

CVP 监测流程详见图 2-14-5。

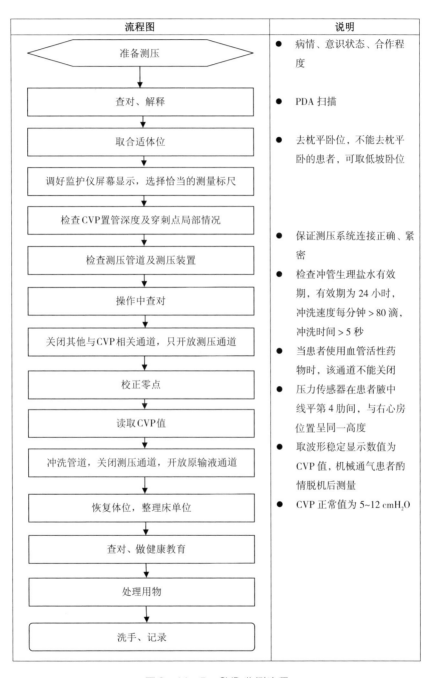

流程图	说明
准备测压	● 病情、意识状态、合作程度
查对、解释	● PDA 扫描
取合适体位	● 去枕平卧位，不能去枕平卧的患者，可取低坡卧位
调好监护仪屏幕显示，选择恰当的测量标尺	
检查CVP置管深度及穿刺点局部情况	
检查测压管道及测压装置	● 保证测压系统连接正确、紧密
操作中查对	● 检查冲管生理盐水有效期，有效期为 24 小时，冲洗速度每分钟 > 80 滴，冲洗时间 > 5 秒
关闭其他与CVP相关通道，只开放测压通道	● 当患者使用血管活性药物时，该通道不能关闭
校正零点	● 压力传感器在患者腋中线平第 4 肋间，与右心房位置呈同一高度
读取CVP值	● 取波形稳定显示数值为CVP 值，机械通气患者酌情脱机后测量
冲洗管道，关闭测压通道，开放原输液通道	● CVP 正常值为 5~12 cmH$_2$O
恢复体位，整理床单位	
查对、做健康教育	
处理用物	
洗手、记录	

图 2 -14 -5 CVP 监测流程

五、注意事项

1. 主动关心患者，取得患者合作。

2. 避免在患者躁动不安时测量 CVP。

3. 有人工气道者先吸净气道痰液，以免测量过程中患者呛咳影响 CVP 值的读取。

4. 严格查对，严格执行无菌操作技术，防止院内感染。

5. 冲管生理盐水的有效期为 24 小时。

6. 测量端按要求为中心静脉置管的主管。

7. 测量时应注意观察患者病情变化，保证患者的安全。

8. 机械通气患者原则上应取脱机后稳定的 CVP 数值，但是在患者氧饱和度不稳定或呼吸机参数设置较高等情况下不予脱机测量。

9. 传感器始终保持零点位置。

10. 测量完毕及时恢复原有输液通道及微泵用药。